Medikamente in der Schmerztherapie

Juraj Artner · Hannes Hofbauer ·
Peter R. P. Steffen

Medikamente in der Schmerztherapie

Analgetika, Koanalgetika und
Adjuvanzien von A-Z

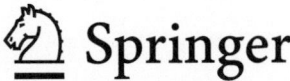 Springer

Juraj Artner
Schmerztherapie, Krankenhaus
Berchtesgarden
Berchtesgaden, Bayern
Deutschland

Hannes Hofbauer
Klinik für Anästhesiologie
Universität Ulm
Ulm, Baden-Württemberg
Deutschland

Peter R. P. Steffen
Klinik für Anästhesiologie
Universität Ulm
Ulm, Baden-Württemberg
Deutschland

ISBN 978-3-662-61691-8   ISBN 978-3-662-61692-5   (eBook)
https://doi.org/10.1007/978-3-662-61692-5

Die Deutsche Nationalbibliothek verzeichnet diese Publikation in der Deutschen Nationalbibliografie; detaillierte bibliografische Daten sind im Internet über http://dnb.d-nb.de abrufbar.

Fotonachweis Umschlag: (c) OlegDoroshin/stock.adobe.com
Umschlaggestaltung: deblik Berlin

Planung/Lektorat: Anna Kraetz
Springer ist ein Imprint der eingetragenen Gesellschaft Springer-Verlag GmbH, DE und ist ein Teil von Springer Nature.
Die Anschrift der Gesellschaft ist: Heidelberger Platz 3, 14197 Berlin, Germany

Vorwort

Die defizitäre Versorgung chronischer Schmerzpatienten stellt ein globales Problem dar. In epidemiologischen Untersuchungen wurde in Europa eine Prävalenz mittelstarker bis starker chronischer Schmerzen von 19 % ermittelt. In Deutschland liegt dieser Anteil bei ca. 17 %. Bei mehr als der Hälfte der Patienten dauert es mehr als zwei Jahre, bis sie eine ausreichend wirksame Schmerzbehandlung erhalten. Etwa 70% der Patienten befinden sich in arbeitsfähigem Alter, wobei 20 % dieser Menschen keiner vollzeitigen beruflichen Tätigkeit nachgehen (können). Im Vergleich zur gesunden Population haben chronische Schmerzpatienten um 20 % mehr Arbeitsausfalltage. Die Kosten für deren Arbeitsausfall sind enorm. Sie werden für Deutschland inklusive schmerzbedingter Berentung auf 9 bis 13 Mrd. EUR jährlich geschätzt. Die jährlich anfallenden Gesamtkosten werden auf rund 38 Mrd. EUR geschätzt. In Europa werden etwa 11 % der Patienten mit sehr starken Schmerzen gar nicht behandelt, während weitere 17 % lediglich mit frei verkäuflichen Medikamenten therapiert werden. 20 % der Patienten mit chronischen Schmerzen geben an, von ihren Ärzten nie nach ihren Schmerzen gefragt worden zu sein. Unzufriedenheit mit ihrer Schmerzbehandlung wird nach einer europäischen Umfrage im Schnitt von 40 % der an Schmerzen leidenden Menschen geäußert. Typische Folgen chronischer Schmerzen für die Betroffenen sind Bewegungseinschränkungen, Schlafstörungen, Einschränkung der sexuellen Aktivität, soziale Isolation, Entwicklung von Depressionen, Notwendigkeit des

Arbeitsplatzwechsels oder gar -verlustes bis hin zur gesteigerten Suizidalität. Als häufigste Schmerzursachen geben die Patienten körperliche Krankheiten (26 %), seelische Belastungen (19 %), Unfälle (12 %), Beruf (11 %), Operationen (8 %) und Verschleißerscheinungen (7 %) an.

Wie Sie aus den genannten umfassenden Folgen chronischer Schmerzen erkennen können, die das ganze Leben und das soziale Umfeld betreffen, ist Schmerzmedizin mehr als nur die Verordnung von Medikamenten. Vielmehr muss die Behandlung chronischer Schmerzpatienten als interdisziplinäre Disziplin verstanden werden. Für eine erfolgreiche Schmerztherapie sind oftmals Kolleginnen/en unterschiedlicher Facharzt-gruppen, der (Schmerz-)Psychotherapie, der Physiotherapie, der Ergotherapie, der Sozialberatung, etc. in unterschiedlichem Ausmaß notwendig. Die/der Patient/in muss angeleitet, beraten, motiviert und geführt werden, um u. a. zu lernen den Schmerz zu akzeptieren, dysfunktionale Verhaltensweisen abzubauen und trotz der Beeinträchtigung aktiv zu bleiben und am Leben teil-zunehmen. Dies erfordert Einfühlungsvermögen, Empathie und Zeit, aber auch Kenntnisse in Anatomie, Psychologie, Neuro-biochemie des Schmerzes und Pharmakologie. Zudem fordert manchmal das als „schwierig" bezeichnete Patientenklientel Kraft und Energie. In der Summe stellt die Schmerzmedizin aber ein sehr erfüllendes Fachgebiet dar, da es fast die gesamte Breite des ärztlichen Berufes abbildet.

Das vorliegende Buch greift somit natürlich nur einen kleinen Teil der Schmerzmedizin heraus. Es soll für Sie aber eine alltägliche Hilfe bei der Behandlung Ihrer Patienten sein, indem es Sie bei der Auswahl der Schmerzmedikamente unter-stützt. Neben einer Einführung in Schmerzphysiologie und Wirkansatz von Medikamenten sowie den einzelnen pharmako-logischen Wirkprofilen soll es vor allem praktische Tipps in der Anwendung liefern, aber auch die häufig nützliche Off-Label-Anwendung bei den Indikationen mitbeleuchten. Manche Off-Label-Indikationen sind auch nur durch Fallberichte gestützt, was selbstverständlich nicht den Ansprüchen einer evidenz-basierten Medizin genügt. Mangels zugelassener Alternativen oder bei unzureichender Wirksamkeit derselben ist man allerdings in der schmerzmedizinischen Praxis nicht selten darauf angewiesen, dennoch auf diese Substanzen zurückzugreifen. Da die Wissenschaft unaufhaltsam Neuerungen auf den Gebieten der Biochemie, Physiologie und Pathophysiologie aufdeckt, erhebt dieses Buch natürlich keineswegs den Anspruch auf Vollständigkeit. Es kann und soll auch nicht die regelmäßig aktualisierten Fachinformationen und „Beipackzettel" ersetzen, sondern es versucht, diese aus der Sicht von Praktikern zu ergänzen. Insbesondere bei den Nebenwirkungen, Kontraindikationen und Interaktionen waren wir regelmäßig aus Gründen der Handhabbarkeit darauf angewiesen, nur ausgewählte, von uns als wichtigste empfundene, Punkte aufzunehmen. Wir weisen zudem ausdrücklich darauf hin, dass wir den Inhalt dieses Buches nach bestem Wissen verfasst haben. Dennoch sind trotz aller Gewissenhaftigkeit Fehler möglich. Insofern muss jede/r vor Verordnung der aufgeführten Medikamente die Angaben auf Korrektheit prüfen, da die Verantwortlichkeit für deren Einsatz letztlich immer bei der/dem verordnenden Kollegin/en liegt.

Insgesamt hoffen wir, mit diesem Buch den schmerzmedizinisch „Aktiven und Interessierten" den Alltag zu erleichtern und dass Sie die vorliegende Lektüre aufgrund des besonderen Aufbaus zu schätzen lernen.

J. Artner
H. Hofbauer
P. R. P. Steffen

Inhaltsverzeichnis

Über die Autoren

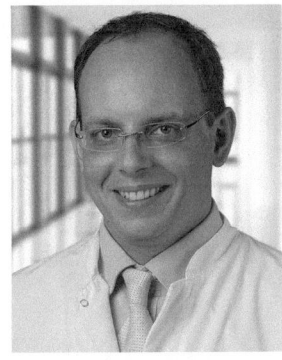

Dr. med. univ. Juraj Artner ist Chefarzt der Hauptabteilung Schmerztherapie an der Kreisklinik Berchtesgaden mit dem Schwerpunkt auf multimodale Schmerztherapie.

Er absolvierte sein Studium und promovierte 2004 an der Medizinischen Universität Wien. Anschließend machte er die Facharztausbildung in der Klinik für Allgemein-, Viszeral-, Gefäß- und Unfallchirurgie sowie Orthopädie in den Kliniken Südostbayern im Berchtesgadener Land und der Universitätsklinik für Orthopädie Ulm. Nach seiner Facharztanerkennung 2010 und der folgenden Weiterbildung zum Schmerztherapeuten an der Sektion Schmerztherapie am Universitätsklinikum Ulm (Leitung PD Dr. P. Steffen) leitete er die stationäre multimodale Schmerztherapie sowie das ambulante Programm für Spezielle orthopädische Schmerztherapie an der orthopädischen Universitätsklinik an den Universitäts- und Rehabilitationskliniken Ulm. 2016 kehrte er ins malerische Berchtesgadener Land zurück, um die Abteilung Schmerztherapie aufzubauen.

Dr. med. univ. J. Artner ist Autor zahlreicher nationaler und internationaler Publikationen und Vorträge zum Thema Schmerztherapie sowie interventioneller Verfahren. Gemeinsam mit PD Dr. Steffen und Dr. Hofbauer unterrichtet er jährlich beim Ulmer Kurs „Spezielle Schmerztherapie", referiert über Schmerztherapie bei Ärztezirkeln sowie Patienten und organisiert interdisziplinäre Schmerzkonferenzen.

Zusatzqualifikation: „Spezielle Schmerztherapie"

Mitgliedschaft: Deutsche Schmerzgesellschaft

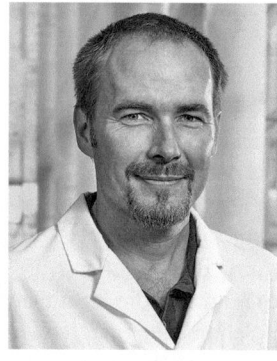

Dr. med. Hannes Hofbauer, MBA ist stellvertretender Leiter der Sektion Schmerztherapie an der Klinik für Anästhesiologie am Universitätsklinikum Ulm.

Er absolvierte sein Studium an der Universität Regensburg und der Julius-Maximilians-Universität in Würzburg. Im Jahre 1996 begann er seine klinische Ausbildung in der Klinik für Anästhesiologie und Intensivmedizin am Universitätsklinikum Ulm und legte 2002 seine Facharztprüfung ab. Er promovierte 1997 an der Technischen Universität München. Seit 2006 ist er in der Sektion Schmerztherapie tätig, seit

2007 als stellvertretender Leiter und Oberarzt. Neben der klinischen Tätigkeit liegt ein Schwerpunkt in der Ausbildung der Kolleginnen/en in der Rotation „Spezielle Schmerztherapie" sowie in der studentischen Lehre. Weiterhin hält er regelmäßig Vorträge auf Kongressen und Weiterbildungsveranstaltungen inkl. dem 80- stündigen Kurs „Spezielle Schmerztherapie". Er besitzt geteilt mit PD Dr. med. Steffen die volle Weiterbildungsermächtigung „Spezielle Schmerztherapie" und „Palliativmedizin" und ist stellvertretender Sekretär des Überregionalen Schmerzzentrums Ulm. Als Mitglied im Arbeitskreis „Tumorschmerz" der Deutschen Schmerzgesellschaft ist er aktiv an der Weiterentwicklung der Behandlung dieser Krankheitsentität inkl. den veröffentlichten Stellungnahmen und Fachartikeln beteiligt.

Zusatzqualifikation: „Spezielle Schmerztherapie",„Palliativmedizin", „Ärztliches Qualitätsmanagement", „Spezielle anästhesiologische Intensivmedizin" und „Notfallmedizin". Von 2001 bis 2003 absolvierte er ein postgraduales, betriebswirtschaftliches Weiterbildungsstudium, das er mit einem Master of Business Administration (MBA) abschloss.

Mitgliedschaft: Deutsche Schmerzgesellschaft, International Association for the Study of Pain (IASP), Deutsche Gesellschaft für Anästhesiologie und Intensivmedizin (DGAI)

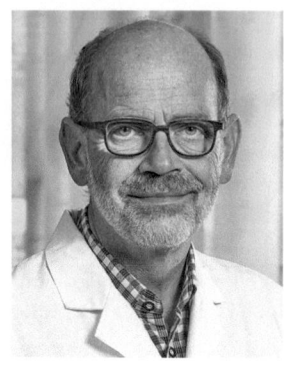

Priv.-Doz. Dr. med. Peter R. P. Steffen ist Leiter der Sektion Schmerztherapie der Klinik für Anästhesiologie der Universität Ulm sowie ärztlicher Leiter des Überregionalen Schmerzzentrums Ulm.

Zunächst absolvierte er nach dem Abitur eine Ausbildung zum Bankkaufmann. Nach Studium der Humanmedizin von 1982 bis 1988 und Promotion im Fach Anatomie an der Ruprecht-Karls-Universität Heidelberg begann er 1988 als Assistenzarzt in der Klinik für Anästhesiologie und Intensivmedizin am Universitätsklinikum Ulm. Nach seiner Facharztprüfung 1993 arbeitete er in der Sektion Schmerztherapie, ab 1997 als Oberarzt, seit 2007 als Leiter der Sektion. 2005 habilitierte er im Themenbereich „Postoperative Schmerztherapie".

Er ist Mitglied des Landesbeirates Schmerzversorgung Baden-Württemberg sowie Prüfer und Gutachter für die Bereiche Schmerztherapie und Palliativmedizin bei der Landesärztekammer Baden-Württemberg. Zusammen mit Dr. Hofbauer besitzt er die volle Weiterbildungsermächtigung „Spezielle Schmerztherapie" und „Palliativmedizin". Daneben vertritt er die schmerzbezogene Lehraktivität am Universitätsklinikum Ulm und führt zusammen mit Herrn Dr. Hofbauer und Dr. Artner jährlich den 80-stündigen Kurs „Spezielle

Schmerztherapie" der Akademie für Wissenschaft, Wirtschaft und Technik an der Universität Ulm e.V. gemäß den Anforderungen der Bundesärztekammer durch. Daneben referiert er regelmäßig zu unterschiedlichen Themen der Schmerzmedizin.

Zusatzqualifikation: „Spezielle Schmerztherapie", „Palliativmedizin", und „Notfallmedizin".

Mitgliedschaft: Deutsche Schmerzgesellschaft, Deutsche Gesellschaft für Palliativmedizin (DGP), Deutsche Gesellschaft für Anästhesiologie und Intensivmedizin (DGAI).

Abkürzungsverzeichnis

5-HT	5-Hydroxytryptamin (Serotonin)
ACE-Hemmer	Angiotensin-Converting-Enzyme-Hemmer
ACTH	Adrenocorticotropes Hormon
ADHS	Aufmerksamkeitsdefizit-/Hyperaktivitätsstörung
AIDS	Acquired Immune Deficiency Syndrome
AMPA	α-amino-3-hydroxy-5-methyl-4-isoxazolepropionic acid
ASIC	Acid sensing ion channel
ASS	Acetylsalicylsäure
AT-II-Antagonist	Angiotensin-II-Antagonist
ATP	Adenosintriphosphat
AUC	Area under the curve
BfArM	Bundesinstitut für Arzneimittel und Medizinprodukte
BtM	Betäubungsmittel
BtMG	Betäubungsmittel-Gesetz
BtMVV	Betäubungsmittel-Verschreibungsverordnung
cAMP	Cyclisches Adenosinmonophosphat
CBD	Cannabidiol
CBG	Cortisol-bindendes Globulin
CB-Rezeptor	Cannabinoid-Rezeptor (Untertypen 1 und 2)
CCK	Cholecystokinin

CGRP	Calcitonin gene-related peptide
COPD	Chronic obstructive pulmonary disease
COX	Cyclooxygenase
CPAP	Continuous positive airway pressure
CRPS	Complex regional pain syndrome *(komplexes regionales Schmerzsyndrom)*
CYP	Cytochrom P450
DMSO	Dimethylsulfoxid
EMA	European Medicines Agency
fMRI	Functional magnetic resonance imaging *(funktionelle Magnetresonanztomographie)*
GABA	Gamma-Aminobuttersäure
G-BA	Gemeinsamer Bundesausschuss
GLOA	Ganglionäre Opioidanalgesie
HLA	Humane Leukozytenantigen
ICHD	International Classification of Headache Disorders
Ig	Immunglobulin
IHS	International Headache Society
IL	Interleukin
i.m.	Intramuskulär
i.v.	Intravenös
kDa	Kilodalton
KG	Körpergewicht
KHK	Koronare Herzkrankheit
LONTS	Langzeitanwendung von Opioiden bei nicht tumorbedingten Schmerzen
LTP	Long-term potentiation
M3G	Morphin-3-Glucoronid
M6G	Morphin-6-Glucoronid
MAO	Monoaminooxidase
mGluR	Metabotroper Glutamat-Rezeptor
MS	Multiple Sklerose
NaSSA	Noradrenergic and specific serotonergic antidepressant *(Noradrenerg und spezifisch serotonerg wirkendes Antidepressivum)*

NDRI	Norepinephrine-dopamine reuptake inhibitor *(Noradrenalin-Dopamin-Wiederaufnahmehemmer)*
NGF	Nerve growth factor
NK1-Rezeptor	Neurokinin-1-Rezeptor
NMDA	N-Methyl-D-Aspartat
NO	Stickstoffmonoxid
NRF	Neues Rezept-Formularium
NSAR	Nichtsteroidale Antirheumatika
NYHA-Klassifikation	New York Heart Association-Klassifikation
ORL	Opiate receptor-like
OROS	Osmotic Release Oral System
OSAS	Obstruktives Schlafapnoesyndrom
p.o.	per os
pAVK	Periphere arterielle Verschlusskrankheit
PCA	Patient controlled analgesia *(Patienten-kontrollierte Analgesie)*
PCIA	Patient controlled intravenous analgesia *(Patienten-kontrollierte intravenöse Analgesie)*
PEG	Perkutane endoskopische Gastrostomie
PG	Prostaglandin
PNP	Polyneuropathie
PONV	Postoperative nausea and vomiting *(postoperative Übelkeit und Erbrechen)*
PPI	Protonenpumpeninhibitor
REM	Rapid eye movement
RLS	Restless-Legs-Syndrom
s.c.	subkutan
SJS	Stevens-Johnson-Syndrom
SNRI	Serotonin–norepinephrine reuptake inhibitor *(Serotonin-Noradrenalin-Wiederaufnahmehemmer)*
SSRI	Selective serotonin reuptake inhibitor *(selektiver Serotonin-Wiederaufnahmehemmer)*

SUNA	Short-lasting unilateral neuralgiform headache attacks with cranial autonomic symptoms
SUNCT	Short-lasting unilateral neuralgiform headache attacks with conjunctional injection and tearing
supp.	Suppositorium
SV2A	Vesikelprotein 2a
TCA	Tricyclic antidepressant *(trizyklisches Antidepressivum)*
TEN	Toxische epidermale Neurolyse
THC	Tetrahydrocannabinol
TIA	Transitorische ischämische Attacke
TNF-α	Tumornekrosefaktor α
TRP	Transient receptor potential
TRPA	Transient receptor potential ankyrin
TRPM	Transient receptor potential melastatin
TRPV	Transient receptor potential vanilloid
VIP	Vasaktives intestinales Peptid
WDR-Neurone	Wide dynamic range-Neurone
WHO	World Health Organization
WPW-Syndrom	Wolff-Parkinson-White-Syndrom
ZNS	Zentrales Nervensystem

Grundlagen

Physiologie des Schmerzes

Nozizeption Aufnahme von Reizen über Nozizeptoren, welche zur Depolarisation der Zelle und Weiterleitung der Aktionspotenziale über afferente Bahnen bis zur Verarbeitung im zentralen Nervensystem führt.

Als Nozizeption wird die Verarbeitung und Weiterleitung von durch Nozizeptoren detektierten, potenziell oder tatsächlich schädigenden Reizen bezeichnet. Eine Schmerzempfindung kommt erst durch die kortikale Repräsentation und anschließende Bewertung, welche topografische, emotionale, kognitive und motivationale Elemente vereint, zustande.

Nozizeptoren sind im Gewebe liegende freie Nervenendigungen, welche durch potenziell noxische Reize (lat.: noxa = Schaden) erregt werden. Je nach Beschaffenheit der Rezeptortypen können die Nozizeptoren spezifisch für eine (unimodal) oder mehrere (polymodal) Modalitäten kodieren. Polymodale Rezeptoren können durch thermische (über 45°, unter 5°), mechanische und chemische Reize aktiviert werden (Tab. 1).

Der Nozizeptor ist also darauf spezialisiert Reize aufzunehmen und in elektrische Potenziale umzuwandeln. Mikroskopisch imponiert ein Nozizeptor als das Ende einer Verzweigung eines Axons, welches inkomplett von Schwann`schen Zellen umhüllt ist. Diese freie Nervenendigung ist allerdings kein einfacher rezeptiver Sensor für Schmerzreize. Vielmehr vermag sie auch aktiv mit dem umliegenden Gewebe zu interagieren, indem beispielsweise Neuropeptide wie CGRP

© Springer-Verlag GmbH Deutschland,
ein Teil von Springer Nature 2020
J. Artner et al., *Medikamente in der Schmerztherapie,*
https://doi.org/10.1007/978-3-662-61692-5_1

Tab. 1 Bekannte Rezeptoren an nozizeptiven Endigungen

Reiz	Rezeptor
Hitze	$TRPV_1$ (transient receptor potential vanilloid)- Capsaicin sensitiv
Kälte	$TRPM_8$ (transient receptor potential melastatin)- Menthol sensitiv TRPA (transient receptor potential ankyrin)
Säure	$TRPV_1$ ASIC (acid sensing ion channel)
Mechanisch	$TRPV_{2,4}$ (osmotische Schwellung) DEG (Degenerin) EnaC (epithelial Na^+ channel) K2P (two pore domain potassium channels)

(calcitonin gene related peptide) und Substanz P, die im Zytoplasma des ersten Neurons gebildet und in Vesikeln „verpackt" werden, ans Nervenende transportiert und dort freigesetzt werden.

So werden bei einer Erregung des Nozizeptors nicht nur Signale zentralwärts geleitet, sondern auch Peptide an die Umgebung abgegeben (antidrome Signalausbreitung). In der Folge entfalten Substanz P, CGRP und andere Neuropeptide eine vasodilatatorische und permeabilitätssteigernde Wirkung (Ödem), wodurch es zu einer sogenannten neurogenen Entzündung kommt.

Schwellenverhalten von Nozizeptoren: Ein wichtiges Merkmal von Rezeptoren, welche unterschiedliche Reizqualitäten kodieren, ist deren Schwellenverhalten. So kodieren niederschwellige Mechanozeptoren bereits leichte taktile Reize, während höherschwellige Rezeptoren erst bei noxischen Reizen aktiviert werden.

Die Reizschwellen von Nozizeptoren sind für gewöhnlich hoch, sodass diese erst durch überwiegend bedrohliche Reize erregt werden. Im entzündlich veränderten Gewebe können jedoch Substanzen wie Prostaglandine, Serotonin, Bradykinin, ATP, H^+-Ionen sowie NGF die Reizschwelle der Nozizeptoren senken, d. h. sensibilisieren. Hierfür ist die Bindung an spezifische Membranrezeptoren Voraussetzung. Dabei werden bisher unbeteiligte, sogenannte „stumme Nozizeptoren" in der direkten Nachbarschaft aktiviert. Klinisch äußert sich dies in einer gesteigerten Berührungsempfindlichkeit z. B. direkt um eine Wunde herum, wodurch diese geschützt wird. Diese Prozesse werden auch als „periphere Sensibilisierung" oder auch „primäre Hyperalgesie" bezeichnet.

Schmerzleitung Die Impulse werden über dünn myelinisierte schnell leitende Aδ-Fasern (mechanische Nozizeption, Kälteempfinden) und unmyelinisierte langsam leitende C-Fasern (polymodale Nozizeption, Wärmeempfinden) zentralwärts geleitet. Durch Aδ-Fasern wird eine gut lokalisierbare, schnelle Schmerzinformation vermittelt (sogenannter „erster Schmerz"). Die deutlich langsamer leitende unmyelinisierte C-Faser bewirkt einen dumpf-brennenden und schlecht zu lokalisierenden „zweiten Schmerz". Die Perikaryen der peripheren Nervenfasern (sogenanntes 1. Neuron) liegen gemeinsam in den Spinalganglien.

Leitung:	Nozizeptive Reize werden über zwei Arten von *Nervenfasern* vermittelt:
Aδ-Fasern, myelinisiert:	Leitungsgeschwindigkeit 5–30 m/s, Durchmesser ca. 3 µm
C-Fasern, unmyelinisiert:	Leitungsgeschwindigkeit 0,5–2 m/s, Durchmesser < 0,13 µm

Neben diesen nozizeptiven Schmerzen können Schmerzen auch durch direkte Schädigung nervaler Strukturen (peripher, Rückenmarksebene, Gehirn) entstehen, d. h. in Strukturen, in denen es keine spezifischen Nozizeptoren gibt. Durch Affektion des Nervengewebes kommt es zur lokalen Übererregbarkeit mit der Folge von brennenden, elektrisierenden, manchmal einschießenden Schmerzen. Häufig sind diese mit einer sensorischen Überempfindlichkeit verbunden, sogenannte Plussymptome: Allodynie, Dysästhesie, Hyperalgesie, Hyperpathie. Daneben gibt es aber auch Minussymptome, wie z. B. Hypästhesie, Anästhesie, Hypalgesie, welche durch die Beeinträchtigung der Funktion des geschädigten Nervengewebes entstehen. Diese Schmerzen und Symptome werden je nach

Lokalisation des Schadens im Versorgungsgebiet eines peripheren Nervens, eines Dermatoms oder bei zentralem Ursprung in Abhängigkeit von der Läsionsstelle in ganzen Körperbereichen empfunden. Typische Beispiele für eine periphere Nervenläsion ist die Extremitätenamputation oder ein peripheres Nervenkompressionssyndrom. Darüber hinaus entstehen neuropathische Schmerzen durch Schädigungen der peripheren Nervenendigungen u. a. bei Diabetes mellitus, im Rahmen von Chemotherapien oder auch infektiös, beispielsweise im Rahmen einer Reaktivierung von Varizellen-Zoster Viren. Auf Rückenmarksebene können Schmerzen z. B. im Rahmen von Querschnittsverletzungen oder einer Syringomyelie auftreten. Im Gehirn selbst können sie z. B. durch Blutungen, Ischämien, Neoplasien oder multipler Sklerose hervorgerufen werden.

Rückenmark Die nozizeptiven Impulse werden von den Nozizeptoren, deren Somata im Spinalganglion der peripheren Nerven („erstes nozizeptives Neuron") liegen, zum Rückenmark fortgeleitet, wo die erste Umschaltung auf das „zweite nozizeptive Neuron" (sogenanntes Projektionsneuron) erfolgt. Die Umschaltung für nozizeptive Neurone erfolgt in den Rexed-Zonen (Laminae I bis X) des Hinterhorns.

Innerhalb der Projektionsneurone werden nozizeptor-spezifische Neurone von „Wide-Dynamic-Range-Neuronen" (WDR-Neurone) unterschieden. Während erstere von Aδ- und C-Fasern angesteuert werden, erhalten die WDR-Neurone Informationen von nozizeptiven Fasern und niederschwelligen Mechanorezeptoren.

Auf der Ebene des Rückenmarks finden sich aktivierende (Glutamat, Substanz P, CGRP), sowie hemmende (GABA, Glycin, Opioide) Neurotransmitter. Durch eine andauernde überschwellige Erregung postsynaptischer glutamaterger Rezeptoren (NMDA-Rezeptoren (N-Methyl-D-Aspartat)) kommt es zur anhaltenden Übererregbarkeit der postsynaptischen Membran, was wiederum zur Erregung weiterer, um die Verletzungsstelle herum gelegener Nervenendigungen kommt. Diese Prozesse werden als „zentrale Sensibilisierung" oder auch „sekundäre Hyperalgesie" bezeichnet.

Die Neurone des zweiten Neurons projizieren zur Gegenseite und verlaufen im Tractus spinothalamicus (vorderer Seitenstrang) kranialwärts. Bereits in diesem ist eine gewisse somatotope Gliederung festzustellen – die kranialen Regionen sind weiter medial, die kaudalen weiter lateral repräsentiert. Der Tractus spinothalamicus leitet Afferenzen des Schmerz- und Temperatursinns zum Thalamus.

Zusätzliche aufsteigende Bahnen wie Tractus spinoreticularis, Tractus mesenzephalicus und Tractus spinohypothalamicus leiten Afferenzen zu autonomen Kontrollzentren.

Übertragener Schmerz Da nozizeptive Signale aus Haut sowie Eingeweiden an denselben spinalen Projektionsneuronen konvergieren können, können Schmerzen aus tiefen Organen als Hautschmerzen im zugehörigen Areal (sogenannte „Head`sche Zone") fehlinterpretiert werden. Der übertragene Schmerz ist vom projizierten Schmerz abzugrenzen, welcher bspw. durch Nervenkompression entsteht und ins Versorgungsgebiet des betroffenen Nervens ausstrahlt, z. B. beim Bandscheibenvorfall.

Thalamus Die zentralwärts projizierenden Neurone werden weitestgehend im Thalamus umgeschaltet. Er wird auch gerne als „Relaisstation des Schmerzes" bezeichnet. Hier erfolgt die weitere Informationsverarbeitung bzgl. Wahrnehmung und Kontrolle der Motorik, die Verschaltung sensibler Sinnesmodalitäten (Schmerz, Berührung, Hören, Sehen). Die Informationen werden von hier aus in den primär sensorischen Kortex und das limbische System projiziert. Außerdem erfolgt über den Thalamus ein Teil der Steuerung autonomer Körperfunktionen.

Dabei wird im Rahmen der Schmerzverarbeitung zwischen einem lateralen und einem medialen thalamokortikalen System unterschieden. Im lateralen System werden die Impulse über ventrobasale Thalamuskerne in die primären (S. 1) und sekundären (S. 2) schmerzverarbeitenden Regionen geführt. In diesen erfolgt die Analyse des Schmerzes bzgl. Intensität, Lokalisation und Dauer. Die Bahnen des medialen thalamokortikalen Systems projizieren in die Insula, den anterioren cingulären Kortex (ACC) sowie den frontalen Kortex und haben Verbindung zum limbischen System. Hierüber erfolgt die affektiv emotionale Bewertung des Schmerzes. Aufmerksamkeits- und Abwehrprozesse werden getriggert.

Limbisches System Es ist ein phylogenetisch altes Rindenareal mit engen Beziehungen zum olfaktorischen System *(Ich kann dich nicht riechen!)*. Es koordiniert vegetative Funktionen, Motivation und Emotionen, beeinflusst Ess-, Trink-, Sexual- und Kampfverhalten, ist beteiligt an Lern- und Gedächtnisprozessen. Hier wird emotionales Lernen, Lernen von Angst, aber auch die Kopplung von Angst und Schmerz lokalisiert. In den Septumkernen und Nucleus accumbens kommt es durch die Freisetzung von Dopamin zur „positiven Verstärkung", letztlich auch der neurobiologischen Grundlage der Entwicklung von Suchterkrankungen.

Deszendierende Bahnen Die absteigenden Bahnen modulieren und hemmen nozizeptive Impulse. Sie haben ihren Ursprung im periaquäduktalen Grau (PAG) sowie im Nucleus raphe magnus der Medulla oblongata (Rostroventrale Medulla (RVM)) und setzen entweder an Hinterhornneuronen oder modulierenden Interneuronen an.

Im Bereich dieser sog. PAG-RVM-Achse sind überwiegend hemmende Transmitter wie Serotonin (Raphe Kerne), Noradrenalin (Locus coeruleus) sowie Endorphine (Dynorphin, β-Endorphin, Enkephalin) eingebunden. Über eine Wiederaufnahmehemmung von Serotonin und Noradrenalin im Bereich dieser absteigenden Schmerzhemmung wird deren hemmende Wirkung verstärkt. Hier ist ein Teil der schmerzlindernden Wirkung von bestimmten Antidepressiva anzusiedeln. Sie verstärken sozusagen die „Schmerzbremse" im menschlichen Körper. Die deszendierende Hemmung moduliert letztlich im Bereich des Hinterhorns an der Umschaltstelle vom ersten auf das zweite nozizeptive Neuron die Transmission, indem sie dort lokalisierte hemmende oder aktivierende Interneurone steuert.

Pathophysiologie des nozizeptiven Systems Sowohl im Bereich der peripheren als auch der zentralen nozizeptiven Verarbeitung können zahlreiche pathophysiologische Prozesse ablaufen, welche im Folgenden skizziert werden:

Neurogene Entzündung Nozizeptoren sind keine reinen Sensoren, sondern übernehmen auch sekretorische und modulierende Aufgaben und unterliegen selbst einer strukturellen und funktionellen Modulation durch Neuropeptide und Neurotrophine. So können aktivierte Nozizeptoren Substanz P und CGRP in die Umgebung freisetzen. Durch ihre vasodilatierende Wirkung und Plasmaextravasation führen sie zu lokalem Ödem und Überwärmung. Durch eine hierdurch initiierte Migration und Aktivierung immunkompetenter Zellen (Granulozyten, Makrophagen, Mastzellen) kommt es zur Freisetzung von Entzündungs- und Schmerzmediatoren wie Bradykinin, Histamin, Serotonin, Protonen, TNF-α, IL-1ß, PGE_2, etc. Durch diese können bisher inaktive, stumme Nozizeptoren sensibilisiert werden. Zusätzlich wird durch TNF-α und IL-1ß im Zellkern die Transkription inflammatorischer Gene angeregt, wodurch es zur Hochregulation der Cyclooxygenase-2 (COX-2) kommt. Nerve growth factor (NGF) bindet an Tyrosinkinase-A-Rezeptoren (TrkA), was letztlich zur vermehrten Produktion und Einbau von TRPV1-Kanälen führt.

Periphere Sensibilisierung Nach Erregung des nozizeptiven Rezeptors kommt es zu einer Öffnung von Kationen-Kanälen, woraus eine Depolarisation (Generatorpotenzial) resultiert. Diese wird in Form von Aktionspotenzialen durch das Axon nach zentral zum Hinterhorn des Rückenmarks weitergeleitet. Zu einer Erregung kommt es in der Regel erst, wenn am Rezeptor überschwellige Reize registriert werden. Obwohl sich die Aktivierung (Reizung) von ionotropen Rezeptoren wiederholen lässt, werden die Antworten bei wiederholter oder dauerhafter Reizung im Normalfall immer schwächer (Adaptation). Es gibt jedoch Situationen, in denen die Reizschwelle der Rezeptoren herabgesetzt ist und diese durch niederschwellige oder gar physiologische Reize mit einer Depolarisation und/oder protrahierter Aktionspotenzialbildung antworten. Diese sogenannte periphere Sensibilisierung wird, wie zuvor beschrieben, über Entzündungsmediatoren und Neurotrophine vermittelt. Durch die herabgesetzte Reizschwelle werden Rezeptoren sogenannter „stummer" C-Fasern erregt, wodurch die Ausdehnung des schmerzempfindlichen Areals um eine Wunde herum erklärt wird. Dieses Phänomen wird periphere Sensibilisierung oder auch primäre Hyperalgesie genannt.

Zentrale Sensibilisierung Die erhöhte Erregbarkeit von Neuronen im zentralen Nervensystem kann neben der peripheren Sensibilisierung zu einer weiteren Schmerzverstärkung und Ausdehnung der rezeptiven (schmerzhaften) Felder führen. Die zugrunde liegenden Mechanismen der zentralen Sensibilisierung sind langanhaltende Veränderungen der synaptischen Übertragungsstärke, erhöhte Erregbarkeit nozizeptiver Hinterhornzellen sowie eine Verminderung der inhibitorischen Kontrolle. Sie können durch eine anhaltende überschwellige Erregung von Nozizeptoren (z. B. durch Trauma, Operation oder Nervenverletzung) ausgelöst werden.

Zunehmende Schmerzverstärkung (Hyperalgesie) und Ausbreitung des Schmerzes auf benachbarte, nicht traumatisierte Areale sind Zeichen einer zentralen Sensibilisierung.

Auf spinaler und supraspinaler Ebene kann es bei starker Erregung der Synapsen zu sogenannter Langzeitpotenzierung (LTP = long-term potentiation) kommen: Die Übertragungsstärke wird bei starkem primären Reiz langanhaltend gesteigert. LTP kommt sowohl präsynaptisch (vermehrte Ausschüttung von Neurotransmittern), als auch postsynaptisch (gesteigerte Sensibilisierung der postsynaptischen Rezeptoren) vor. LTP ist sowohl an den Hippokampusneuronen (Lernen) als auch an Hinterhornneuronen von C-Fasern beschrieben. Im Bereich des Hinterhorns spielen vor allem NK-1-Rezeptoren (Substanz P) und NMDA-Rezeptoren (Glutamat) eine wichtige Rolle für die Langzeitpotenzierung. Dabei ist N-Methyl-D-Aspartat (NMDA) kein körpereigener Stoff, der den Rezeptor physiologischer Weise aktiviert, sondern ein synthetischer Stoff, der zur Charakterisierung und damit Namensgebung des Rezeptors dient. Der Transmitter des NMDA-Rezeptors ist Glutamat.

Der NMDA-Rezeptor ist ein ionotroper Kanal, welcher bei Aktivierung zu einem massiven Ca^{++}-Einstrom in die Zelle führt. Im inaktiven Zustand ist der NMDA-Kanalporus durch ein Mg^{++}-Ion blockiert und die Bindung von Glutamat am NMDA-Rezeptor ist in diesem Zustand wirkungslos. Nur im vordepolarisierten Zustand führt die Bindung von Glutamat am NMDA- Rezeptor zu einer Aktivierung und damit zur Luxation des Mg^{++}-Ions aus dem Kanalporus und somit zum vermehrten Ca^{++}- Einstrom in die Zelle. Diese Vordepolarisierung erfolgt über Substanz P, welche am NK1-Rezeptor bindet. Somit kann nur eine Ko-Aktivierung von NMDA- und NK1-Rezeptoren diese Vorgänge am Neuron induzieren. Das einströmende Calcium fungiert als „second messenger" und aktiviert intrazellulär weitere Signalkaskaden (Proteinkinase C) – was eine Phosphorylierung weiterer Rezeptoren, z. B. den AMPA-Rezeptoren bewirkt und deren Aktivität (Glutamatbindung) langfristig erhöht. Repetitive überschwellige Reizung des NMDA-Rezeptors führt zu einem mit jedem Reiz zunehmenden Calciumeinstrom und damit zu einer zunehmenden Reizantwort. Dieses Phänomen wird als „wind-up" bezeichnet.

Die anhaltende Aktivierung postsynaptischer NMDA-Rezeptoren führt zur andauernden Übererregbarkeit der postsynaptischen Membran und wird als zentrale Sensibilisierung oder auch sekundäre Hyperalgesie bezeichnet.

Funktion modulierender Interneurone Die Umschaltung eines Signals vom ersten nozizeptiven Neuron auf das Projektionsneuron wird im Bereich des Hinterhorns durch Interneurone moduliert. Dabei unterscheidet man aktivierende von inhibitorischen Interneuronen. Ihnen kommt bei der „Feinabstimmung" des Schmerzreizes eine bedeutende Funktion zu. Sie sind jedoch nicht nur im Regelkreis der Nozizeption eingebunden, sondern modifizieren die Signalweitergabe zwischen zwei Zellen in vielen Bereichen des Nervensystems. Inhibitorische Interneurone verwenden als Neurotransmitter

Gamma-Aminobuttersäure (GABA), Endorphine, aber auch
Acetylcholin. Exzitatorische Interneurone funktionieren u. a.
mittels Vasoaktivem Intestinalem Peptid (VIP), Substanz P,
ATP, Prostaglandinen, aber auch Cholezystokinin (CCK). Am
Hinterhorn erfolgt die Steuerung der Interneurone z. B. über
die deszendierende Schmerzhemmung, die mit ihrer Hilfe die
Übertragung des Schmerzreizes auf das zweite, weiterleitende
Neuron abschwächen und in Ausnahmesituationen sogar
komplett blockieren kann. So wird beispielsweise verständlich,
warum viele Unfallopfer angeben, initial nach einem Trauma
keine starken Schmerzen gehabt zu haben.

Sensorisches Symptomprofil Am peripheren Nervensystem
löst eine Aktivierung von C-Fasern Druck-, Hitze- oder Kälte-
schmerz aus, während eine Aktivierung von Aδ-Fasern Kältereize und spitze Pinprick- sowie tiefe Druckschmerzen auslöst.
Im Rahmen der Sensibilisierung kann es zu verschiedenen
Symptomen kommen, welche jeweils unterschiedliche topisch-
pathologische Veränderungen reflektieren:

- Ektope einschießende Schmerzen
- Parästhesien
- Hitzehyperalgesie
- Mechanische Allodynie
- Vergrößerung von rezeptiven Feldern
- Dauerschmerz
- Hypästhesie
- Hypalgesie
- Thermhypästhesie

Einschießende Spontanschmerzen Sie sind Hinweise auf
ektope Impulse nozizeptiver C-Fasern. Sie werden als Sekunden
andauernde, einschießende Schmerzattacken, häufig auch von
brennendem Charakter beschrieben. Zugrunde liegt vermutlich
eine Pathologie der spannungsabhängigen Na^+-Kanäle, welche
entlang verletzter Nerven exprimiert werden (Nav 1.8, Nav
1.9). Nach einer Nervenverletzung wird auf neu aussprossenden

Nervenfasern, die häufig als Knäuel- oder Mikroneurome imponieren, ein besonderer, spannungsabhängiger Natriumkanal exprimiert, der als Nav 1.3 oder auch embryonaler Natriumkanal bezeichnet wird. Er besitzt die Eigenschaft, bereits auf geringe Reizstärken hin zu „feuern" und ohne lange Rekonvaleszenzzeit sofort wieder einsatzbereit zu sein. So ist erklärt, warum im Bereich von Nervenverletzungen eine ausgeprägte Empfindlichkeit auf leichte Reize besteht. Als klinisches Untersuchungszeichen imponiert dieser Prozess als Hoffmann-Tinel-Zeichen.

Parästhesien und Dysästhesien Bei Polyneuropathien, nach Nervenverletzungen oder bei Engpass-Syndromen kann auch an den myelinisierten, mechanosensitiven Aβ-Fasern spontane ektope Aktivität entstehen. Diese äußert sich typischerweise in Form von nicht-schmerzhaften, aber unangenehmen sensorischen Missempfindungen, sog. Parästhesien. Diese können aber auch schmerzhafte Ausmaße annehmen und werden dann als Dysästhesien bezeichnet.

Hitzehyperalgesie und statisch-mechanische Allodynie Bei verschiedenen Formen von Nervenschädigungen kann es zu einer vermehrten Expression von Rezeptoren wie dem multimodalen $TRPV_1$ (u. a. Hitze-, Capsaicin- und Protonensensitiv) an geschädigten oder auch benachbarten gesunden Nervenfasern (wie bei der diabetischen Neuropathie) kommen. Das Resultat ist eine erhöhte Temperaturempfindlichkeit, welche durch Sensibilisierung bereits bei normaler Körpertemperatur als brennender Schmerz empfunden werden kann.

Kältehyperalgesie Ähnlich der Hitzehyperalgesie kann es auch an den Aδ-Fasern, welche bevorzugt Kältereize leiten, zu einer Überexpression von $TRPA_1$- und den (kälte-menthol-sensitiven) $TRPM_8$-Rezeptoren kommen.

Mechanisch-dynamische Allodynie bei zentraler Sensibilisierung Eine Überaktivität peripherer Afferenzen kann sekundär zu Veränderungen am ZNS führen: Sowohl C- als auch Aβ-

Fasern projizieren über Interneurone auf sog. WDR-Neurone des Rückenmarks (wide dynamic range). Bei Überaktivität sensibilisierter C-Fasern werden Glutamat und Substanz P im Hinterhorn vermehrt ausgeschüttet. Über intrazelluläre Signalkaskaden kann es zu einer Sensibilisierung des WDR-Neurons kommen. Als Folge werden diese Neurone auch erregt, wenn nichtnozizeptive Reize aus Aβ- (Berührung) und Aδ-Fasern (Pinprick) ankommen. Das Resultat ist eine mechanisch-dynamische Allodynie. Ein weiterer möglicher Mechanismus könnte in Gliazellen und Astrozyten lokalisiert sein: Diese können ebenfalls durch Glutamat und Substanz P aktiviert werden, woraufhin sie Zytokine freisetzen, welche wiederum nozizeptive Neurone aktivieren. Weiter kann der Wirkungsverlust der inhibitorischen GABAergen Neurone zu einer zentralen Sensibilisierung beitragen.

Sympathisch unterhaltener Schmerz Nach peripheren Nervenverletzungen kann es zu einer pathologischen Kopplung zwischen sympathischen Efferenzen und nozizeptiven Afferenzen kommen. Gleichzeitig werden auf den Nervenendigungen α-Adrenorezeptoren exprimiert. Das durch den Sympathikus freigesetzte Noradrenalin bewirkt über diese α–Rezeptoren nun das typische Bild einer kühlen, schmerzhaften und lividen verfärbten Extremität. Diagnostischer Hinweis für das Vorliegen eines sympathisch unterhaltenen Schmerzes ist die Wirksamkeit von Sympathikusblockaden.

Negative sensorische Phänomene bei Deafferenzierung Patienten mit neuropathischen Schmerzen weisen neben Spontanschmerzen oft auch Phänomene wie Hyposensibilität, Hypalgesie, Pallhypästhesie, Hypästhesie oder thermische Hypästhesie auf. Eine Kombination aus taktiler Hypästhesie und mechanischer Hyperalgesie kann als sog. „schmerzinduzierte Hypästhesie" durch zentrale Plastizität entstehen (s. Tab. 2).

Tab. 2 Sensorische Symptomprofile

Hypästhesie	Funktionsverlust von Aβ- Fasern
Hypalgesie	Funktionsverlust von Aδ- und C-Fasern
Thermische Hypästhesie	Funktionsverlust von C-Fasern (Wärme)/ Aδ-Fasern (Kälte)
Parästhesie	Sensibilisierung von Aβ-Fasern
Spontane Schmerzattacke	Sensibilisierung von C-Fasern
Spontanschmerz	Periphere/zentrale Sensibilisierung
(Evozierte) mechanisch-dynamische Allodynie	Zentrale WDR-Sensibilisierung
Mechanische Pinprick-Allodynie	Funktionsminderung inhibitorischer Neurone
Kälteallodynie	Periphere Sensibilisierung durch $TRPA_1/TRPM_8$
Hitzeallodynie	Periphere Sensibilisierung durch $TRPV_1$

Literatur

1. Baron R, Koppert W, Strumpf M, Willweber-Strumpf A (Hrsg) (2011) Praktische Schmerztherapie, 2. Aufl. Springer Medizin Verlag, Heidelberg
2. Baumgärtner U (2010) Nozizeptives System. Nozizeptoren, Fasertypen, spinale Bahnen und Projektionsareale. Schmerz 24:105–113
3. Baron R (2006) Mechanisms of disease: neuropathic pain. A clinical perspective. Nat Clin Pract Neurol 2:95–106
4. Lanz S, Maihöfner C (2009) Symptome und pathophysiologische Mechanismen neuropathischer Schmerzsyndrom. Nervenarzt. 80:430–444
5. Mense SS (2004) (2004) Funktionelle Neuroanatomie und Schmerzreize. Aufnahme Weiterleitung und Verarbeitung. Schmerz 18:225–237

6. Mutschler E (Hrsg) (2019) Mutschler Arzneimittelwirkungen: Lehrbuch der Pharmakologie und Toxikologie, 11. Aufl. WVG, Stuttgart

7. Schaible H-G (2007) Pathophysiologie des Schmerzes. Orthopäde. 36:8–16

8. Sprott H, Maurer K (2012) Chronische Schmerzen in der Praxis – Fragen und Antworten, 1. Aufl. Uni-Med Verlag, Bremen

9. Standl T, Schulte am Esch J, Treede RD, Schäfer M, Bardenheuer HJ. (Hrsg.) (2010) Schmerztherapie. Akutschmerz – Chronischer Schmerz – Palliativmedizin, 2. Aufl. Georg Thieme, Stuttgart

Wirkmechanismen von Pharmaka

Einleitung Auch wenn die meisten Wirkmechanismen von analgetisch wirksamen Substanzen erst in den letzten Jahrzehnten untersucht und erklärt werden konnten (und zahlreiche noch erforscht werden), werden einzelne Substanzen bereits seit Jahrtausenden verwendet. Das folgende Kapitel soll eine Übersicht über die Wirkmechanismen einiger analgetisch wirkender Substanzen vorstellen.

Nichtsteroidale Antirheumatika (NSAR) NSAR werden weltweit in der Behandlung von nozizeptiven Schmerzen vergewendet. Bei leichten bis moderaten Schmerzen ist häufig die alleinige Anwendung ausreichend wirksam, bei starken nozizeptiven Schmerzen mit inflammatorischer Komponente werden sie auch im Rahmen einer balancierten Analgesie in Kombination mit Opioiden oder anderen Medikamenten erfolgreich eingesetzt.

Sie entfalten ihre analgetische Wirkung über die Hemmung des Enzyms Cyclooxygenase (COX). Das Enzym existiert in zwei Isoformen, COX-1 und COX-2 (weitere Isoformen werden angenommen). COX-1 kommt konstitutiv im Gewebe vor und ist an der Regulation der Zellhomöostase, Thrombozytenfunktion, Zytoprotektion und der renalen Perfusion beteiligt. Die COX-2 ist teilweise ebenfalls konstitutiv vorhanden, wird aber als induzierbares Enzym zusätzlich bei Entzündung und Zellschäden (z. B. durch Traumata, Operationen,

J. Artner et al., *Medikamente in der Schmerztherapie*,
https://doi.org/10.1007/978-3-662-61692-5_2

Malignome) exprimiert. Als konstitutives Enzym ist sie in physiologische Regulationsprozesse, wie z. B. der Regulation der Nierendurchblutung eingebunden. Da das COX-2-Gen zahlreiche Promotorregionen aufweist, kann deren Expression durch Wachstumsfaktoren und Zytokine (TNF-alpha, Il-1β) „hochreguliert" werden. Da die COX-2 jedoch auch wieder schnell degradiert wird, ist deren Induktion und Hochregulation transient.

Beide Isoformen der Cyclooxygenase katalysieren die Bildung von Prostaglandinen aus Arachidonsäure. Diese wird durch COX in Prostaglandin G und Prostaglandin H umgewandelt, welche als Präkursoren für weitere zellspezifische Prostaglandine (PGE2, PGF2, PGD2) und Thromboxan dienen. Arachidonsäure wird ihrerseits durch Phospholipase A2 aus den ubiquitär vorkommenden Fettsäuren der Zellmembranen gewonnen.

Prostanoide erregen Nozizeptoren, sensibilisieren und unterhalten die Inflammation. PGE2 wirkt beispielsweise über die vier bislang identifizierten Rezeptoren EP1, EP2, EP3 und EP4. Diese Prostaglandin-E-Rezeptoren sind G-Protein-gekoppelt.

Obwohl die Hemmung der COX und somit die Hemmung der Prostaglandinsynthese als antiinflammatorischer Hauptwirkmechanismus angesehen wird, müssen zusätzliche Faktoren berücksichtigt werden. So kommt es durch die Hemmung des Cyclooxygenasewegs zu einer „Enthemmung" der Lipoxygenase, sodass vermehrt Lipoxine und Resolvine entstehen, welche ebenfalls eine potente antiinflammatorische Wirkung besitzen. Leukotriene wirken aber auch bronchokonstriktorisch. Auf diesem Effekt beruht das sogenannte „Aspirin-Asthma".

Das Wirkungs- bzw. Nebenwirkungsprofil der NSAR und anderer Cyclooxygenaseinhibitoren wird durch die Selektivität und Hemmstärke der zwei Isoformen COX-1 und COX-2 bestimmt. So führt Acetylsalicylsäure zu einer irreversiblen Hemmung der COX-1 und COX-2, während Ibuprofen, Diclofenac und die anderen klassischen NSAR lediglich eine reversible Hemmung entsprechend ihrer individuellen Plasmahalbwertszeiten verursachen. Coxibe führen zu einer temporären, reversiblen Hemmung der COX-2. Das Ausmaß der COX-1 Hemmung ist gering und klinisch meist zu vernachlässigen.

Alle NSAR und Cyclooxygenaseinhibitoren führen zu einem erhöhten Risiko schwerer kardiovaskulärer Komplikationen. Am günstigsten scheint diesbezüglich im direkten Vergleich Naproxen zu sein. Dies liegt wahrscheinlich an seiner relativ langen Plasmahalbwertszeit von 12 bis 15 h. Somit kommt es bei einer zweimaligen Einnahme pro Tag zu einer kontinuierlichen Thrombozytenaggregationshemmung. Der klinische Effekt ähnelt damit dem der Acetylsalicylsäure.

NSAR sind wegen des Risikos eines vorzeitigen Verschlusses des Ductus arteriosus botalli im 3. Schwangerschaftstrimenon kontraindiziert. Manche Studien berichteten von einem erhöhten Fehlbildungsrisiko bei Einnahme in der frühen Schwangerschaft. Mehrere neuere Studien für z. B. Ibuprofen oder Diclofenac konnten jedoch kein erhöhtes Risiko finden. Unabhängig davon sollten NSAR aber auch im 1. und 2. Trimenon nur unter strenger Indikationsstellung, wenn unbedingt nötig, eingenommen werden.

Metamizol Für Metamizol wird ein durch Metabolite hervorgerufener Wirkansatz angenommen, Hauptmetabolit ist N-Methylaminoantipyrin (MAA). Es werden zentrale Wirkansätze über Aktivierung endogener Opioide, sowie glutamaterge Mechanismen, Hemmung von NK-1 Rezeptoren und Aktivierung des Proteinkinase-C-Signalweges angenommen. Daneben hemmt es ebenfalls in geringem Ausmaß die Cyclooxygenase (COX II > COX I) und aktiviert ATP-sensitive Kaliumkanäle. Klinisch ist es aufgrund seiner spasmolytischen Wirkung am effektivsten bei nozizeptiven, viszeralen Schmerzen wie beispielsweise Koliken.

Trotz seiner insgesamt guten Verträglichkeit muss auf das geringe Risiko der Entwicklung einer Agranulozytose hingewiesen werden. Da die Empfehlung der Fachinformation „regelmäßige" Kontrolle des Blutbildes einschließlich des Differenzialblutbildes durchzuführen für die Praxis wenig hilfreich ist (was ist „regelmäßig"?, eine Agranulozytose kann auch im Intervall auftreten), sollten Behandlern und Patienten

die klinischen Symptome der Agranulozytose bekannt sein
(Trias aus: Halsschmerzen, Fieber, entzündliche Schleimhautläsionen). Beim Auftreten dieser Symptome sollten die Patienten
umgehend eine entsprechende Blutuntersuchung durchführen
lassen und auf die Medikation hinweisen.

Paracetamol Nachdem der Wirkmechanismus von Paracetamol
lange Zeit nicht geklärt war, werden mittlerweile mehrere verschiedene Wirkansätze angenommen. Paracetamol ist ein
Prodrug für einen wirksamen Metaboliten (AM 404). Dieser
bewirkt sowohl eine stärker ausgeprägte zentrale sowie eine
geringer ausgeprägte periphere Hemmung der Cyclooxygenasen
I und II. Zusätzlich ist Paracetamol ein Ligand an Cannabis- und
an NMDA-Rezeptoren. Darüber hinaus soll es die Serotonin-
Wiederaufnahme hemmen.

Paracetamol besitzt eine enge therapeutische Breite. Überdosierungen können schwere Leberschäden hervorrufen. Zudem
wird bei mütterlicher Einnahme ein ungünstiger Einfluss auf die
intrauterine Entwicklung Ungeborener, eine erhöhte Asthma-
inzidenz im Säuglingsalter, sowie eine erhöhte Inzidenz von
Kryptorchismus, Sprachentwicklungsverzögerung, ADHS und
Autismus-Spektrum-Störungen diskutiert. Kardiale oder renale
Nebenwirkungen bei Einnahme im 3. Trimenon fanden sich
nicht.

Opioide Opioidegehören zu den ältesten bekannten analgetisch
wirksamen Substanzen. Sie kommen natürlich (Opiate),
synthetisch (Opioide) und endogen (Enkephaline, Dynorphine)
vor und entfalten ihre Wirkung überwiegend über hemmende
G-Protein-gekoppelte Rezeptoren auf supraspinaler, spinaler und
peripherer Ebene.

Der aktuellen Taxonomie nach werden μ-, κ-, δ-, ε- und ORL-
1-Rezeptoren unterschieden, wobei für die analgetische Wirkung
überwiegend der μ-Rezeptor verantwortlich gemacht wird.

Die Internationale Union für Pharmakologie (IUPHAR)
schlug vor, die Rezeptoren nach deren endogenen Liganden
zu definieren und entsprechend der zeitlichen Reihenfolge
ihrer Beschreibung zu nummerieren: OP1 (δ-Rezeptor), OP2

(κ-Rezeptor) und OP3 (μ-Rezeptor), was aber bislang wenig gebräuchlich ist.

Zwischen den einzelnen Rezeptoren besteht zu 58–68 % eine strukturelle Ähnlichkeit.

μ-Rezeptoren sind im gesamten Nervensystem (Cortex, Thalamus, Hippocampus, Amygdala, Hinterhorn) vorzufinden, mit der höchsten Dichte im Nucleus caudatus. Im peripheren Nervengewebe kommen sie im Plexus myentericus des Darms vor, wo sie ihre obstipierende Wirkung entfalten. Zusätzlich werden unter inflammatorischen Bedingungen μ-Rezeptoren im peripheren Gewebe (Wunden, Gelenke) exprimiert. μ-Rezeptoren befinden sich überwiegend an den präsynaptischen Terminalen, wo sie die Freisetzung exzitatorischer Neurotransmitter hemmen. Über μ-Rezeptoren wird eine supraspinale und spinale Analgesie vermittelt, aber auch Atemdepression, Verlangsamung der Magen-Darm-Motilität (Plexus myentericus), Pruritus, Nausea, Emesis, kardiovaskuläre Effekte, Euphorie und physische Abhängigkeit.

κ-Rezeptoren vermitteln spinale Analgesie, Diurese, Sedierung sowie Miosis. Ihre Aktivierung führt zudem zur Dysphorie. Daher wird das Abhängigkeitspotenzial von κ-Agonisten als gering eingeschätzt.

δ-Rezeptoren sind überwiegend im Nucleus caudatus, Bulbus olfactorius, Thalamus, Hypothalamus und Hirnstamm lokalisiert. Über sie wird μ-Rezeptor-vermittelte Analgesie, spinale Analgesie, Verhalten, kognitive Funktionen, Geruchssinn sowie gastrointestinale Motilität moduliert.

Es existieren unterschiedliche Einteilungen der Opioide. Bezogen auf deren intrinsische Aktivität am Rezeptor werden Agonisten (z. B. Morphin, Fentanyl, Methadon), Partialagonisten (Buprenorphin), Agonisten-Antagonisten (Pentazozin, Nalbuphin) und Antagonisten (z. B. Naloxon, Naloxegol, Naltrexon) unterschieden. Bezogen auf deren Affinität zum Rezeptor werden die Opioide in schwache und starke Opioide unterteilt. Eine weitere Einteilung bezieht sich auf die Herkunft der Substanzen: natürliche (z. B. Morphin, Codein), semisynthetische und synthetische Präparate. Nur die natürlich im Rohopium vorkommenden Alkaloide werden als Opiate bezeichnet.

Opiate/Opioide hemmen über G-Proteine die Adenylylcyclase und somit die cAMP-Produktion. Über diesen Mechanismus kommt es sowohl zu einer Hemmung von präsynaptischen spannungsabhängigen Ca^{++}-Kanälen, als auch zu einer Öffnung von hyperpolarisierenden K^+-Kanälen an der postsynaptischen Membran. Als zusätzlicher Wirkmechanismus wird eine Inhibition von GABA-ergen zerebralen Schaltkreisen angenommen – woraufhin es zu einer Disinhibition von deszendierenden schmerzhemmenden Bahnen kommt.

Zusätzliche Wirkmechanismen sind bei einzelnen Substanzen bekannt – wie zum Beispiel zusätzliche Noradrenalin-Reuptake-Hemmung (Tramadol, Tapentadol), Verstärkung der Serotonin-freisetzung (Tramadol) und NMDA-Antagonismus (Methadon, Levomethadon und Dextropropoxyphen).

Opioide entfalten ihre Wirkung am effektivsten bei nozizeptiven Schmerzen. Beim neuropathischen Schmerz sind am Ehesten die zuletzt genannten Opioide mit zusätzlichen Wirkansätzen indiziert.

Zu Beginn einer Opioidtherapie ist mit einer vorübergehenden Übelkeit sowie anhaltender, behandlungsbedürftiger Obstipationsneigung zu rechnen. Darüber müssen die Patienten aufgeklärt werden und es sollten ihnen bereits prophylaktisch Antiemetika und Laxanzien angeboten werden. Zudem müssen sie über eine Einschränkung der Fahrtauglichkeit unterrichtet werden.

Über die Langzeitanwendung von Opioiden beim nichttumorbedingten Schmerz gibt es bisher wenige Daten, die zudem nicht sehr überzeugend sind. Die Anwendung sollte bei diesen Schmerzzuständen gemäß der Leitlinie LONTS erfolgen. Zudem ist allen Opioiden das Phänomen der Entwicklung der opioidergen Hyperalgesie gemein. Hierbei führt eine Erhöhung der Opioiddosis zu zunehmenden diffusen Schmerzen. Eine Dosisreduktion bzw. ein Entzug führt in diesem Fall zur Schmerzlinderung.

Lokalanästhetika Lokalanästhetikasind analgetisch wirkende Substanzen, welche transmembranöse Na^+-Kanäle blockieren. Sie bestehen aus einem lipophilen aromatischen Ring und einem hydrophilen tertiären Amin sowie einer Amid- oder Esterverbindung, welche die Einteilung der Lokalanästhetika im Aminoamide und Aminoester bestimmt.

Die Wirkung wird lokal in der unmittelbaren Nähe zur Nervenfaser über die Blockade der Signalkonduktion entfaltet. Zur Blockade der Na^+-Kanäle, welche bei myelinisierten Fasern vor allem im Bereich der Ranvier'schen Schnürringe an den Nervenfasern exprimiert sind, kommt es auf zwei möglichen Wegen:

Die meisten Lokalanästhetika penetrieren die Zellmembran und verändern durch Bindung an die intrazelluläre Na^+-Kanal-Komponente deren Konformation, wodurch es zu einer reversiblen Undurchlässigkeit der Pore kommt.

Manche Lokalanästhetika, wie Bupivacain und Ropivacain vermögen zusätzlich direkt die Kanalpore zu „verstopfen". Bupivacain und Ropivacain haben dadurch die Eigenschaft, aktive Na^+-Kanäle selektiver zu adressieren – ein Mechanismus, welchem der sogenannte Differenzialblock zugrunde liegt: statt aller C-Fasern und motorischen Fasern werden vor allem die nozizeptiv aktivierten Fasern gehemmt. Hierzu genügen bereits niedrige Konzentrationen der Lokalanästhetika.

Topisch aufgebrachte Lokalanästhetika (Salben, Gels, Pflaster) penetrieren die Haut und können bis zu einer Tiefe von mehreren Millimetern Schmerzen lindern.

Cannabinoide Cannabinoide und Endocannabinoide wirken in unterschiedlichen Geweben des Körpers über G-Protein-gekoppelte Rezeptoren (CB1, CB2). CB1-Rezeptoren sind unter anderem besonders stark in motorischen und limbischen Regionen des ZNS exprimiert. Aktivierung von CB1-Rezeptoren führt über G-Protein zur Hemmung der Adenylylcyclase-Aktivität sowie spannungsabhängiger präsynaptischer Ca^{++}-Kanäle. Letztlich kommt es zur Hemmung der Freisetzung unterschiedlichster Transmitter wie z. B. Acetylcholin, Dopamin, Gamma-Amino-Buttersäure (GABA), Histamin, Serotonin, Glutamat, Cholezystokinin (CKK), D-Aspartat, Glyzin und Noradrenalin. Da CB1-Rezeptoren auch im Fettgewebe, Gastrointestinaltrakt und der Skelettmuskulatur vorkommen, sind sie in die Steuerung vieler physiologischer Funktionen beteiligt.

CB2-Rezeptoren sind überwiegend an Immunzellen von Milz, Thymus und Tonsillen exprimiert. Die Aktivierung von CB2-Rezeptoren führt letztlich zur Hemmung der Cytokinfreisetzung und begründet die entzündungshemmende Wirkung der Cannabinoide.

Dünne unmyelinisierte kutane Nervenfasern besitzen CB1- und CB2-Rezeptoren.

Der Einsatz von Cannabinoiden in der Schmerztherapie wird kontrovers diskutiert. Ihre antinozizeptive Wirkung auf spinaler und supraspinaler Ebene (Thalamus, periaquäduktales Grau, rostrale Medulla, Amygdala) ist zwar belegbar, die klinische Relevanz des Effektes ist jedoch umstritten.

Da CB1-Rezeptoren in den Dorsalganglien vermehrt nach Verletzungen des Nervensystems exprimiert werden, werden sie als alternativer, therapeutischer Ansatzpunkt bei der Behandlung neuropathischer Schmerzen und der Spastik (z. B. bei Multipler Sklerose) angesehen. Zudem sind eine appetitsteigende Wirkung sowie antiemetische und auch roborierende Effekte beschrieben, was in der Palliativmedizin oftmals gewünscht ist.

Verwendet werden Substanzen wie das teil- oder vollsynthetische Tetrahydrocannabinol (THC) oder aufgrund des geringeren psychoaktiven Effekts das Cannabidiol (CBD) sowie weiterhin Cannabis-Blüten, die neben THC und CBD zahlreiche (oftmals psychoaktive) Substanzen enthalten. Während THC haltige Präparate und Cannabis-Blüten BtM-Rezept-pflichtig sind, gilt CBD in Deutschland als Nahrungsergänzungsmittel und ist frei verkäuflich.

Der tägliche Gebrauch von hochkonzentriertem THC geht mit einer gesteigerten Inzidenz der Entwicklung von Psychosen einher, sodass die Indikationsstellung sorgfältig zu geschehen hat.

Conotoxine Conotoxine (z. B. Ziconotid) sind Substanzen, welche selektiv N-Typ-Ca^{++}-Kanäle blockieren. Omega-Conotoxine sind Peptide aus etwa 25 Aminosäuren, welche aus der Süßwasserschnecke Conus magnus stammen. Ziconotid kann therapeutisch ausschließlich intrathekal angewendet werden. Wichtig ist der Beginn mit niedrigen Dosierungen und die langsame Dosisanpassung, um unangenehme Begleiteffekte zu vermeiden.

α2-Agonisten α2-Agonistenwie Clonidin wirken an prä- und postsynaptischen Rezeptoren des Hinterhorns des Rückenmarks und haben einen hemmenden Einfluss auf efferente sympathische Fasern, indem sie die Freisetzung von Noradrenalin reduzieren. Neben antihypertonen Effekten lindert es Entzugssymptome, wirkt sedierend und reduziert v. a. perioperativ die für die Schmerztherapie notwendige Opioiddosierung.

Muskelrelaxanzien Muskelrelaxierende Substanzen werden in der Behandlung der Spastik sowie bei mit Verspannung einhergehenden muskuloskelettalen Schmerzen eingesetzt.

Baclofen wirkt über $GABA_B$-Rezeptoren, indem es präsynaptisch L-Typ-Ca^{++}-Kanäle hemmt (Hemmung der Neurotransmitterfreisetzung) und postsynaptisch einwärts rektifizierende K^+-Kanäle (GIRK) aktiviert (Hyperpolarisation der Membran). Auch die muskelrelaxierenden Benzodiazepine wirken über GABAerge Rezeptoren. Methocarbamol wirkt durch Erhöhung der von GABA und Glycin an spinalen Neuronen auslösbaren Leitfähigkeit für Cl^--Ionen. Tizanidin wirkt über die präsynaptische Inhibition von Motoneuronen, vermittelt über zentrale α2-Rezeptoren.

Antikonvulsiva Wirkprinzip der meisten in der Schmerzmedizin verwandten Antikonvulsiva ist die Blockade von spannungsabhängigen Na^+-Kanälen (Carbamazepin, Oxcarbazepin, Lamotrigin) oder die Modulation von α2-δ-Untereinheit von präsynaptischen Ca^{++}-Kanälen (Gabapentin, Pregabalin).

Die über Gabapentin bzw. Pregabalin vermittelte präsynaptische Ca^{++}-Kanal-Modulation führt zu einer reduzierten Ausschüttung von Substanz P, Glutamat und Noradrenalin aus dem ersten nozizeptiven Neuron in den synaptischen Spalt im Hinterhorn. Sie werden überwiegend bei neuropathischen Schmerzzuständen eingesetzt. Für den Einsatz als Monosubstanz zur Behandlung einer Epilepsie ist die antikonvulsive Potenz zu gering.

Die Blockade der spannungsabhängigen Na^+-Kanäle durch Carbamazepin und Oxcarbazepin erfolgt analog zu den Lokalanästhetika abhängig vom Aktivitätsgrad des Kanals (phasische

Blockade), wobei aktive Kanäle mit höherer Affinität adressiert werden. Da aktive Na$^+$-Kanäle ubiquitär vorkommen (Herz, Gehirn, Rückenmark), sind die potenziellen Nebenwirkungen dieser Gruppe von Antikonvulsiva ausgeprägter.

Ein besseres Nebenwirkungsprofil erwarten manche Autoren vom Lacosamid, welches ein potenter Inhibitor spannungsbhängiger Natriumkanäle ist und einen ausgeprägten Affinitätsunterschied zwischen aktiven und inaktiven Kanälen aufweist.

Topiramat, ein Antikonvulsivum neuer Generation, blockiert zusätzlich die glutamaterge Neurotransmission durch Hemmung von AMPA-Ionenkanälen, indem es an diesen die Glycin-Bindungsstelle blockiert.

Glutamat-Rezeptor-Antagonisten Glutamat kommt als Transmitter entlang der gesamten Schmerzbahn vor. Glutamatrezeptoren kommen sowohl als metabotrope (G-Proteingekoppelte), als auch als ionotrope (Ionenkanal-gekoppelte) Rezeptoren vor. Sie sind an der Modulierung von Schmerzen sowie auch bei persistierenden chronischen Schmerzzuständen und der Allodynie beteiligt. Ein wesentlicher ionotroper Rezeptor ist der NMDA-Rezeptor (NMDA = N-Methyl-D-Aspartat), welcher für lang anhaltende Veränderungen der Schmerztransmission auf spinaler Ebene verantwortlich ist. Der NMDA-Rezeptor ist ein Ca^{++}-Kanal, welcher unter physiologischen Umständen durch ein Mg^{++}-Ion blockiert ist. Um dieses zu entfernen – und somit den Kanal zu aktivieren – bedarf es einer relevanten Vordepolarisation der Zelle. Diese Vordepolarisierung erfolgt über die Substanz P, welche am NK1-Rezeptor bindet.

Ein NMDA-Rezeptor-Antagonist ist Ketamin, welches auf spinaler Ebene analgetisch wirkt. Sein längerfristiger Einsatz in der Schmerztherapie ist jedoch durch die nur parenteral verfügbare Applikationsform limitiert. So wird es in Ausnahmefällen zur Supplementierung bei schwersten Schmerzzuständen niedrig dosiert intravenös appliziert. Appliziert man es im Off-label Gebrauch oral, besitzt es eine niedrige orale Bioverfügbarkeit von nur ca. 15 %. Ein weiteres Einsatzgebiet von Ketamin ist die Behandlung der Depression.

Andere Substanzen mit NMDA-antagonistischen Wirkung sind Dextromethorphan und Memantin mit unzureichender, analgetischer Komponente. Antagonisten der metabotropen Rezeptoren mGluR1 und mGluR5 sowie der ionotropen AMPA-Rezeptoren sind in Erprobung.

Antidepressiva Der Wirkmechanismus von Antidepressiva basiert auf deren Beeinflussung von Monoaminen wie Serotonin und Noradrenalin sowie partiell von Na^+- und NMDA-Kanälen. Durch die Hemmung der Wiederaufnahme von Serotonin und Noradrenalin wird die Wirkung deszendierender schmerzhemmender Bahnen potenziert. Hierbei sollte die analgetische und antidepressive Wirkung getrennt gesehen werden. Der analgetische Effekt tritt in der Regel früher ein (Tage bis wenige Wochen), als der stimmungs-aufhellende (Wochen). Die analgetische Dosierung ist teilweise niedriger als die antidepressive.

Trizyklische Antidepressiva (TCA) weisen als älteste Antidepressiva-Gruppe mehrere unterschiedliche Wirkansätze auf, was einerseits deren Nebenwirkungsprofil verschlechtert, andererseits deren Wirksamkeit bei neuropathischen und chronischen Schmerzzuständen erhöht. So blockiert Amitriptylin zusätzlich spannungsabhängige Na^+-Kanäle. Gerade diese Eigenschaft könnte für den besonderen analgetischen Effekt der TCA bei neuropathischen Schmerzen verantwortlich sein. Auch wenn die Trizyklika als hoch effektiv angesehen werden, zwingen Nebenwirkungen oder Komorbiditäten des Patienten häufig zum Wechsel auf neuere Antidepressiva mit günstigerem Nebenwirkungsprofil, aber auch oft geringerer Effektivität. So verlängern die Substanzen in unterschiedlicher Weise die QT-Zeit, weshalb ihr Einsatz EKG-Kontrollen erfordert. Zu beachten ist außerdem, dass die Langzeiteinnahme von Serotonin-Wiederaufnahme-Hemmern die thrombozytäre Blutgerinnung negativ beeinflussen kann, und es gerade auch in Kombination mit der Einnahme weiterer Thrombozytenaggregations-hemmender Substanzen zu relevanten Blutungskomplikationen kommen kann.

5-HT1-Agonisten (Triptane) Serotonin (5-HT) moduliert auf spinaler und peripherer Ebene die nozizeptiven Antworten.

Dabei sind je nach Rezeptor die Wirkungen pro- oder antinozizeptiv. Mit der Ausnahme des 5-HT_3-Rezeptors (Kationenkanal) sind die meisten bis dato bekannten 5-HT-Rezeptoren an transmembranöse G-Proteine gekoppelt und entfalten ihre Wirkung über Adenylylcyclaseaktivität oder Veränderungen der Permeabilität von Kationenkanälen.

Triptane sind potente Agonisten vorrangig an den 5-HT_{1B} und 5-HT_{1D}-Rezeptoren, welche die Neurotransmitterfreisetzung aus den primären nozizeptiven Afferenzen hemmen. Triptane hemmen so die periphere Freisetzung von CGRP und Substanz P und somit die neurogene Entzündung. Zudem wirken sie vorrangig zerebrovaskulär vasokonstriktorisch. Ein weiterer Mechanismus ist die präsynaptische Inhibition der Neurotransmitterfreisetzung in den zentralen Terminalen der primären Afferenzen im Nucleus caudalis des Nervus trigeminus sowie die Aktivierung von $5\text{-HT}_{1B/1D}$-Rezeptoren in den schmerzhemmenden Neuronen des periaquäduktalen Graus (deszendierende Schmerzbahn).

CGRP-Antikörper/CGRP-Rezeptor-Antikörper Calcitonin Gene-Related Peptide (CGRP) ist ein ubiquitär im Körper vorkommendes Neuropeptid und potenter Vasodilatator. Daneben findet es sich in der Darmmukosa und im respiratorischen Endothel. Bei einer Migräneattacke spielt CGRP eine elementare Rolle. Der CGRP-Spiegel steigt auch während eines Migräneanfalls an und sinkt beim Abklingen der Kopfschmerzen bzw. nach Triptangabe. CGRP vermittelt während der Migräneattacke eine Vasodilatation duraler Gefäße. Zudem wirkt es als Entzündungsmediator mit Triggerung einer neurogenen Entzündung im Bereich der Dura und vermittelt eine zentrale Sensibilisierung. Zur Migräneprophylaxe sind aktuell zwei monoklonale CGRP-Antikörper (Fremanezumab und Galcanezumab) sowie ein monoklonaler CGRP-Rezeptor-Antikörper (Erenumab) zugelassen (Stand März 2020). Aufgrund der Größe von ca. 150 kDa können sie die intakte Blut-Hirn-Schranke nicht überwinden. CGRP-Rezeptor- bzw. CGRP-Antikörper zeichnen sich durch einen schnellen Prophylaxebeginn nach 1–2 Wochen aus, während man bei klassischen Migräneprophylaktika erst nach frühestens 4 Wochen mit einer Reduktion der Attacken rechnen kann. Wenngleich die generelle Verträglichkeit in den Studien mit inzwischen hoher Fallzahl als gut zu bewerten ist, bleiben manche Fragen bei speziellen Patientengruppen oder auch in der Langzeitanwendung offen: zwar wird durch die Antikörper gegen den potenten Vasodilatator CGRP keine Vasokonstriktion vermittelt, denkbar wäre allerdings eine verminderte, kompensatorische Vasodilatation bei kritischer Ischämie. Jedoch zeigte sich bei Erenumab kein erhöhtes kardiales Risiko bei Patienten mit stabiler AP im Belastungs-EKG gegenüber Placebo. Zudem vermittelt CGRP immunologische Effekte wie eine veränderte T-Zell-Adhäsion oder Interleukin-Bildung. Langzeiteffekte einer Therapie mit CGRP-Rezeptor- bzw. CGRP-Antikörpern auf die Immunmodulation sind derzeit nicht absehbar.

Generell empfiehlt die Deutsche Gesellschaft für Neurologie aktuell auf die Anwendung bei Patienten mit symptomatischer KHK, pulmonaler Hypertension, Z.n. ischämischem Insult, Z.n. Subarachnoidalblutung, pAVK, COPD, M. Raynaud und Z.n. Transplantation sowie bei Kindern und Jugendlichen zu verzichten.

CGRP-Rezeptor-Antagonisten CGRP-Rezeptor-Antagonisten, sog. „Gepante", wirken in der Migräneattacke, indem sie die CGRP-Wirkung in der Attacke inhibieren. Aufgrund der geringen Größe können sie die Bluthirnschranke überwinden. Bislang sind keine derartigen Präparate in Deutschland zugelassen (Stand März 2020), jedoch ist seit 2019 in den USA Ubrogepant zur oralen Attackentherapie von Migräne mit und ohne Aura bei Erwachsenen zugelassen. Weitere Gepante befinden sich in der Erprobung.

5-HT3-Antagonisten $5-HT_3$-Rezeptoren sind an Ionenkanäle gebunden und befinden sich an den Terminalen von Nozizeptoren, aber auch in den oberflächlichen Schichten des Hinterhorns. Sie werden vorrangig zur Antiemese eingesetzt. Es wird die Verminderung der analgetischen Wirkung von Tramadol und vor allem auch von Paracetamol angenommen.

Capsaicin (TRPV1-Agonist) TRP-Kanäle (TRP = transient receptor potencial) sind Rezeptor- Kanalproteine, welche an der Transduktion von Hitze, Kälte, brennenden Sensationen, aber auch von Dehnungsreizen von Organen sowie der Osmolarität des Liquors beteiligt sind. TRP-Kanäle der Säugetiere bestehen aus vier transmembranösen Untereinheiten, welche zusammen einen Kanal bilden. Etwa 30 bekannte Kanäle werden in 6 Untergruppen eingeteilt. Der TRPV1-Rezeptor (transient receptor potential vanilloid-Rezeptor Typ 1) ist polymodal aktvierbar (bspw. durch H^+-Ionen, Alkohol, Hitze, Capsaicin, etc.). Er ist für brennende Sensationen, Hitzeempfindungen über 43 °C und Organdehnungsreize verantwortlich. Er spielt eine wichtige Rolle in der taktilen, chemischen und thermalen Hyperalgesie u. a. bei der diabetischen Polyneuropathie und nach Nervenverletzungen. Topische Applikation von agonistisch wirkendem Capsaicin, unter anderem in Chili-Schoten enthalten, führt u. a. zu einem massiven Ca^{++}-Influx in die Zelle und anschließender länger anhaltende Defunktionalisierung durch Untergang der nozizeptiven Endigungen. Capsaicin wirkt also zwar als Induktor-Agonist eines brennenden Reizes, seine prolongierte topische Applikation (als Pflaster über 30–60 min.) führt jedoch aufgrund der beschriebenen Defunktionalisierung letztlich zu einer Schmerzreduktion.

Literatur

1. Agarwal N, Pacher P, Tegeder I, Amaya F, Constantin CE, Brenner GS, Rubino T, Michalski CW, Marsicano G, Monory K et al (2007) Cannabinoids mediate analgesia largely via peripheral type 1 cannabinoid receptors in nociceptors. Nat Neurosci. 10:870–879
2. Ahluwalia J, Urban L, Capogna M, Bevan S, Nagy I (2000) Cannabinoid 1 receptors are expressed in nociceptive primary sensory neurons. Neuroscience 100:685–688
3. Akopian AN, Sivilotti L, Wood JN (1996) A tetrodotoxia-resistant voltage-gated sodium channel expressed by sensory neurons. Nature 379:257–262
4. Anand U, Otto WR, Sanchez- Herrera D, Facer P, Yiangou Y, Korcher Y, Birch R, Benham C, Bountra C, Chessell IP,

Annand P (2008) Cannabinoid receptor CB2nlocalisation and agonst-mediated inhibition of capsaicin responses in human sensory neurons. Pain 138:667–680

5. Arcioni R et al (2002) Ondansetron inhibits the analgesic effects of tramadol: a possible 5-HT(3) spinal receptor involvement in acute pain in humans. Anesth Analg. 94:1553–1557

6. Barnes NM, Sharp T (1999) A review of central 5-HT receptors and their functon. Neuropharmacology 38:1083–1152

7. Bartsch T, Kmight YE, Goadsby PJ (2004) Activation of 5-HT1B/1D receptor in the periaqueductal gray inhibits nociception. Ann Neurol. 56:371–381

8. Beaulien P, Lussier D, Porreca F, Dickenson AH (Hrsg) (2010) Pharmacology of Pain. IASP Press, Seattle

9. Benhien P, Ware M (2007) Reassessment of the role of cannabinoids in the management of pain and other symptoms. Curr Opin Anaesthesiol. 20:473–477

10. Berczi I, Chalmers IM, Nagy E, Warrington RJ (1996) The immune effects of neuropeptides. Baillieres Clin Rheumatol. 10(2):227–257

11. Besse D, Lombard MC, Zajac JM et al (1990) Presynaptic and postsynaptic distribution of mu-opioid, delta-opioid, and kappa-opioid receptors in the superficial layers of the cervical dorsal horn of the rat spinal cord. Brain Res. 521:15

12. Beyreuther BK, Freitag J, Heers C, Krebsfanger N, Scharfenecker U, Stohr T (2007) Lacosamide: a review of preclinical properties. CNS Drug Rev. 13:21–42

13. Binder A, Baron R (2016) Pharmakotherapie chronischer neuropathischer Schmerzen Dtsch Arztebl Int. 113:616–626

14. Bovill JG. Update on opioid analgesic pharmacology. Anesth Anal. 2001; 92 [3 Suppl]: 1.

15. Broad LM, Mogg AJ, Beattie RE, Ogden AM, Blanco MJ, Bleakman D (2009) TRP channels as energing fargets for pain therapeutics. Expert Opin Ther Targets. 13:69–81

16. Brune K, Patrignani P (2015) New insights into the use of currently available non-steroidal anti-inflammatory drugs. J Pain Res. 8:105–118

17. Brune K, Renner B, Tiegs G (2015) Acetaminophen/ paracetamol: A history of errors, failures and false decisions. Eur J Pain. 19:953–965
18. Butterworth J, Ririe DG, Thompson RB et al (1998) Differential ouset of median nerve block: randomized, double-blind comparison of mepivacain and bupivacain in healthy volunteers. Br J Anaesth. 81:515–521
19. Buzzi MG, Carter WB, Shimizu T, Heath H, Moskowitz MA (1991) Dihydroergotamine and sumatriptan attennate levels of CGRP in plasma in rat superior sagittal sinus during electrical stimulation of the trigeminal ganglion. Neuropharmacology 30:1193–1208
20. Caterina MJ, Schuhmacher MA, Tominaga M, Rosen TA, Levine JD, Juius D (1997) The capsaicin receptor: a heat- activated ion channel in the pain pathway. Nature 389:816–824
21. Caterina MJ (2007) Transicnt receptor potential ion channels as participants in thermosensation and thermo-regulation. Am J Physiol Regul Integr Comp Physiol. 292:R64-76
22. Chandrasekharon NV, Dai H, Roos KL, Evanson NK, Tomsik J, Elton TS, Simmons DL (2002) COX-3, a cyclooxygenase-1 variant inhibited by acetaminophen and other analgesic/antipyretic drugs: cloning structure, and expression. Proc Natl Acad Sci. 99:13926–13931
23. Chen HS, Lipton SA (2006) The chemical biology of clinically tolerated NMDA receptor antagonists. J Neurochem. 97:1611–1626
24. Clapham DE (2003) TRP channels as cellular sensors. Nature 426:517–524
25. Cremer-Schaeffer P, Knöss W, Broich K (2019) Cannabis als Medizin. Schmerz. 33:378–383
26. Cruz LS, Gray WR, Olivera BM, Zeikus RD, Kerr L, Yoshikami D, Moczydlowski E (1985) Conns geographus toxins that discriminate between neuronal and muscle sodium channels. J Biol Chem. 260:9280–9288
27. Dathe K, Fietz AK, Pritchard LW, Padberg S, Hultzsch S, Meixner K, Meister R, Schaefer C (2018) No evidence of

adverse pregnancy outcome after exposure to ibuprofen in the first trimester – Evaluation of the national Embryotox cohort. Reprod Toxicol. 79:32–38

28. Depre C, Antalik L, Starling A, Koren M, Eisele O, Lenz RA, Mikol DD (2018) A Randomized, Double-Blind, Placebo-Controlled Study to Evaluate the Effect of Erenumab on Exercise Time During a Treadmill Test in Patients With Stable Angina. Headache. 58:715–723

29. Desroches J, Beaulien P (2010) Opioid and endo-cannabinoid interactions: roles in pain management. Curr Drug Targets 11:462–473

30. Devane WA, Dysarz FA, Johnson MR, Melvin LS, Howlett AC (1988) Determination an characterization of a cannabinoid receptor in rat brain. Mol Pharmacol. 34:605–613

31. Dick IE, Brochn RM, Purohit Y, Kaczorowski GJ, Martin WJ, Priest BT (2007) Sodium channels blockade may coutribute to the analgesic efficacy of antidepressants. J Pain. 8:315–324

32. Diener H.-C., May A. et al., Prophylaxe der Migräne mit monoklonalen Antikörpern gegen CGRP oder den CGRP-Rezeptor, Ergänzung der S1-Leitlinie Therapie der Migräneattacke und Prophylaxe der Migräne, 2019, in: Deutsche Gesellschaft für Neurologie (Hrsg.), Leitlinien für Diagnostik und Therapie in der Neurologie. Online: www.dgn.org/leitlinien (abgerufen am 22.03.2020).

33. Diener HC (2014) CGRP as a new target in prevention and treatment of migraine. Lancet Neurol. 13(11):1065–1067

34. Di Forti M. Quattrone D, Freeman TP, Tripoli G, Gayer-Anderson C, Quigley H, Rodriguez V[4] Jongsma HE[6] Ferraro L, La Cascia C, La Barbera D, Tarricone I, Berardi D, Szöke A, Arango C, Tortelli A, Velthorst E, Bernardo M, Del-Ben CM, Menezes PR, Selten JP, Jones PB, Kirkbride JB, Rutten BP, de Haan L, Sham PC, van Os J, Lewis CM, Lynskey M, Morgan C, Murray RMEU-GEI WP2 Group.The contribution of cannabis use to variation in the incidence of psychotic disorder across Europe (EU-GEI): a multicentre case-control study. Lancet Psychiatry. 2019; 6:427–436

35. Dodick DW, Lipton RB, Ailani J, Lu K, Finnegan M, Trugman JM, Szegedi A (2019) Ubrogepant for the Treatment of Migraine. N Engl J Med. 381(23):2230–2241

36. Dogrul A, Ossipov MH, Lai J, Malan TP, Porecca F (2000) Peripheral and spinal antihyperalgesic activity of SIB-1757, a metabotropic glutamate receptor (mGluR5) antagonist, in experimental neuropathic pain in rats. Neurosci Lett. 292:115–118

37. Eisenberg E, River Y, Shifrin A, Krivoy N (2007) Antiepileptic drugs in the treatment of neuropathic pain. Drugs. 67:1265–1289

38. Facer P, Casula MA, Smith GD, Benham CD, Chessell IP, Bountra C, Sinisi M, Birch R, Anand P (2007) Differential expression of the capsaicin receptor TRPV1 and related novel receptors TRPV3, TRPV4 und TRPM8 in normal human tissues and changes in traumatic and diabetic neuropathy. BMC Neurol. 7:11

39. Färber L, Stratz TH, Brückle W, Späth M, Pougratz D Lautenschläger J, Kötter I, Zöller B, Peter HH, Neeck G, et al. German fibromyalgia Study Group. Short-term treatment of primary fibromyalgia with the 5-HT3receptor antagonist tropisetron. Results of a randomizes, double-blind, placebo-controlled multicenter trial in 418 patients. Int J Clin Pharmacol Res. 2001; 21:1–13

40. Freye E (2016) Opioide in der Medizin, 9. Aufl. Pabst Science Publishers, Lengerich

41. Gierse JK, Walker MC, Seibert K, Isakson PC (1999) Kinetics basis for selective inhibition of cyclooxygenases. Biochem J. 339:607–614

42. Giovannitti JA, Thoms SM, Crawford JJ (2015) Alpha-2 adrenergic receptor agonists: A review of current clinical Applications. Anesth Prog. 62:31–38

43. Godfrey L, Bailey I, Toms NJ, Clarke GD, Kitchen I, Hourani SM (2007) Paracetamol inhibits nitric oxide Synthesis in murine spinal cord slices. Eur J Pharmacol. 562:68–71

44. Gordon SM, Dubner R, Dionne RA (1999) Antihyperalgesic effect of the N- methyl-D-aspartate receptor antagonist

dextromethorphan in the oral surgery model. J Clin Pharmacol. 39:139–146

45. Grotenhermen F (2003) Pharmacokinetics and Pharmacodynamics of Cannabinoids. Clin Pharmacokinet. 42:327–360

46. Häuser W, Petzke F, Fitzcharles MA (2018) Efficacy, tolerability and safety of cannabis-based medicines for chronic pain management – An overview of systematic reviews. Eur J Pain. 22:455–470

47. Hardman JG, Limbird LE, Gilman AG (edt.). Goodman and Gilman`s pharmacological basis of therapeutics. 10th ed., McGarw-Hill; 2001

48. Heidbreder M, van Treeck B (2019) Cannabispräparate für die Therapie chronischer Schmerzen. Schmerz. 33:437–442

49. Hendrick J, Van Mink AT, Heblich F, Nieto-Rostro M, Watschinger K, Striessnig J, Wratten J, Davies A, Dolphin AC (2008) Pharmakological disruption of calcium channel trafficking by the alpha-2 delta ligand gabapentin. Proc Natl Acad Sci. 105:3628–3633

50. Hinz B, Brune K (2012) Paracetamol and cyclooxygenase inhibition: is there a cause for concern? Ann Rheum Dis. 7:20–25

51. Hoch E, Friemel ChM, Schneider M. Cannabis: Potenzial und Risiko. Springer Verlag GmbH Deutschland, 1. Auflage 2019

52. Holzmann B (2013) Modulation of immune responses by the neuropeptide CGRP. Amino Acids 45(1):1–7

53. Hoskins RD, Zajicek JP (2008) Therapeutic potenzial of cannabinoid in pain medicine. Br J Anaesth. 101:58–68

54. Houg S, Wiley JW (2005) Early painful diabetic neuropathy is associated with differential changes in the expression and function of vanillinoid receptor 1. J Biol Chem. 280:618–627

55. Howlett AC, Breivogel CS, Childers SR, Deadwyler SA, Hampson RE, Porrino LS (2004) Cannabinoid physiology and pharmacology: 30 years of progress. Neuropharmacology 47:345–358

56. Jaksch W, Likar R, Aigner M (2019) Ketamin: Einsatz bei chronischen Schmerzen und Depression. Wien Med Wochenschr. 169:367–376

57. Jennings A, Ryan RM, Christie MS (2004) Effects of sumatriptan on rat medullary dorsal horn neurons. Pain 111:30–37

58. Jeong CY, Choi JI, Yoon MH (2004) Roles of serotonin receptor subtypes for the antinociception of 5-HT in the spinal cord of rats. Eur J Pharmacol 502:205–211

59. Kaube H, Hoskin KL, Goadsby PJ (1993) Inhibition by sumatriptan of central trigeminal neurones only after blood-brain barrier disruption. Br J Pharmacol. 109:789–792

60. Kim C, Jun K, Lee T, Kim SS, McEnery MW, Chin H, Kim HL, Park JM, Kim DK, Jung SJ, Kim J, Shin HS (2001) Altered nociceptive responses in mice deficient in the alpha 1δ subunit of the voltage dependent calcium channel. Mol Cell Neurosci. 18:235–245

61. Koppert W (2004) Opioid-induzierte Hyperalgesie. Pathophysiologie und Klinik. Anaesthesist. 53:455–466

62. Kurdi MS, Theerth KA, Deva RS (2014) Ketamine: current applications in anesthesia, pain, and critical care. Anesth Essays Res. 8:283–290

63. Labos Ch, Dasgupta K, Nedjar H, Turecki MDG, Rahme E (2011) Risk of bleeding associated with combined use of selective serotonin reuptake inhibitors and antiplatelet therapy following acute myocardial infarction. CMAJ 183:1835–1843

64. Laskowski K, Stirling A, McKay WP et al (2011) A systematic review of intravenous ketamine for postoperative analgesia. Can J Anaesth. 58:911–923

65. Law PY, Erickson LJ, El Kouchen R, Dicker L, Solberg J, Wang W, Miller E, Burd AL, Loh HM (2000) Receptor density and recycling affect the rate of agonist-induced desensitization of μ-opioid receptor. Mol Pharmacol. 58:388–398

66. Lee DH, Liu X, Kim HT, Chung K, Chung JM (1999) Receptor subtype mediating the adrenergic sensitivity of pain behavior and ectopic discharges in neuropathic lewis rats. J Neurophysiol. 81:2226–2233

67. Levy D, Jakubowski M, Burustein R (2004) Disruption of communication between peripheral und central

trigeminovascular neurons mediates the antimigraine action of 5-HT1B/1D receptor agonists. Proc Natl Acad Sci. 101:4271–4279

68. Lichtman AM, Martin BR (1991) Spinal and supraspinal components of cannabinoid-induced antinociception. J Pharmacol Exp Ther. 258:517–523

69. Lois F, De Rock M (2008) Something new about ketamine for pediatric anaestesia? Curr Opin Anaesthesiol. 21:340–344

70. Luo ZD, Calcutt NA, Higuera ES, Valder CR, Song YH, Svensson CI, Myers RR (2002) Injury type- Specific calcium channel alpha-2 delta-1 subunit up-regulation in rat neuropathic pain models correlates with antiallodynic effects of gabapentin. J Pharmacol Exp Ther. 303:1199–1205

71. Lynch ME, Craig KD, Peng PWH (2011) Clinical Pain Management. A practical guide. Wiley- Blackwell Publishing. Chichester, West Sussex

72. Machelska H, Stein C (2002) Immune mechanisms in pain control. Anesth Analg. 95:1002–1008

73. Mallet C, Daulhac L, Bonnefont J, Ledent C, Etienne M, Chapuy E, Libert F, Eschalier A (2008) Endocannabinoid and serotonergic systems are needed for acetaminophen-induced analgesia. Pain 139:190–200

74. Mangel AW, Northcutt AR (1999) Review article: the safety and efficacy of alosetron, a 5-HT3 receptor antagonist, in female irritable bowel syndrome patients. Aliment Pharmacol Ther. 13:77–82

75. McCleane GJ, Suzuki R, Dickenson AM (2003) Does a single intravenous injection of the 5-HT3 receptor antagonist ondasetron have an analgesic effect in neuropathic pain? A double-blinded, placebo-controlled cross-over study. Anesth Analg. 97:1474–1478

76. McCrae JC, Morrison EE, MacIntyre IM, Dear JW, Webb DJ (2018) Long-term adverse effects of paracetamol – a review. Br J Clin Pharmacol. 84:2218–2230

77. Ziconotide MJG (2007) a review of its pharmacology and use in the treatment of pain. Neuropsychiatr Dis Treat. 3:69–85

78. Meier T, Wasner G, Faust M, Kuntzer T, Ochsner F, Hueppe M, et al (2003) Efficacy of lidocaine patch 5% in the treatment of focal peripheral neuropathic pain syndromes: a randomized, doubleblind, placebo-controlled study. Pain. 106:151–158

79. Millan MJ (2002) Descending control of pain. Prog Neurobiol. 66:355–474

80. Mitra R, Jones S (2012) Adjuvant analgesics in cancer pain: a review. Am J Hosp Palliat Care. 29:70–79

81. Muthalif MM, Hefner Y, Canaan S, Harper J, Zhou H, Parmentier JH, Aebersold R, Gelb MH, Malik KU (2001) Functional interaction of calcium/calmodulin – dependent protein kinase 2 and cytosolic phospholipase A2. J Biol Chem. 276:39653–39660

82. Nasreddine W, Beydon A (2007) Oxcarbazepine in neuropathic pain. Expert Opin Invest Drugs. 16:1615–1625

83. Nazarian A, Gu G, Gracias NG, Wilkinson K, Hua X-Y, Vasko MR, Yaksh TL (2008) Spinal NMDA receptors and nociception-evoked release of primary afferent substance P. Neurosci. 152:119–127

84. Neugebauer V (2007) Glutamate receptor ligands. Handb Exp Pharmacol. 177:217–249

85. Niesters M, Martini C, Dahan A (2014) Ketamine for chronic pain: risks and benefits. Br J Clin Pharmacol. 77:357–367

86. Padberg S, Tissen-Diabaté T, Dathe K, Hultzsch S, Meixner K, Linsenmeier V, Meister R, Schaefer C (2018) Safety of diclofenac use during early pregnancy: A prospective observational cohort study. Reprod Toxicol. 77:122–129

87. Patapoutian A, Tate S, Woolf CJ (2009) Transient receptor potential channels: targeting pain at the source. Nat Rev Drug Discover. 8:55–68

88. Pertwee RG (Hrsg.) (1995) Cannabinoid receptors. Academie Press, London

89. Sang CN, Booher S, Gilron I, Parada S, Max MB (2002) Dextromethorphan and Memantine in painful diabetic neuropathy and postherpetic neuralgia: efficacy and dose response trials: Anaesthesiology. 96:1053–1061

90. Petzke F (2015) Long-term administration of opioids for non-tumor pain – LONTS guideline provides an orientation. Anasthesiol Intensivmed Notfallmed Schmerzther. 50:606–612

91. Rauck RL, Wallace MS, Leong MS, Minehart M, Webster LR, Charapata SG, Abraham JE, Buffington DE, Ellis D, Kartzinel R; Ziconotide 301 Study Group. A randomized, double-blind, placebo-controlled study of intrathecal ziconotide in adults with severe chronic pain. J Pain Symptom Manage. 2006; 31:393–406

92. Russell FA, King R, Smillie S-J, Kodji X (2014) Calcitonin generelated peptide: physiology and pathophysiology. Brain Physiol Rev. 94:1099–1142

93. Sandkühler J (2001) Schmerzgedächtnis. Dt Ärztebl. 98:2725–2730

94. Sato J, Perl ER (1991) Adrenergic excitation of cutaneous pain receptors induced by peripheral nerve injury. Science 251:1608–1610

95. Sheets Pl, Heers C, Stoehr T, Cummins TR (2008) Differential block of sensory neuronal voltage-gated sodium channels by lacosamide, lidocaine, and carbamazepine. J Pharmacol Exp Ther. 326:89–99

96. Shinder V, Govrin-Lippman R, Cohen S, Belenky M, Ilin P, Fried K, Wilkinson HA, Devor M (1999) Structural basis of sympathetic- sensory coupling in rat and human dorsal root ganglia following peripheral nerve injury. J Neurocytol. 28:743–761

97. Sinatra RS, Jahr JS, Watkins-Pichford M (Hrsg) (2011) The Essence of Analgesia and Analgesics. Cambridge University Press, New York

98. Smith HS, Pappagaallo M (2012) Essential Pain Pharmacology. The prescriber`s guide. Cambridge University Press, New York

99. Stamer UM, Gundert-Remy U, Biermann E (2017) ·Erlenwein J, Meißner W, Wirz S, ·Stammschulte T, Metamizol Überlegungen zum Monitoring zur frühzeitigen Diagnose einer Agranulozytose. Schmerz. 31:5–13

100. Standl T, Schulte am Esch J, Treede RD, Schäfer M, Bardenheuer HJ (2010) Schmerztherapie. Akutschmerz-Chronischer Schmerz- Palliativmedizin. 2. Aufl., Georg Thieme, Stuttgart

101. Steffen P, Krinn E, Möller A, Seeling W, Rockemann M (2002) Metamizol and Diclofenac profoundly reduce opioid consumption after minor trauma surgery. Acute Pain. 4:71–75

102. Steffen P, Seeling W, Kunz R, Schuhmacher I, Georgieff M (1997) Postoperative Analgesie nach endoskopischen abdominellen Operationen. Eine randomisierte Doppelblindstudie zur perioperativen Wirksamkeit von Metamizol. Chirurg. 68:806–810

103. Strohmeier M, Zieglgänsberger W (2007) Methocarbamol. Orthopädie und Rheuma 2:62–65

104. Tanabe T, Tohnai N (2002) Cyclooxygenase isozymes and their gene structures and expression. Prostaglandins Other Lipid Mediat. 68:95–114

105. Tannenbaum H, Bombardier C, Davis P, Russell AS (2006) The Third Canadian Consensus Conference Group. An evidence-based approach to prescribing nonsteroidal antiinflammatory drugs. Rheumatol. 33:140–157

106. Tricco AC, Soobiah C, Blondal E, Veroniki AA, Khan PA, Vafaei A, Ivory J, Strifler L, Ashoor H, MacDonald H, Reynen E, Robson R, Ho J, Ng C, Antony J, Mrklas K, Hutton B, Hemmelgarn BR, Moher D, Straus SE (2015) Comparative efficacy of serotonin (5-HT$_3$) receptor antagonists in patients undergoing surgery: a systematic review and network meta-analysis. BMC Med. 13:136

107. Ware M, Beaulien P (2005) Cannabinoids for the treatment of pain: an update on recent clinical trials. Pain Res Manage. 10:27A – 30

108. Wenzel-Seifert K, Wittmann M, Haen E (2011) QTc prolongation by psychotropic drugs and the risk of torsade de pointes. Dtsch Arztebl Int. 108:687–693

109. Wollemann M, Benyhe S (2004) Non-opioid actions of opioid peptides. Life Sci. 75:257–270

110. Zhu CZ, Wilson SG, Mikusa JP, Wismer CT, Gauvin DM, Lynch JJ, Wade CL, Decker MW, Honore P (2004) Assessing the role of metabotropic glutamate receptor 5 in multiple nociceptive modalities. Eur J Pharmacol. 506:107–118

Grundlagen der Pharmakotherapie

Analgetika werden alltäglich zur Schmerztherapie angewendet. Dabei reicht das Spektrum von temporärer Einnahme zur Symptomkontrolle eines akut schmerzhaften Ereignisses bis zu langjährigem Gebrauch von Mono- oder Kombinationspräparaten, welche von Patienten als freiverkäufliche oder rezeptierte Arzneimittel erworben werden. In Deutschland wurden im Jahre 1993 60 Mio. Schmerzmittelpackungen rezeptiert und weitere 200 Mio. Packungen ohne Rezept in den Apotheken gekauft. 1999 wurde eine rückläufige Tendenz mit 178 Mio. gekaufter Schmerzmittelpackungen verzeichnet, allerdings mit einem alarmierenden ca. 70 %igen Anteil von rezeptfreien Käufen.

Auch die Anzahl der ausgestellten BtM-Rezepte hat sich zwischen 2000 und 2010 mehr als verdoppelt. Laut Arzneiverordnungsreport 2018 ist es zwischen 2010 und 2017 zu einem weiteren Anstieg um über 9 % gekommen.

Vor allem beim chronischen Schmerz führt der protrahierte und häufig therapieresistente Verlauf zur langjährigen Verschreibung und Einnahme von Analgetika. Die Einnahme von Analgetika sollte dabei nicht unkontrolliert erfolgen. Die Indikation, Darreichungsform und das individuelle Risikoprofil des Patienten sollten bei jeder Verordnung erneut kritisch geprüft werden. Wenngleich zahlreiche Leitlinien zur Behandlung akuter und chronischer Schmerzzustände existieren, ist zu befürchten, dass diese in der täglichen Praxis teilweise unzureichend

© Springer-Verlag GmbH Deutschland,
ein Teil von Springer Nature 2020
J. Artner et al., *Medikamente in der Schmerztherapie*,
https://doi.org/10.1007/978-3-662-61692-5_3

umgesetzt werden. Die folgende Übersicht soll helfen, die wichtigsten Prinzipien der rationalen Schmerzpharmakotherapie zu beachten:

GRUNDSÄTZE DER ANALGETISCHEN PHARMAKO-THERAPIE

- Die Auswahl des Analgetikums richtet sich nach der Schmerzqualität, der zirkadianen Schmerzrhythmik und der Intensität des Schmerzes unter Berücksichtigung des Nebenwirkungsprofils und den Begleiterkrankungen des Patienten. Die Auswahl und Dosierung von Präparaten muss grundsätzlich immer individuell abgestimmt werden.
- Die Indikation für Analgetika orientiert sich sowohl an der Schmerzstärke als auch dem zugrunde liegendem Mechanismus (z. B. Koanalgetika bei neuropathischem Schmerz).
- Zum Erreichen einer adäquaten Analgesie wurde über lange Zeit das Stufenschema der Weltgesundheitsorganisation (WHO) als Grundprinzip verwendet. In den letzten Jahren wurde zudem das Prinzip der mechanismenorientierten Analgesie etabliert. In der Praxis erscheint es sinnvoll, beide Strategien zu kombinieren.
- Schmerzrelevante Komorbiditäten müssen erfasst, berücksichtigt und ggf. mitbehandelt werden (Schlafstörung, Depression, Agitiertheit …).
- Fragen Sie in der Medikamentenanamnese nach der Einnahme von frei verkäuflichen Schmerzmedikamenten. Diese werden häufig nicht aktiv angegeben, können aber in Kombination mit den rezeptierten Substanzen zu Überdosierungen bzw. Nebenwirkungen führen.
- Fragen Sie bei der Verordnung von Opioiden nach der zusätzlichen Einnahme von Benzodiazepinen oder „Z-Substanzen". Die gleichzeitige Einnahme sollte möglichst vermieden werden.
- Über eine etwaige (in aller Regel vorübergehende) Beeinträchtigung der Fahrtauglichkeit unter Medikamenten ist aufzuklären. Die Aufklärung sollte dokumentiert werden. Diese gilt neben Opioiden auch für andere zentralwirksame

Substanzen. Idealerweise erfolgt dies z. B. bei den Opioiden in Form eines Opioidvertrages.

- Bei Frauen in gebährfähigem Alter sind potenzielle teratogene Effekte von Medikamente zu beachten, ggf. muss auf andere Substanzen ausgewichen werden. Vor Beginn einer Therapie ist die erfolgte Aufklärung u. a. hinsichtlich notwendiger Kontrazeption zu dokumentieren. Vor Therapiebeginn sollte im Zweifelsfall ein Schwangerschaftstest veranlasst bzw. empfohlen werden.
- Weder bei den Nichtopioidanalgetika noch bei den Opioiden oder Koanalgetika existiert ein einzelnes ideales Präparat, welches pauschal bei allen Patienten gleich gut wirkt.
- Bei Kombinationen von Nichtopioidanalgetika, Opioiden und Koanalgetika nutzt man den synergistischen analgetischen Effekt.
- Die Kombination mehrerer Präparate unter Berücksichtigung der Schmerzpathogenese ist nicht nur effektiver, sondern hilft auch, Opioide einzusparen und deren etwaige Nebenwirkungen zu reduzieren.
- Die nicht-invasiven Applikationsarten sind zu bevorzugen.
- Bei chronischen Schmerzen sollten Analgetika nach einem festen Zeitschema eingenommen werden. Zur Kontrolle und ggf. Feinjustierung der Analgesie kann vorübergehend das Führen eines Schmerztagebuchs durch den Patienten hilfreich sein.
- Der Therapieerfolg (Schmerzreduktion, Verbesserung der Lebensqualität, Nebenwirkungen) muss anfangs engmaschig evaluiert und dokumentiert werden.
- Eine Monotherapie mit Nichtopioidanalgetika ist meist nur bei leichten und mittelstarken Schmerzen gerechtfertigt.
- Der analgetische Effekt von Nichtopioidanalgetika lässt sich durch Dosiserhöhung über die empfohlene Tagesdosis im Gegensatz zu Opioiden nicht steigern. Es kommt lediglich zu einer Erhöhung des Risikos von ernsten Nebenwirkungen.
- Kombinationen von zwei nichtsteroidalen Antiphlogistika sind nicht sinnvoll, da der analgetische Effekt wenig verbessert, das Nebenwirkungsrisiko jedoch stark gesteigert wird.
- Eine Kombination von nichtsteroidalen Antiphlogistika und Metamizol oder Paracetamol ist temporär jedoch möglich.

Für die Kombination von Metamizol mit Paracetamol besteht keine Rationale.

- Bei opioidsensitivem chronischem Schmerz werden orale und transdermale lang wirksame Formen präferiert.

- Morphin wird häufig als das Referenz-Opioid erster Wahl beschrieben – es gibt jedoch modernere, galenisch und pharmakokinetisch günstigere Präparate ohne aktive Metabolite, deren Einsatz unproblematischer ist.

- Die transdermale Applikation von Opioiden ist vor allem bei Störungen der enteralen Resorption ratsam. Zudem hat sich transdermales Buprenorphin hinsichtlich geringer Toleranzentwicklung bewährt, was insbesondere bei nicht-tumorbedingten Schmerzen empfehlenswert ist.

- Vor und während der Anwendung von Opioiden muss die Indikation regelmäßig kritisch geprüft werden. Sollten sich während der Behandlung Hinweise auf Übergebrauch, fehlende Funktionsverbesserung oder mangelnde Kongruenz zwischen Beschwerden und Opioidgebrauch ergeben, sollte der Patient ggf. einer/m Schmerztherapeutin/en (oder situationsabhängig ggf. sogar einer/m Suchtmediziner/in) überwiesen werden.

- Bezüglich der Anwendung von Opioiden bei chronischen Schmerzen nicht-maligner Ursache wird ausdrücklich auf die *Leitlinie zur Langzeitanwendung von Opioiden bei chronischen nicht-tumorbedingten Schmerzen (LONTS)* verwiesen!

- Opioide sollten bei nicht-tumorbedingten Schmerzen sowie bei Schwangerschaft, Stillzeit, aktuellem Kinderwunsch, psychischer Instabilität, schwerem Schlafapnoesyndrom, Substanzabhängigkeit (anamnestisch und aktuell), schädlichem Substanzgebrauch, kognitiver Beeinträchtigung, mangelnder Compliance oder besonderen psychosozialen Faktoren (Zielkonflikte wie bspw. Rentenbegehren etc.) vermieden werden.

- Opioide sollten bei rein attackenartig auftretenden Schmerzen, primären Kopfschmerzarten, suchtanfälligen Persönlichkeiten sowie funktionellen Störungen, Fibromyalgiesyndrom, chronischer Pankreatitis, chronisch entzündlichen Darmerkrankungen und Schmerzen als Leitsymptom einer psychischen Erkrankung nicht verabreicht werden.

- Beim chronischem, nicht-tumorbedingten Schmerz sollten nur Opioide mit retardierter Galenik mit festen Einnahmezeitpunkten ohne zusätzliche Bedarfsmedikation zum Einsatz kommen.
- Ist der Schmerz tumorbedingt, sollte zusätzlich die Verordnung einer Bedarfsmedikation zur Behandlung von Schmerzspitzen („Durchbruchschmerzen") erfolgen.
- Bekannte Nebenwirkungen von Opioiden sind von Anfang an mit zu behandeln (vorrangig Übelkeit, Obstipation). Der Erfolg der Begleittherapie ist ebenso zu evaluieren wie der Effekt der Schmerzmedikation selbst.
- Bei einer Schmerzzunahme während der Langzeitanwendung von Analgetika muss geprüft werden, ob eine Krankheitsverschlechterung, eine Toleranzentwicklung, eine mögliche opioid-bedingte Hyperalgesie oder ein Analgetikafehlgebrauch vorliegen.
- Bei einer Toleranzentwicklung auf Opioide kann bei deren Langzeitanwendung ein Opioidwechsel (Opioidrotation) erwogen werden. Nach Umrechnung wird im Allgemeinen eine Reduktion der bisherigen Opioiddosis um 30 (-50) % empfohlen.
- Bei „Non-Respondern" auf Opioide sollten diese stufenweise reduziert und abgesetzt werden. Begleitend kann ein multimodales, interdisziplinäres Setting (tagesklinisch oder vollstationär) sinnvoll sein.
- Sollte man sich zu einer Ausdosierung einer höher dosierten Opioiddauertherapie entschließen, sollte im ambulanten Bereich die Dosis wöchentlich um ca. 10 % der Tagesdosis reduziert werden. Im stationären Setting sind auch tägliche Reduktionsschritte um ca. 10 % möglich. Zur Behandlung von etwaigen Entzugssymptomen haben sich Clonidin oder auch Doxepin bewährt.
- Bei unklaren Schmerzzuständen, ungewöhnlich hohen Analgetikadosierungen, multipel gescheiterten Behandlungsversuchen und schwierigen Behandlungsumständen ist eine Vorstellung des Patienten in einer interdisziplinären Schmerzkonferenz zu empfehlen.

Neben der Pharmakotherapie sollten folgende Aspekte dringend beachtet werden:

- Chronische Schmerztherapie ist interdisziplinär!
- Neben der medikamentösen Therapie sind Psychotherapie, Entspannungsverfahren, Ausdauersport auf niedrigem bis mittlerem Niveau, Physiotherapie, etc. weitere elementare Säulen der chronischen Schmerztherapie. Sie können oftmals effektiver als Medikamente sein. Besonders bei chronischen Schmerzzuständen dürfen sie nicht vernachlässigt werden!
- Analgetika sollten immer in der niedrigsten möglichen Dosis über die kürzest mögliche Zeit gegeben bzw. genommen werden.

Literatur

1. Egle UT, Hoffmann SO, Lehmann KA, Nix WA (Hrsg) (2003) Handbuch Chronischer Schmerz: Grundlagen, Pathogenese. Klinik und Therapie aus bio-psycho-sozialer Sicht. Schattauer, Stuttgart
2. Buth S, Holzbach R, Martens MS, Neumann-Runde E, Meiners O, Verthein U (2019) Problematic medication with benzodiazepines, "Z-drugs", and opioid analgesics—an analysis of national health insurance prescription data from 2006–2016. Dtsch Arztebl Int. 116:607–614
3. Häuser W, Bernardy K, Maier C (2015) Langzeittherapie mit Opioiden bei chronischem nicht-tumorbedingtem Schmerz: Systematische Übersicht und Metaanalyse der Wirksamkeit, Verträglichkeit und Sicherheit in offenen Anschlussstudien über mindestens 26 Wochen. Schmerz. 29:96–108
4. Lange H, Kranke P, Steffen P, Steinfeldt T, Wulf H, Eberhart LHJ (2007) Analgetikakombinationen zur postoperativen Schmerztherapie. Anaesthesist. 56:1001–1016
5. Langzeitanwendung von Opioiden bei chronischen nicht-tumorbedingten Schmerzen (LONTS) (2019) 2. Aktualisierung, AWMF-Leitlinien-Register Nr. 145/003 Entwicklungsstufe 3
6. Rittner HL (2016) Opioide bei nichttumorbedingten Schmerzen. Arzneiverordnung in der Praxis. 1:15–20
7. Schubert I, Ihle P, Sabatowski R (2013) Zunahme der Opioidverordnungen in Deutschland zwischen 2000 und 2010 Dtsch Arztebl Int. 110: 45–51

8. Schwabe U, Paffrath D, Ludwig WD, Klauber J (Hrsg.)
   (2018) Arzneiverordnungsreport. Springer, Berlin
9. Theiler R, Wyrsch B (2012) Rationale Schmerztherapie –
   oder doch nicht? Schweiz Med Forum. 13:645–651

Zuordnung der Medikamente zu Substanzklassen

In der Schmerztherapie angewandte Medikamente werden oftmals in Analgetika, Koanalgetika und Adjuvantien eingeteilt. In diesem Zusammenhang werden Substanzen als Koanalgetika bezeichnet, wenn deren primäre Indikation (und oftmals auch Zulassung) nicht der Schmerztherapie gilt. Sie haben aber dennoch dezidierte Wirkmechanismen, die eine analgetische Wirkung vermitteln. Adjuvantien sind dagegen Präparate, die (potenzielle) Nebenwirkungen wie bspw. Übelkeit und Erbrechen bei Opioiden lindern oder verhindern sollen und so teilweise erst eine entsprechende Therapie möglich machen. Die Praxis zeigt aber, dass die Zuteilung von Medikamenten in eine der drei Gruppen oftmals schwierig ist und in Abhängigkeit vom Betrachter bzw. Anwender unterschiedlich ausfallen kann. Beispielhaft seien die *Cannabinoide* genannt, die analgetisch wirken können *(= Kategorie: Analgetika)*, aber auch muskelrelaxierend *(= Kategorie: Koanalgetika)* und zudem antiemetisch *(= Kategorie: Adjuvantien)*.

In der folgenden Zuordnung orientierten sich die Autoren nach der von ihnen angesehenen Hauptwirkung einer Substanz. Natürlich muss nicht jede Leserin und jeder Leser diese Einschätzung teilen. Zudem wurde aus Gründen der Übersichtlichkeit eine Gruppe *„Sonstige"* eingeführt.

© Springer-Verlag GmbH Deutschland,
ein Teil von Springer Nature 2020
J. Artner et al., *Medikamente in der Schmerztherapie*,
https://doi.org/10.1007/978-3-662-61692-5_4

Analgetika	Koanalgetika	Adjuvantien	Spezielle Migräne-therapeutika	Sonstige Präparate
Nichtopioidanalgetika	*Analgetisch wirkende*	*Antiemetika*	*Akutmedikation*	Citalopram
Acetylsalicylsäure	*Antidepressiva*	Domperidon	Almotriptan	N-Acetylcystein
Celecoxib	Amitriptylin	Haloperidol	Dihydroergotamin	Sertralin
Diclofenac	Amitriptylinoxid	Metoclopramid	Eletriptan	Simeticon
Etoricoxib	Bupropion	Ondansetron	Frovatriptan	Zopiclon
Ibuprofen	Clomipramin	Promethazin	Naratriptan	
Indometacin	Doxepin	***Laxanzien***	Rizatriptan	
Meloxicam	Duloxetin	Bisacodyl	Sumatriptan	
Metamizol	Mirtazapin	Lactulose	Zolmitriptan	
Naproxen	Opipramol	Macrogol	***CGRP-(Rezeptor-)***	
Paracetamol	Tianeptin	Methylnaltrexon	***Antikörper***	
Parecoxib	Trimipramin	Naloxegol	Erenumab	
Piroxicam	Venlafaxin	Naloxon	Fremanezumab	
Opioide	*Antiepileptika*	Natriumpicosulfat	Galcanezumab	
Buprenorphin	Carbamazepin	***Magenschutzpräparate***		
Codein	Gabapentin	Omeprazol		
Fentanyl	Lamotrigin	Pantoprazol		
Hydromorphon-	Levetiracetam			
Levomethadon	Oxcarbazepin			
Morphin	Phenytoin			
Nalbuphin	Pregabalin			
Oxycodon	Topiramat			

Pethidin	*Sonstige*
Piritramid	Alendronsäure
Sufentanil	Alpha-Liponsäure
Tapentadol	Baclofen
Tilidin/	Botulinumtoxin
NaloxonTramadol	Butylscopolamin
Sonstige	Calcitonin
Cannabinoide	Clonidin
Capsaicin	Dexamethason
Ketamin/Esketamin	Dimethylsulfoxid
Lidocain	Flunarizin
Ziconotid	Lithium
	Magnesium
	Methocarbamol
	Metoprolol
	Pamidronsäure
	Prednisolon
	Tizanidin
	Tolperison
	Valproinsäure
	Verapamil

Medikamentenverzeichnis

A

Inhaltsverzeichnis

Acetylsalicylsäure

Syn. ASS, Aspirin.

Def. Thrombozytenaggregationshemmer, nichtsteroidales, antiphlogistisch-antipyretisches Analgetikum.

Wirkmechanismus Acetylsalicylsäure entfaltet seine Wirkung über eine unspezifische, irreversible Hemmung der Cyclooxygenasen COX-1 und COX-2 mittels Acetylierung. Cyclooxygenasen sind für die Umwandlung der Arachidonsäure in Prostaglandine verantwortlich. Prostaglandine spielen in der Sensibilisierung von Nozizeptoren eine entscheidende Rolle. Durch die irreversible Inhibition der Thromboxan-A2-Synthese führt es u. a. zu einer Hemmung der Plättchenaggregation.

© Springer-Verlag GmbH Deutschland,
ein Teil von Springer Nature 2020
J. Artner et al., *Medikamente in der Schmerztherapie*,
https://doi.org/10.1007/978-3-662-61692-5_5

Weitere Mechanismen, wie die Induktion von CYP2E1 und CYP4A1 (beschleunigter Abbau der Arachidonsäure) sowie zentrale Wirkungen werden angenommen.

Indikationen
- Leichte bis moderate Schmerzen wie
  - Kopfschmerzen
  - Muskel-/Gelenkschmerzen, inkl. rheumatischer Krankheitsbilder
  - Zahnschmerzen
  - Menstruationsschmerzen
- Fieber
- Kardiovaskuläre Indikationen zur Thrombozytenaggregationshemmung wie
  - Z.n. revaskularisierenden Maßnahmen
  - Angina pectoris
  - Akuter Myokardinfarkt
  - Prophylaxe bei Z.n. Myokardinfarkt
  - Prophylaxe bei Z.n. TIA bzw. Hirninfarkt oder nach Vorläuferstadien

Nebenwirkungen
- Dyspepsie
- Blutungsneigung
- Übelkeit/Erbrechen
- Gastrointestinale Ulcera/Blutung
- Reye-Syndrom (Kinder, Jugendliche)
- Allergische Reaktionen bis anaphylaktischen Schock
- Bronchospasmus (Analgetika-Asthma)
- Schubauslösung chronisch entzündlicher Darmerkrankungen (M. Crohn, Colitis ulcerosa)
- Medikamentenübergebrauchskopfschmerz
- Leberwerterhöhung
- Niereninsuffizienz bis zum akuten Nierenversagen

Pharmakokinetik Abhängig von der Galenik erfolgt eine schnelle gastrale oder duodenale Resorption. Diese ist abhängig von der Dosis, der galenischen Zubereitung, Nahrung sowie dem Magen-pH-Wert. Die orale Bioverfügbarkeit beträgt ca. 70 %. Im Plasma wird Acetylsalicylsäure innerhalb von 15 min in Salicylsäure hydrolysiert und hepatisch konjugiert. Diese ist im Plasma zu 50–70 % an Albumin gebunden. Salicylsäure wird weitgehend mittels hepatischer Metabolisierung eliminiert. Die Eliminationskinetik ist sehr dosisabhängig. Die resultierende Eliminationshalbwertszeit beträgt bei niedrigen Dosen 2–3 h, bei hohen Dosen bis zu 15 h. Die Elimination der Metaboliten erfolgt hauptsächlich renal.

Kontraindikationen/besondere Warnhinweise
- Schwangerschaft (letzte 3 Monate, davor sehr strenge Indikationsstellung)
- Asthma bronchiale (Acetylsalicylsäure-Intoleranz bis 20 %)
- Bekanntes „Analgetika-Asthma"
- Nasenpolypen
- Unverträglichkeit gegen den Wirkstoff
- Kinder/Jugendliche
- Niereninsuffizienz
- Schwere Leberschäden
- Methotrexateinnahme (v. a. bei Dosen von 15 mg oder mehr pro Woche)
- Blutungsneigung
- Gastrointestinale Ulcera/Blutung
- Anamnestisch NSAR-bedingte GI-Blutung bzw. GI-Perforation
- (Schwere) Herzinsuffizienz

Dosierung analgetisch: 500–1000 mg p.o./4–6 h, Tageshöchstdosis 3 g/Tag.

Handelsnamen z. B. ASS®, Aspirin®, Alka-Seltzer®, Godamed®, Generika.

Interaktionen Die renale Ausscheidung von Methotrexat kann durch Acetylsalicylsäure beeinträchtigt sein, was bei Kumulation zu erhöhter Toxizität von Methotrexat führen kann.

Die Wirkung von oralen Antidiabetika kann bei gleichzeitiger Einnahme von Acetylsalicylsäure verstärkt werden (Hypoglykämiegefahr).

Acetylsalicylsäure erhöht die gerinnungshemmende Wirkung von Cumarinderivaten und Heparinen und führt so ebenso wie in der Kombination mit anderen Thrombozytenaggregationshemmern zu vermehrter Blutungsneigung.

Die Plasmaspiegel von Lithium und Valproinsäure können erhöht werden (Toxizität).

Manche Acetylsalicylsäure-Präparate (z. B. Aspirin Migräne®) enthalten höhere Mengen Natrium, was bei verordneter Na^+-armer Diät berücksichtigt werden sollte.

Für die Praxis Die gastrointestinalen Nebenwirkungen treten bei den NSAR unabhängig vom Applikationsweg auf. Ursache ist die verringerte Bildung des protektiven Magenschleims. Das Risiko für GI-Nebenwirkungen steigt unter NSAR unter folgenden Konstellationen:

- Anamnese von GI-Ulcera
- Hohes Alter (>60)
- Kardiovaskuläre Komorbidität
- Rheumatoide Arthritis
- Komedikation mit Kortikoiden
- Komedikation mit Antikoagulanzien
- Komedikation mit Serotonin-Wiederaufnahme-Hemmern (SSRI, SNRI)
- Komedikation mit anderen NSAR
- Hohe NSAR-Dosis
- Langzeitgebrauch von NSAR
- Einnahme von high-risk-NSAR für GI-Nebenwirkungen (Indometacin, Piroxicam)

Ibuprofen kann den kardioprotektiven Effekt von Acetylsalicylsäure reduzieren. Sollte daher diese Kombination notwendig sein, ist es ratsam, Ibuprofen entweder 30–120 min nach oder mindestens 8 h vor Acetylsalicylsäure-Einnahme zu verabreichen. Auch bei Metamizol wurden entsprechende Effekte beschrieben.

Spezielle Fragestellungen Eine Untersuchung mit fMRI fand Hinweise auf einen zusätzlichen, zentralen Wirkansatz von Acetylsalicylsäure, wobei die klinische Relevanz unklar bleibt. Die Toxizität wird bei Salicylaten ab einem Plasmaspiegel von 200 µg/ml symptomatisch. Das erste Symptom ist häufig Tinnitus, gefolgt von respiratorischer Alkalose mit Hyperventilation. Mit steigender Schwere der Intoxikation verschiebt sich die Symptomatik in eine metabolische Azidose.

Literatur

1. Diener HC, Lampl C, Reimnitz P, Voelker M (2006) Aspirin in the treatment of acute migraine attacks. Expert Rev Neurother. 6(4): 563–573
2. Kröger IL, May A (2014) Central effects of acetylsalicylic acid on trigeminal-nociceptive stimuli. J Headache Pain. 9:15–59
3. Schmitz A, Romann L, Kienbaum P, Pavlaković G, Werdehausen R, Hohlfeld T (2017) Dipyrone (metamizole) markedly interferes with platelet inhibition by aspirin in patients with acute and chronic pain: A case–control study. Eur J Anaesthesiol. 34(5):288–296

Alendronsäure

Def. Bisphosphonat mit antikatabolen und antiresorptiven Eigenschaften.

Wirkmechanismus Bisphosphonate werden in die Knochenmatrix eingelagert und hemmen im Knochen die Resorption durch Osteoklasten. Zudem vermindern sie die Rekrutierung von Osteoklastenvorläuferzellen. Resultat ist ein verminderter Knochenabbau und eine verminderte Calcium-Freisetzung.

Indikationen
- Osteoporose
- Prophylaxe einer Glukokorticoid-induzierten Osteoporose
- CRPS/komplexes regionales Schmerzsyndrom

Nebenwirkungen
- Hypokalzämie
- Hypophosphatämie
- Ösophagitis
- Gastritis/Magenulcus
- Gastrointestinale Beschwerden wie Bauchschmerzen, Dyspepsie, Obstipation
- Kopfschmerzen
- Gelenk- und Knochenschmerzen
- Ödeme
- Alopezie
- Pruritus
- Allergische Reaktionen
- Osteonekrosen, v. a. im Kieferbereich
- Synovitis
- Akut-Phase-Reaktion wie Myalgie, Fieber, Unwohlsein

Pharmakokinetik
Die orale Bioverfügbarkeit beträgt unter 1 %. Alendronsäure wird im Plasma zu 78 % an Proteine gebunden und nicht weiter metabolisiert. Es verbleibt über Jahre im Knochen und wird überwiegend renal eliminiert.

Kontraindikationen/besondere Warnhinweise
- Aktive Entzündungen/Ulcera im oberen Gastrointestinaltrakt
- Schlechter Zahnstatus
- Hypokalzämie
- Unfähigkeit zu Sitzen oder Stehen für mindestens 30 min (orale Einnahme)
- Unverträglichkeit vom Wirkstoff
- Schwangerschaft
- Stillzeit
- Laktoseintoleranz

Dosierung
Osteoporose: 10 mg pro Tag oder 70 mg 1 × pro Woche (mindestens 30 min vor dem Frühstück).

CRPS: 40 mg p.o./Tag über 8 Wochen oder 7,5 mg i.v.
                    täglich für 3 Tage.

Handelsnamen Fosamax®, Fosavance® Kombipräparat, Generika.

Interaktionen Bzgl. Wechselwirkungen ist vorrangig die Verstärkung der gastrointenstinalen Nebenwirkungen von NSARs zu beachten. Weiterhin können Nahrungsmittel und auch manche Medikamente bei gleichzeitiger Einahme die Resorption von Alendronsäure relevant vermindern (siehe"Für die Praxis").

Für die Praxis Alendronsäure sollte im Sitzen oder Stehen mindestens 30 min vor der ersten Mahlzeit und mit einem Glas Leitungswasser eingenommen werden. Die Einnahme mit Mineralwasser, Säften, Milchprodukten, aber auch Antazida sollte dringend vermieden werden, da hierdurch die Resorption erheblich beeinträchtigt werden kann. Auch führt ein kürzeres Zeitintervall bis zum Frühstück zu einer deutlichen Abnahme der Resorption.

Alendronsäure wird auch bei der Behandlung des komplexen regionalen Schmerzsyndroms (Complex Regional Pain Syndrome – CRPS) empfohlen, allerdings ist die tägliche Gabe von 40 mg (entsprechend 4 Tabletten a 10 mg) über 8 Wochen eher unpraktisch. Hier erscheint die einmalige Gabe von Pamidronsäure 60 mg über Infusion praktikabler bei jedoch erhöhtem Nebenwirkungsrisiko.

Vor Alendronsäure-Gabe muss eine Kalziumkontrolle erfolgen und eine etwaige Hypokalzämie ausgeglichen werden.

Es sind fixe Kombinationen mit Cholecaciferol (Vitamin D) verfügbar.

Nachdem die Tabletten je nach Hersteller teilweise mehr als 100 mg Laktose enthalten, sollte bei Laktoseunverträglichkeit entsprechend ein Präparat ohne Laktose rezeptiert werden.

Spezielle Fragestellungen Das Risiko einer aseptischen Osteonekrose durch Bisphosphonate (meist im Kieferbereich) ist insgesamt selten. Verschiedene Faktoren erhöhen das Risiko:

z. B. schlechte Zahnhygiene/Zahnstatus, Rauchen, Vorhandensein von Implantaten, Glukokortikoideinnahme, Tumorerkrankungen, aber auch die intravenöse Applikation von Bisphosphonaten. Zumindest bei entsprechendem Risikoprofil sollte eine zahnärztliche Beurteilung/Sanierung vor Beginn der Bisphosphonattherapie erfolgen.

Literatur
1. Birklein F. et al., Diagnostik und Therapie komplexer regionaler Schmerzsyndrome (CRPS), S. 1-Leitlinie, 2018; In: Deutsche Gesellschaft für Neurologie (Hrsg.), Leitlinien für Diagnostik und Therapie in der Neurologie. Online: www.dgn.org/leitlinien) Zugegriffen 31. März 2020
2. Giusti A, Bianchi G (2015) Treatment of complex regional pain syndrome type I with bisphosphonates RMD Open, 1:e000056
3. Hay KD, Bishop PA (2006) Association of osteonecrosis of the jaws and bisphosphonate pharmacotherapy: Dental implications. New Zealand Dental J. 102(1):4–9
4. Medsafe Editorial Team (1998) Alendronate and oesophageal ulceration. Prescriber Update. 16:32–33
5. Sharpe M, Noble S, Spencer CM (2001). Alendronate: an update of its use in osteoporosis. Drugs. 61(7):999–1039

Almotriptan

Def. 5-HT$_{1B/1D}$ Rezeptor-Agonist aus der Gruppe der Triptane.

Wirkmechanismus Almotriptan ist ein Serotonin-Rezeptoragonist mit bevorzugter Affinität zum 5-HT$_{1D}$- und 5-HT$_{1B}$-Rezeptor. Triptane führen zu einer Vasokonstriktion erweiterter kranialer Blutgefäße und einer Hemmung der aseptischen vaskulären Entzündung der meningealen Gefäße.

Indikationen
- Kopfschmerzphase einer akuten Migräneattacke bei Migräne mit oder ohne Aura

Nebenwirkungen
- Schwindel
- Übelkeit/Erbrechen
- Müdigkeit
- Dyspepsie
- Mundtrockenheit
- Engegefühl Halsbereich/thorakal
- Herzklopfen/Tachykardie
- Muskuloskelettale Schmerzen
- Spasmen Herzkranzgefäße
- Anaphylaxie

Pharmakokinetik Almotriptan hat mit ca. 70 % die höchste orale Bioverfügbarkeit aller Triptane. Es wird nach oraler Gabe unabhängig von der Nahrungsaufnahme schnell resorbiert und erreicht nach 1,5 h die maximale Plasmakonzentration. Die Eliminationshalbwertszeit beträgt ca. 3,5 h. Etwa die Hälfte der Substanz werden unverändert über Urin und Fäzes ausgeschieden, der Rest wird zu unwirksamen Metaboliten durch MAO-A, Cytochrom CYP3A4, CYP2D6 und Flavinmonooxygenase transformiert.

Kontraindikationen/besondere Warnhinweise
- Hemiplegische Migräne
- Migräne mit Hirnstammaura
- Z.n. Apoplex/TIA
- KHK, Z.n. Herzinfarkt
- Schwere arterielle Hypertonie
- Kombination mit Ergotaminen
- Schwere Leberfunktionsstörung
- Schwangerschaft
- Stillzeit

Dosierung 12,5 mg p.o., maximale Tagesdosis 2 Tabletten (= 25 mg).

Handelsnamen Almogran®, Dolortriptan®

Interaktionen
Generell wird bei Triptanen das Risiko der Auslösung eines
serotonergen Syndroms in Kombination mit bspw. SSRIs oder
SNRIs als gering angegeben. Da die Metabolisierung von
Almotriptan nur zum Teil über das MAO-System erfolgt, ist ein
geringeres Risiko als bei Sumatriptan oder Rizatriptan anzunehmen. Kombinationen mit MAO-Hemmern sollten jedoch
vermieden werden, mögliche Triptane in diesem Fall wären
Eletriptan, Naratriptan und Frovatriptan.

Für die Praxis Für Almotriptan sind genauso wie für
Naratriptan in Deutschland nicht rezeptpflichtige Generika auf
dem Markt (Packungsgröße jeweils 2 Stück).

Der Effekt von Almotriptan sinkt bei verspäteter Einnahme
(Einnahme bei Beginn der Attacke und niedrigerer Intensität versus Einnahme erst bei starken Schmerzen).

Spezielle Fragestellungen Die klinische Wirksamkeit von
Almotriptan 12,5 mg scheint jener der Referenzsubstanz
Sumatriptan 100 mg zu gleichen. Die Verträglichkeit, der
Wirkanschlag und die Rate an Wiederkehrkopfschmerzen kann
als insgesamt ausgewogen eingestuft werden.

Literatur
1. Bou J, Domenech T, Puig J et al (2000) Pharmacological
   characterization of almotriptan: an indolic 5-HT receptor
   agonist for the treatment of migraine. Eur J Pharmacol.
   410:33–41
2. Diener HC, Landen H, Stauch K (2003) Almotriptan in der
   Routine-Behandlung akuter Migräneattacken: Eine Post-
   Marketing-Studie mit 899 Patienten. Nervenheilkunde.
   22:365–368
3. Garcia E, Cabarrocas X, Jansat JM (1998) A clinical trial to
   determine the lack of food interaction on the bioavailability of
   almotriptan, a new 5-HT1B/1D agonist, in healthy volunteers
   (Abstract). Headache. 38:376
4. Mathew N (2003) Early intervention with almotriptan
   improves sustained pain-free response in acute migraine.
   Headache. 43:1075–1079

Alpha-Liponsäure

Syn. ALA (alpha lipoic acid), Thioctsäure.

Def. Antioxidans.

Wirkmechanismus Das R-(+)-Enantiomer der Apha-Liponsäure kommt natürlich ubiquitär in den Zellen des Organismus als essenzieller Bestandteil mitochondrialer Enzymsysteme vor. Es wirkt vornehmlich als Coenzym an oxidativen Decarboxylierungen mit. Zudem ist es an der Umwandlung von Glukose in Energie beteiligt. Daneben fungiert es als potentes intrazelluläres Antioxidans durch Verbesserung der Glutathionregeneration.

Indikationen Aufgrund von Einzelfallberichten besteht keine gesicherte Evidenz

- Diabetische Polyneuropathie
- Neuropathische Schmerzen
- Burning-mouth-Syndrome
- Chronische Wundheilungsstörungen
- Quecksilbervergiftung

Nebenwirkungen
- Übelkeit
- Diarrhoe
- Magen-Darmschmerzen
- Urtikaria
- Schwindel
- Hypoglykämie
- Kopfschmerz

Pharmakokinetik Aufgrund eines hohen First-Pass-Effektes ist die orale Bioverfügbarkeit der (natürlich in vielen Lebensmitteln vorkommenden) Substanz mit 20–30 % relativ niedrig. Diese ist beim natürlich vorkommenden R-(+)-Enantiomer etwa doppelt so hoch wie beim S-(-)-Enantiomer. Nur ein geringer Anteil der verabreichten Dosis (12 %) wird mit dem Urin unverändert ausgeschieden, der größere Anteil in Form von Metaboliten.

Kontraindikationen/besondere Warnhinweise
- Überempfindlichkeit gegen den Wirkstoff

Dosierung p.o./i.v. 600 mg 1 × tgl.

Handelsnamen z. B. Alpha-Lipogamma®, Thiogamma®, Generika.

Interaktionen Die Wirkung von Insulin und oralen Antidiabetika kann verstärkt werden. Alpha-Liponsäure bildet mit Zuckermolekülen schwerlösliche Komplexverbindungen (Inkompatibilität mit Glukose- und Ringerlösungen). Gleiches gilt für metallionen-haltige Lösungen (Cisplatin).

Für die Praxis Die Studienlage bzgl. der Anwendung bei Schmerzerkrankungen ist als unzureichend anzusehen. Lediglich bei diabetischer Polyneuropathie konnte anhand von Metanalysen eine Wirkung nachgewiesen werden, die jedoch die schlechte Datenlage und -qualität als einschränkenden Faktor erwähnten. Es existieren marginale Hinweise, dass Alpha-Liponsäure und Acetyl-L-Carnitin synergistische Effekte bei diabetischer Neuropathie haben. Vonseiten der Deutschen Gesellschaft für Neurologie wird der Einsatz von Alpha-Liponsäure nur bei diabetischer PNP als Therapieversuch als sinnvoll erachtet. Die i.v.-Gabe erscheint wirksamer.

Es besteht keine Erstattungsfähigkeit, Alpha-Liponsäure ist aber für diese Indikation zugelassen.

Literatur

1. Carlson DA, Smith AR, Fischer SJ, Young KL, Packer L (2007) The Plasma Pharmacokinetics of R-(+)- Lipoic acid Administered as Sodium R- (+)- Lipoate to Healthy Human Subjects. Altern Med Rev. 12(4):343–351
2. Dy SM, Bennett WL, Sharma R, Zhang A, Waldfogel JM, Nesbit SA, et al (2017) AHRQ Comparative Effectiveness Reviews. Preventing Complications and Treating Symptoms of Diabetic Peripheral Neuropathy. Rockville (MD): Agency for Healthcare Research and Quality (US)

3. Femiano F, Scully C (2002) Burning mouth syndrome (BMS): double-blind controlled study of alpha- lipoic acid (thioctic acid) therapy. J Oral Pathol Me. 31:267–269

4. Han T, Bai J, Liu W, Hu Y (2012) A systematic review and meta-analysis of α-lipoic acid in the treatment of diabetic peripheral neuropathy. Eur J Endocrinol. 167(4):465–71

5. Mijnhout GS, Kollen BJ, Alkhalaf A, Kleefstra N, Bilo HJ (2012) Alpha lipoic Acid for symptomatic peripheral neuropathy in patients with diabetes: a meta-analysis of randomized controlled trials. Int J Endocrinol. 2012:456279

6. Reljanovic M, Reichel G, Rett K, et al (1999) Treatment of diabetic polyneuropathy with the antioxidant thioctoc acid (alpha-lipoic acid): a two year multicenter randomized double-blind placebo- controlled trial (ALADIN II) Alpha Lipoic Acid in Diabetic Neuropathy. Free Radic Res. 31 (3):171–179

7. Schlereth T. et al. (2019) Diagnose und nicht interventionelle Therapie neuropathischer Schmerzen, S2k-Leitlinie. In: Deutsche Gesellschaft für Neurologie (Hrsg.), Leitlinien für Diagnostik und Therapie in der Neurologie. Online: www. dgn.org/leitlinien. Zugegiffen: 25. März 2020

8. Teichert J, Hermann R, Ruus P, Preiss R (2003) Plasma kinetics metabolism, and urinary excretion of alpha-lipoic acid following oral administration in healthy volunteers J Clin Pharmacol. 43(11): 1257–1267

Amitriptylin

Def. Analgetisch wirksames trizyklisches Antidepressivum.

Wirkmechanismus Amitriptylin wirkt als unselektiver Mono-amin-Wiederaufnahme-Hemmer, wodurch vor allem die Serotonin- und Noradrenalin-Konzentration im synaptischen Spalt erhöht wird. Dieser Mechanismus verstärkt die deszendierende serotonerg-noradrenerge Schmerzhemmung. Zudem wirkt Amitriptylin analgetisch über eine periphere Natriumkanalblockade. Weiter wirkt Amitriptylin anticholinerg und antihistaminerg. Trizyklische Antidepressiva (TCA) blockieren zudem Na^+-Kanäle im ZNS und im Herzen. Der anticholinerge und Natriumkanal-blockierende Effekt sind auch für die meisten Nebenwirkungen der trizyklischen Antidepressiva verantwortlich.

Indikationen
- Chronische Schmerzen (nozizeptiver und neuropathischer Genese)
- Prophylaxe chronischer Kopfschmerz vom Spannungstyp
- Migräneprophylaxe
- Fibromyalgiesyndrom
- Reizdarmsyndrom
- Schlafstörungen
- Depression

Nebenwirkungen
- Schwindel
- Müdigkeit
- Mundtrockenheit
- Benommenheit
- Konzentrationsstörungen
- QT-Zeit-Verlängerung, Auslösung Torsade de pointes
- AV-Blockierungen
- Herzrhythmusstörungen
- Verstärkung einer Herzinsuffizienz
- Appetitsteigerung
- Gewichtszunahme
- Miktionsstörung, v. a. bei Prostatahyperplasie
- Hyponatriämie
- Erhöhte Suizidalität, v. a. zu Beginn der Behandlung
- Senkung der Krampfschwelle
- Tremor
- Kopfschmerzen
- Palpitationen
- Orthostatische Hypotonie
- Mydriasis
- Akkomodationsstörungen
- Erhöhung Augeninnendruck

- Libidominderung
- Ataxie
- Manie
- Parästhesien
- Halluzinationen
- Übelkeit
- Leberwerterhöhung (oft passager)

Pharmakokinetik Amitriptylin wird nach oraler Gabe vollständig resorbiert, maximale Plasmakonzentrationen werden nach 1–5 h erreicht. Die Bioverfügbarkeit liegt bei ca. 50 %, die Plasmaeiweißbindung ist sehr hoch. Die Plasmahalbwertszeit beträgt zwischen 10–28 h, bei älteren Patienten länger. Amitriptylin wird hepatisch über CYP3A4 metabolisiert, wobei als Hauptmetabolit das aktive Nortriptylin entsteht. Die in der anschließenden Hydroxylierung entstehenden Metabolite haben noch ca. 50 % der biologischen Aktivität von Amitriptylin und Nortriptylin. Die Ausscheidung erfolgt zu 98 % renal.

Ca. 3–5 % der Bevölkerung sind aufgrund genetischer Polymorphismen sog. „poor metabolizer" im Cytochrom-P450-System und können in der Folge stark erhöhte Plasmaspiegel von Amitriptylin mit entsprechend verstärktem Nebenwirkungsprofil entwickeln.

Kontraindikationen/besondere Warnhinweise
- Unbehandeltes Engwinkelglaukom
- Koronare Herzkrankheit
- Erregungsleitungsstörungen (AV-Block, Long-QT-Syndrom)
- Harnverhalt
- Prostatahypertrophie v. a. bei Restharnbildung
- Pylorusstenose
- Akute Vergiftung mit Opioiden, Schlafmitteln etc.
- Paralytischer Ileus
- Einnahme von MAO-Hemmern
- Hyperthyreose
- Epilepsie
- Schwere Nieren- oder Leberinsuffizienz

Dosierung Die primäre Zieldosis liegt bei 25 mg, Beginn mit 10–25 mg abends/zur Nacht.

Bei empfindlichen Personen empfiehlt sich die tropfen-weise Eindosierung (1 Tr. = 2 mg) beginnend mit 3–4 Tropfen (= 6–8 mg) und die spätere Umstellung auf Tabletten. Die analgetische Dosis liegt üblicherweise bei 25 -75 mg zur Nacht.

Für eine antidepressive Wirkung sind oftmals Dosierungen von 150 mg und höher nötig.

Amitriptylin ist auch als i.v.-Präparat verfügbar, wobei die 2-ml-Ampulle 44,2 mg Amitriptylin enthält. Da die orale Bio-verfügbarkeit 50 % der i.v.-Dosis beträgt, muss bei parenteraler Gabe die Dosis entsprechend reduziert werden.

Handelsnamen z. B. Saroten®, Amitriptylin-neuraxpharm Lösung®, Generika.
Saroten® 2 ml Injektionslösung.

Interaktionen Besondere Sorgfalt muss bei folgender Komedikation erfolgen:

- MAO-Hemmer (mindestens 14 Tage vorher absetzen)
- SSRI (Risiko für die Entwicklung eines Serotoninergen Syndroms)
- Induktoren an CYP3A4 und CYP2D6, z. B. Johanniskraut
- CYP2D6-Inhibitoren (Duloxetin, Paroxetin, Cimetidin, Bupropion, Valproinsäure) erhöhen den Spiegel des Meta-boliten Nortriptylin
- Cimetidin
- Clonidin
- Cumarin-Derivate
- Andere Medikamente mit möglicher QT-Zeit-Verlängerung, z. B. Antiarrhythmika Klasse IA oder III, Antibiotika wie Erythromycin, Levofloxacin, Levomethadon, Haloperidol, etc.
- Prokonvulsiv wirkende Substanzen (Tramadol)

Für die Praxis Bei der schmerztherapeutischen Behandlung mit Antidepressiva empfiehlt sich zur besseren Compliance eine Aufklärung über das Präparat und seinen analgetischen

Wirkansatz. In dem Zusammenhang ist es wichtig, die eigenständige analgetische Wirkung zu betonen, was sich bei Amitriptylin auch in der im Vergleich zur antidepressiven deutlich niedrigeren analgetischen Dosis ausdrückt.

Aufgrund des sedierenden Nebeneffekts erfolgt die Einnahme von Amitriptylin abends – beginnend mit einer Dosis von 25 mg (= niedrigste Dosis, bei der eine analgetische Wirkung zu erwarten ist). Bei empfindlichen Personen (oft auch bei der Behandlung eines Fibromyalgiesyndroms) empfiehlt sich, nur mit 10 mg oder ggf. mittels Tropfen in noch niedrigerer Dosierung zu beginnen. Die Dosis kann je nach Notwendigkeit in Schritten von maximal 25 mg gesteigert werden. Die analgetische Dosis liegt meistens zwischen 25 und 75 mg.

Bei Einnahme direkt vor dem Schlafengehen kann ein Überhang in den nächsten Tag hinein auftreten, ggf. muss die Einnahme früher erfolgen. Eine initial verstärkte Müdigkeit oder Benommenheit verschwindet in aller Regel innerhalb einiger Tage.

Der analgetische Effekt tritt verzögert bis zu 4 Wochen nach Beginn auf und geht um 3–4 Wochen dem stimmungsaufhellenden Effekt voraus.

In der Eindosierungsphase sind klinische Kontrollen mit EKG-Kontrolle sowie Kontrolle der hepatischen Parameter, des Blutbildes, der Leberwerte und des Natriumspiegels in 14-tägigen, später in vierteljährlichen Abständen durchzuführen. Ggf. kann die Messung des Blutspiegels hilfreich sein.

Spezielle Fragestellungen Amitriptylin und andere TCA sind in der Behandlung neuropathischer Schmerzen oftmals gleich wirksam wie Gabapentinoide, teilweise sogar überlegen. Aufgrund der Verstärkung der Schmerzhemmung ist die Wirkung nicht nur, wie häufig angenommen, auf neuropathische Schmerzen beschränkt, sondern kann auch bei nozizeptiven Schmerzzuständen angewendet werden. Sie sind nachweislich wirksam u. a. in der Behandlung von postherpetischer Neuralgie, des Fibromyalgiesyndroms, bei chronischen Kopf- und Rückenschmerzen, bei Phantomschmerzen sowie der diabetischen Neuropathie.

Literatur

1. Bryson HM, Wilde MI (Juni 1996). Amitriptyline. A review of its pharmacological properties and therapeutic use in chronic pain states. Drugs Aging. 8(6):459–76
2. Finnerup NB, Attal N, Haroutounian S, McNicol E, Baron R, Dworkin RH, Gilron I, Haanpää M, Hansson P, Jensen TS, Kamerman PR, Lund K, Moore A, Raja SN, Rice AS, Rowbotham M, Sena E, Siddall P, Smith BH, Wallace M (2015) Pharmacotherapy for neuropathic pain in adults: a systematic review and meta-analysis. Lancet Neurol. 14(2):162–73
3. Hadley GR, Gayle JA, Ripoll J, Jones MR, Argoff CE, Kaye RJ, Kaye AD (2016) Post-herpetic Neuralgia: a Review. Curr Pain Headache Rep. 20(3):17
4. Liang J, Liu X, Pan M, Dai W, Dong Z, Wang X, Liu R, Zheng J, Yu S (2014) Blockade of Nav1.8 currents in nociceptive trigeminal neurons contributes to anti-trigeminovascular nociceptive effect of amitriptyline. Neuromolecular Med. 16(2):308–21
5. McQuay HJ, Moore RA (1997) Antidepressants in chronic pain. BMJ,. 314:763–764
6. Snyder MJ, Gibbs LM, Lindsay TJ (2016). Treating painful diabetic peripheral neuropathy: an update. Am Fam Physician. 94(3):227–34
7. Urits I, Seifert D, Seats A, Giacomazzi S, Kipp M, Orhurhu V, Kaye AD, Viswanath O (2019) Treatment strategies and effective management of phantom limb-associated pain. Curr Pain Headache Rep. 29;23(9):64
8. Werdu B, Decosterd I, Buclin T, Stiefel F, Berney A (2008) Antidepressants for the treatment of chronic pain. Drugs. 68(18):2611–2632

Amitriptylinoxid

Def. Analgetisch wirksames trizyklisches Antidepressivum.

Wirkmechanismus Das Wirkspektrum von Amitriptylinoxid deckt sich weitgehend mit dem von Amitriptylin. Es wirkt als nicht-selektiver Wiederaufnahme-Hemmer von Monoaminen, wodurch vor allem Serotonin und Noradrenalin im synaptischen Spalt erhöht werden. Die analgetische Wirkung entfaltet sich somit über eine Potenzierung der über Serotonin und Noradrenalin vermittelten, deszendierenden Schmerzhemmung. Weitere Wirkmechanismen beinhalten anticholinerge und antihistaminerge Effekte sowie eine potente Blockade von peripheren Na^+-Kanälen. Im Vergleich zu Amitriptylin weist es eine geringere Affinität zu den meisten Rezeptoren auf.

Indikationen
- Chronische Schmerzen (nozizeptiver und neuropathischer Genese)
- Prophylaxe chronischer Kopfschmerz vom Spannungstyp
- Migräneprophylaxe
- Fibromyalgiesyndrom
- Reizdarmsyndrom
- Schlafstörungen
- Depression

Nebenwirkungen
- Harnretention
- Hyponatriämie
- Müdigkeit
- Durstgefühl
- Appetitsteigerung
- Gewichtszunahme
- Agitiertheit
- Schwitzen
- Obstipation
- Tremor
- Mundtrockenheit
- Mydriasis
- Akkommodationsstörungen
- Erhöhung des Augeninnendrucks, Glaukomanfall
- Blasenentleerungsstörung
- Übelkeit
- Pruritus

- QTc-Zeit-Verlängerung
- Libidoverlust
- Leukopenie
- Krampfanfälle
- Leberfunktionsstörungen
- Allergische Reaktionen
- Palpitationen
- Galaktorrhoe

Pharmakokinetik Nach oraler Gabe wird Amitriptylinoxid schnell und fast vollständig resorbiert. Nach ca. 1,5 h werden maximale Plasmaspiegel erreicht. Die orale Bioverfügbarkeit beträgt ca. 80 %. Die Plasmaproteinbindung liegt bei 80 %. Amitriptylinoxid wird als Prodrug extensiv hepatisch metabolisiert und zu den aktiven Metaboliten Amitriptylin und Nortriptylin umgewandelt. Tierexperimentell kommt es bei Langzeitgabe zu einer erheblichen Verlängerung der Eliminationshalbwertszeit. Daten beim Menschen liegen diesbezüglich keine vor. 90 % der Dosis werden renal eliminiert. Etwa 35 % der Substanz werden unverändert ausgeschieden.

Kontraindikationen/besondere Warnhinweise
- Unbehandeltes Engwinkel-Glaukom
- Akuter Harnverhalt
- Benigne Prostatahyperplasie
- Akutes Delir
- Überempfindlichkeit gegen den Wirkstoff
- Intoxikationen mit zentralwirksamen Substanzen
- Epilepsie
- Blutbildungsstörungen
- Paralytischer Ileus
- Pylorusstenose
- Hypokaliämie
- Hyponatriämie
- Long-QT-Syndrom
- Schwangerschaft (Sehr strenge Indikationsstellung)

Dosierung Beginn mit 15 mg abends, Steigerung nach wenigen Tagen auf 30 mg abends; Analgetische Wirkdosen liegen üblicherweise zwischen 30 und 90 mg. Die Einnahme sollte aufgrund der sedierenden Komponente abends erfolgen.

Handelsnamen Amioxid®, Equilibrin®

Interaktionen Besondere Sorgfalt muss bei folgender Komedikation erfolgen

- MAO-Hemmer (mindestens 14 Tage vorher absetzen)
- Serotenerge Substanzen wie SSRI (Auslösung Serotoninsyndrom)
- Induktoren von CYP3A4 und CYP2D6 wie Johanniskraut (Wirkabschwächung)
- CYP2D6-Inhibitoren (Duloxetin, Paroxetin, Cimetidin, Bupropion, Valproinsäure) erhöhen den Spiegel des Metaboliten Nortriptylin
- Cimetidin
- Clonidin
- Cumarin-Derivate
- Andere Medikamente mit möglicher QT-Zeit-Verlängerung, z. B. Antiarrhythmika Klasse IA oder III, Antibiotika wie Erythromycin, Levomethadon, Haloperidol etc.

Für die Praxis Amitriptylinoxid soll nach kleineren Studien eine geringere Inzidenz an Nebenwirkungen haben als Amitriptylin, was sich oftmals auch klinisch zeigt. Dies ist bemerkenswert, da Amitriptylinoxid als Prodrug zu Amitriptylin und Nortriptylin abgebaut wird.

Wichtig ist die Aufklärung über die Indikation (Analgesie, ggf. Schlafverbesserung) und den Wirkansatz in der Schmerztherapie in Abgrenzung zur antidepressiven Therapie. Ebenso sollte man über den verzögerten Wirkansatz (der analgetische Effekt kann erst nach 4 Wochen ausreichend beurteilt werden, analgetischer Wirkbeginn ist früher als die antidepressive

Wirkung) sowie die initial möglichen, jedoch meist vorübergehenden zentralwirksamen Nebenwirkungen (u. a. Schwindel,
Benommenheit) informieren. Eine entsprechende Aufklärung
erhöht üblicherweise die Therapieadhärenz.

In der Eindosierungsphase sind klinische Kontrollen mit
EKG-Kontrolle sowie Kontrolle der hepatischen Parameter,
des Blutbildes, der Leberwerte und des Natriumspiegels in
14-tägigen, später in vierteljährlichen Abständen durchzuführen.

Spezielle Fragestellungen Trizyklische Antidepressiva sind
in der Behandlung chronischer (insbesondere auch neuropathischer) Schmerzen gut wirksam, u. a. in der Behandlung
von postherpetischer Neuralgie, Fibromyalgie, chronischen
Kopf- und Rückenschmerzen, Phantomschmerzen sowie der
diabetischen Neuropathie (Siehe auch Amitriptylin).

Literatur
1. Borbe HO, Zierenberg O (1985) Amitriptylinoxide: receptor-
   binding profile compared with other antidepressant drugs.
   Pharmacopsychiatry. 18(5):314-319
2. Breyer-Pfaff U (2004). The metabolic fate of amitriptyline,
   nortriptiline and amitriptylinoxide in man. Drug Metab Rev.
   36(3-4):723-746
3. Melzacka M, Danek L (1983). Pharmacokinetics of
   amitriptyline N-oxide in rats after single and prolonged oral
   administration. Pharmacopsychiatria. 16(1):30-4
4. Tegeler J, Klieser E, Lehmann E, Heinrich K (1990). Double-
   blind study of the therapeutic efficacy and tolerability
   of amitriptylinoxide in comparison with amitriptyline.
   Pharmacopsychiatry. 23(1): 45-49

B

Inhaltsverzeichnis

Baclofen

Def. Zentral wirksames Muskelrelaxans.

Wirkmechanismus Baclofen hat sowohl prä- als auch postsynaptische Effekte am GABA-B-Rezeptor, an dem es als Agonist fungiert. Präsynaptisch reduziert es den Ca^{++}-Influx und somit die exzitatorische Ausschüttung von Transmittern in den synaptischen Spalt, während es postsynaptisch den K^+-Einstrom erhöht. Hierdurch kommt es zu einer neuronalen Hyperpolarisation. Auf spinaler Ebene kommt es insgesamt zu einer Hemmung mono- und polysynaptischer Reflexe. Als zusätzlicher Wirkmechanismus wird eine Reduktion der Ausschüttung von Substanz P diskutiert. Die neuromuskuläre Übertragung wird nicht beeinflusst.

© Springer-Verlag GmbH Deutschland,
ein Teil von Springer Nature 2020
J. Artner et al., *Medikamente in der Schmerztherapie*,
https://doi.org/10.1007/978-3-662-61692-5_6

Indikationen
- Spastik der Skelettmuskulatur spinalen oder zerebralen Ursprungs unterschiedlicher Genese (traumatisch, postinfektiös …)
- Trigeminusneuralgie
- Neuropathischer Schmerz
- Therapieresistenter Schluckauf

Nebenwirkungen
- Sedierung
- Benommenheit
- Kopfschmerzen
- Depression
- Albträume
- Muskuläre Schwäche
- Übelkeit
- Hypotonie
- Urinretention
- Leberfunktionsstörung
- Gewichtszunahme
- Senkung der Krampfschwelle
- Entzugssymptome beim Absetzen (Tachykardie, Halluzinationen, Krampfanfälle, Rebound-Spastik)

Pharmakokinetik Baclofen wird bei oraler Gabe schnell und nahezu vollständig resorbiert und hat eine Eliminationshalbwertszeit von 6–7 h, bevor es unverändert renal eliminiert wird. Ein intrathekaler Bolus hat eine Wirkdauer von 4–8 h.

Kontraindikationen/besondere Warnhinweise
- Überempfindlichkeit gegenüber der Substanz
- Terminale Niereninsuffizienz, Vorsicht bei eingeschränkter Nierenfunktion
- Epilepsie
- Schwere Leberinsuffizienz
- Akute Intoxikationen mit sedierenden Substanzen
- Zerebrovaskuläre Störungen

- Schwere psychische Störungen
- Akute oder chronische Verwirrtheitszustände
- Respiratorische Insuffizienz
- Schwangerschaft

Dosierung
Oral: Beginn mit $1-3 \times 5$ mg p.o.; wöchentliche Steigerung je nach Wirkung bis zur maximalen Tagesdosis von 75 mg/d.
Intrathekal: 300 µg-800 µg/Tag (Austestung: Tag 1: 25-50 µg, Tag 2: 75 µg, Tag 3: 100 µg).

Handelsnamen Lioresal®, Baclofen-Generika.

Interaktionen Bei gleichzeitiger Einnahme mit zentralwirksamen Substanzen (Opioiden, sedierenden Antidepressiva, Alkohol etc.) kann es zur Wirkungsverstärkung kommen.
Die blutdrucksenkende Wirkung von Antihypertensiva kann verstärkt werden.

Für die Praxis Hauptindikationsgebiet ist die muskuläre Spastik. Neben oraler Gabe kann die kontinuierliche intrathekale Gabe mittels Pumpe sinnvoll sein. Patienten, die selbst auf eine Testdosis von 100 µg Baclofen nicht ansprechen, sind in der Regel nicht für eine kontinuierliche intrathekale Gabe geeignet. Bei einer inkompletten Querschnittssymptomatik kann der Einsatz limitiert sein, da die (Stütz-)Spastik teilweise zur Stabilisierung beispielsweise im Stand notwendig sein kann.

Spezielle Fragestellungen Baclofen wird immer wieder als Option zur Behandlung einer Alkoholkrankheit genannt. In Frankreich ist Baclofen dafür zugelassen, in Deutschland ist diese Indikation „off-label". Die aktuelle Studienlage ist jedoch schlecht. Auch die Daten zur Behandlung des akuten Alkoholentzugsyndroms sind ungenügend. Aktuelle Cochrane-Studien sehen für beide Indikationen keine hinreichende Datenlage.

Literatur

1. Fromm GH, Terrence CF, Chattha AS Baclofen in the treatment of trigeminal neuralgia: double-blind study and longterm follow-up. Ann Neurol. 1984; 15(3):240–4
2. Liu J, Wang LN. Baclofen for alcohol withdrawal. Cochrane Database Syst Rev. 2019 Nov 6; 2019(11). https://doi.org/10.1002/14651858.CD008502.pub6
3. Minozzi S, Saulle R, Rösner S. Baclofen for alcohol use disorder. Cochrane Database Syst Rev. 2018 Nov 26; 11:CD012557. https://doi.org/10.1002/14651858.CD012557.pub2
4. Schug SA, Saunders D, Kurowski I, Paech MJ. Neuraxial drug administration: a review of treatment options for anaesthesia and analgesia. CNS Drugs. 2006; 20(11):917–33
5. Taricco M, Pagliacci MC, Telaro E, Adone R. Pharmacological interventions for spasticity following spinal cord injury: results of a cochrane systematic review. Eura Medicophys. 2006; 42(1):5–15.
6. Vender JR, Hughes M, Hughes BD, et al. Intrathecal baclofen therapy and multiple sclerosis outcomes and patient satisfaction. Neurosurg Focus. 2006; 21(2):e6

Bisacodyl

Def. Hydragoges Laxans.

Wirkmechanismus Bisacodyl stimuliert im Colon die Sekretion von Wasser und Elektrolyten bei gleichzeitiger Hemmung deren Resorption. Dadurch kommt es zur weicheren Konsistenz der Faeces, Zunahme dessen Volumens und Stimulation der Peristaltik.

Indikationen
- Obstipation (auch opioidbedingt)
- Darmentleerung vor therapeutischen oder diagnostischen Darmeingriffen
- Erkrankungen, die eine erleichterte Defäkation erfordern

Nebenwirkungen
- Übelkeit
- Bauchkrämpfe
- Elektrolytverlust
- Dehydratation
- Erbrechen
- Diarrhoe

Pharmakokinetik Die orale Bioverfügbarkeit von Bisacodyl beträgt unter 5 %. Intestinal wird es schnell durch Esterasen der enterischen Mucosa zu der wirksamen diphenolischen Form hydrolysiert. Die Halbwertszeit der wirksamen Form beträgt ca. 17 h. Zu über 90 % erfolgt die Elimination über den Faeces.

Kontraindikationen/besondere Warnhinweise
- Überempfindlichkeit gegenüber der Substanz
- Ileus
- Akute Magen-Darm-Erkrankungen
- Störungen des Elektrolythaushaltes
- Störungen des Wasserhaushaltes
- Kinder unter 2 Jahre

Dosierung
Oral: Jugendliche und Erwachsene: 5–10 mg abends, Kinder 2 – 10 Jahre: 5 mg abends.
Rektal: 10 mg (Zulassung: Alter > 10 Jahre).

Handelsnamen Dulcolax®, Laxans-Ratiopharm®, Generika.

Interaktionen Milchprodukte und Antazida sollten nicht gleichzeitig mit Bisacodyl eingenommen werden (mindestens eine Stunde Abstand).
Die kardiogenen Nebenwirkungen von Herzglykosiden können bei gleichzeitiger Einnahme mit Bisacodyl durch Elektrolytverschiebungen potenziert werden. Die Elektrolytverschiebungen durch Kortikoide und Diuretika können verstärkt werden.

Für die Praxis Der Wirkungseintritt nach oraler Gabe ist nach 6–12 h zu erwarten, nach rektaler Gabe als Zäpfchen nach 10 – 30 (in seltenen Fällen bis zu 45) Minuten.

Bisacodyl ist v. a. bei opioidbedingter Obstipation in der Regel als Mittel der 2. Wahl nach Macrogol oder Lactulose einzustufen. Die Kombination hat sich aber als effektiv und sicher erwiesen. Auf eine ausreichende Flüssigkeitseinnahme sollte bei Obstipation generell und Laxanziengabe im Speziellen geachtet werden. Hinsichtlich Effektivität und Sicherheit sind Bisacodyl und Natriumpicosulfat vergleichbar.

Spezielle Fragestellungen Wegen des Risikos eines Gewöhnungseffekts bei längerem Gebrauch wird eine längerfristige Gabe nicht empfohlen. Diese Empfehlung wird durch die Studienlage nicht gestützt. Zudem erfordert eine chronische Opioidtherapie oftmals eine regelmäßige Einnahme. Auch eine Elektrolytverschiebung bei regelmäßiger Einnahme scheint ein seltenes Problem darzustellen.

Laxanzien sind bei Opioidtherapie erstattungsfähig (siehe hierzu „Macrogol").

Literatur

1. Noergaard M, Traerup Andersen J, Jimenez-Solem E, Bring Christensen M (2019) Long term treatment with stimulant laxatives – clinical evidence for effectiveness and safety? Scand. J. Gastroenterol. 54(1):27–34
2. Kienzle-Horn S, Vix JM, Schuijt C, Peil H, Jordan CC, Kamm MA (2007) Comparison of bisacodyl and sodium picosulphate in the treatment of chronic constipation. Curr Med Res Opin. 23(4):691–699
3. Ruidisch MH (1994) Long-term care with the laxative bisacodyl: efficacy and tolerability in patients with spinal cord injuries. Ärztliche Forschung. 41:3–8

Botulinumtoxin

Syn. Onabotulinumtoxin A.

Def. Neurotoxin mit hemmender Wirkung auf die Neuropeptid-freisetzung und die neuromuskuläre Transmission.

Wirkmechanismus Im Rahmen einer Behandlung von Spastiken wird die Wirkung durch eine Hemmung der Weiterleitung vom Neuron zur Muskelzelle vermittelt. Somit kommt es zu einer reduzierten bis aufgehobenen Muskelkontraktion. Der genaue Wirkmechanismus von Botulinumtoxin bei chronischer Migräne ist nicht geklärt, es scheint allerdings die Freisetzung von Neurotransmittern (Glutamat, CGRP, Substanz P) zu inhibieren. Es wird angenommen, dass die periphere Sensibilisierung reduziert und indirekt auch die zentrale Sensibilisierung gehemmt wird. Die Effekte scheinen u. a. über einen über einen retrograden, axonalen Transport vermittelt zu werden.

Indikationen
- Chronische Migräne
- Neuropathische Schmerzen
- Fokale Dystonie (beispielsweise im Rahmen eines CRPS)
- Fokale Spastizität
- Zervikale Dystonie (Torticollis spasmodicus)
- Hyperhidrosis axillaris
- Blepharospasmus
- Blasenfunktionsstörung (hyperaktive Blase, neurogene Detrusorhyperaktivität)

Nebenwirkungen (bei Anwendung i.R. der Behandlung einer chronischen Migräne)

- Lokale Schmerzen
- Lokale Muskelschwäche/Lähmung, insbes. Fazialisparese
- Ptosis
- Kopfschmerzen
- Dysphagie
- Lokale Infektion
- Lokales Exanthem
- Nackenschmerzen

Pharmakokinetik Aufgrund der lokalen Injektion wird eine geringe systemische Resorption angenommen. Bei Ratten kam es nach Injektion zu einer langsamen Aufnahme in den Muskel und zu einer raschen Metabolisierung und renalen Elimination.

Kontraindikationen/besondere Warnhinweise
- Überempfindlichkeit auf die Substanz
- Lokale Infektion

Dosierung bei chronischer Migräne:
Intramuskuläre Injektion unterschiedlicher Mengen an insgesamt 31 Punkten im Kopf-Nacken-Schulter-Bereich (summativ 155 Einheiten) sowie ggf. an bis zu 8 sonstigen schmerzhaften Lokalisationen (Gesamtmenge max. 195 Einheiten).

Handelsnamen Botox®

Interaktionen Theoretisch kann die muskelkraft-reduzierende Wirkung durch Substanzen mit Effekt auf die neuromuskuläre Weiterleitung verstärkt werden. Interaktionen sind jedoch nicht bekannt.

Für die Praxis Botox® ist als einziges Arzneimittel mit Botulinumtoxin A zur Therapie der chronischen Migräne zugelassen. Die Botulinumtoxin-Einheiten sind nicht von einem Präparat auf das andere übertragbar, sodass kein Wechsel erfolgen sollte.

Eine chronische Migräne liegt dann vor, wenn an mindestens 15 Tagen im Monat Kopfschmerzen bestehen und davon mindestens 8 Migränetage sind. Diese Definition wurde im Vorfeld mehrfach angepasst (in der von der International Headache Society (IHS) 2004 publizierten Klassifikation ICHD II mussten noch 15 „richtige" Migränetage vorliegen).

Problematisch erscheint im Rahmen der wesentlichen Studien zum Wirksamkeitsnachweis (PREEMPT 1 und 2), dass eine Abgrenzung zum Medikamentenübergebrauchskopfschmerz schwierig ist und eine komplette Verblindung bei gelegentlich doch auftretender Muskelschwäche teilweise nicht gewährleistet ist. Dennoch ist auch bei Langzeitanwendung eine Wirksamkeit beschrieben, die Verträglichkeit ist erwartungsgemäß gut. Ein etwaig bestehender Medikamentenübergebrauchskopfschmerz muss vor der Botulinumtoxinanwendung nicht beendet werden. Bei episodischer Migräne (weniger als 15 Tage pro Monat) hat sich Botox® als nicht signifikant wirksamer als Placebo erwiesen. Dagegen scheint die Injektion von Botulinumtoxin A bei unterschiedlichen, lokal begrenzten Neuropathien/Neuralgien effektiv zu sein. Wirksamkeit wurde u. a. für diabetische Neuropathie, Post-Zoster-Neuralgie, Trigeminusneuralgie, CRPS, etc. beschrieben. Dennoch ist diese Anwendung off-label und nicht als etablierte Therapie anzusehen.

Spezielle Fragestellungen Botox® ist seit 2011 für die chronische Migräne zugelassen. Die Dosis beträgt 155 Einheiten, die an definierten Punkten injiziert werden sollen. Da es keine entsprechenden Ampullen gibt, können die restlichen Einheiten an Stellen mit besonderer Empfindlichkeit appliziert werden.

Literatur
1. Ahmed F, Gaul C, García-Moncó JC, Sommer K, Martelletti P, REPOSE Principal Investigators (20019) An open-label prospective study of the real-life use of onabotulinumtoxinA for the treatment of chronic migraine: the REPOSE study. J Headache Pain. 7:20(1):26
2. Aurora SK, Dodick DW, Turkel CC, DeGryse RE, Silberstein SD, Lipton RB, Diener HC, Brin MF; PREEMPT 1 Chronic Migraine Study Group (2010) Onabotulinumtoxin A for treatment of chronic migraine: results from the double-blind, randomized, placebo-controlled phase of the PREEMPT 1 trial. Cephalalgia. 30(7):793–803
3. Diener HC, Dodick DW, Aurora SK, Turkel CC, DeGryse RE, Lipton RB, Silberstein SD, Brin MF; PREEMPT 2 Chronic Migraine Study Group (2010) Onabotulinumtoxin A for treatment of chronic migraine: results from the double-blind, randomized, placebo-controlled phase of the PREEMPT 2 trial. Cephalalgia. 30(7):804–814

4. Frampton JE (2012) Onabotulinumtoxin A (BOTOX®): a review of its use in the prophylaxis of headaches in adults with chronic migraine. Drugs. 16:72(6):825–845

5. Park J, Park HJ (2017) Botulinum Toxin for the Treatment of Neuropathic Pain. Toxins. 24:9(9). pii: E260. https://doi.org/10.3390/toxins9090260

Buprenorphin

Def. Starker gemischter Opioid-Agonist/Antagonist mit partial-agonistischer Wirkung an μ-Rezeptoren und antagonistischer Wirkung am κ-Rezeptor. Opioid der Stufe III nach WHO.

Wirkmechanismus Buprenorphin ist ein partieller Agonist am μ-Opioidrezeptor und ein Antagonist am κ-Rezeptor. Aufgrund der hohen Lipophilie penetriert es schnell die Blut-Hirn-Schranke und weist einen sehr schnellen Wirkeintritt auf. Die antinozizeptive Potenz der transdermalen Applikationsform ist im Vergleich zu Morphin etwa 70–115 mal stärker.

Indikationen
- Starke bis sehr starke Schmerzen unterschiedlicher Genese (z. B. Tumorschmerzen, schwere degenerative muskulo-skelettale Schmerzen …)

Nebenwirkungen
- Übelkeit/Erbrechen
- (Lokaler) Juckreiz/Exanthem bei transdermaler Anwendung
- Konzentrationsstörungen
- Schwindel
- Kopfschmerzen
- Hypotonie
- Limitierte Atemdepression (im Vergleich zu reinen μ-Agonisten, Ceiling-Effekt)
- Sedierung

- Beeinträchtigung der Fahrtauglichkeit
- Reduktion der Krampfschwelle
- QT-Zeit-Verlängerung bei hochdosierter sublingualer Therapie (vor allem in der Substitutionstherapie Opiatabhängiger)
- Transaminasenanstieg (v. a. im Rahmen der Substitutionstherapie)

Pharmakokinetik Da Buprenorphin einem erheblichen First-Pass-Effekt unterliegt, beträgt die orale Bioverfügbarkeit nur ca. 5 %. Somit muss die Applikation transdermal (Bioverfügbarkeit 55 %), sublingual oder parenteral erfolgen. Wirkbeginn nach sublingualer Gabe nach ca. 30 min, bei transdermaler Applikation ist die Wirkung erst nach 12–18 h zu erwarten.

Buprenorphin wird sowohl über Cytochrome (v. a. über CYP3A4 und CYP3A5), als auch über Glukuronidierung hepatisch metabolisiert. Hierbei entstehen Norbuprenorphin und Buprenorphin-3-O-Glukuronid. Der Hauptmetabolit Norbuprenorphin wird ebenfalls weiter glukuronidiert. Die Plasmaproteinbindung (in erster Linie an Alpha- und Beta-Globuline) ist mit 96 % sehr hoch. Die Exkretion erfolgt zu 70 % über die Faeces und zu etwa 30 % über den Urin.

In der Literatur finden sich teilweise sehr verwirrende Angaben zu Halbwertszeiten, welche zwischen 3–44 h schwanken. Die Fachinformation gibt eine terminale Halbwertszeit von ca. 3 h an. Der Grund liegt in der komplexen Pharmakokinetik mit Resorption, langsamer Diffusion, Rezeptorkinetik (langsame Bindung an und langsame Dissoziation vom Rezeptor, hoher Anteil an „spare receptors") und Umverteilung aus dem Fettgewebe sowie der Art der Verabreichung. Zudem scheint ein enterohepatischer Kreislauf eine Rolle zu spielen. Klinisch kann man allerdings bei sublingualer Gabe von einer Wirkdauer von 6–8 h ausgehen.

Wirkstärke Buprenorphin hat eine etwa 70-fache analgetische Potenz im Vergleich zu oralem Morphin, einzelne Studien geben sogar eine 100–115-fache analgetische Potenz an.

Kontraindikationen/besondere Warnhinweise
- Schwere respiratorische Insuffizienz/Störung des Atemzentrums
- Einnahme von MAO-Hemmern aktuell oder innerhalb der letzten 2 Wochen
- Akuter Alkoholismus
- Hypogonadismus
- Prostatahypertrophie
- Erhöhter intrakranieller Druck
- Schwere hepatische Insuffizienz

Dosierung
- Transdermal: 5 µg/h, 10 µg/h, 20 µg/h, 30 µg/h, 40 µg/h (jeweils 7-tägiger Wechsel), 35 µg/h, 52,5 µg/h, 70 µg/h (3- bzw. 4-tägiger Wechsel)
- Sublingual: 0,2 mg und 0,4 mg: 3-4x/d
- Intravenös: 0,3 mg (4-5 µg/kg): 3-4x/d
- Substitutionsdosis (sublingual): 8 (-16) mg

Handelsnamen z. B. Transtec PRO®, Temgesic s.l.®, Norspan®, Subutex® (nur zur Substitution zugelassen), Suboxone® (Buprenorphin+Naloxon, nur zur Substitution zugelassen), Generika.

Interaktionen Potenzielle Wirkungsschwankungen können bei Koadministration von CYP3A4-Inhibitoren (wie Proteasehemmern oder Ketoconazol) oder CYP3A4-Induktoren (wie Phenobarbital, Carbamazepin, Phenytoin, Rifampicin) auftreten. Hier ist ein engmaschiges Monitoring des Patienten ratsam.

Für die Praxis Aufgrund der niedrigen oralen Bioverfügbarkeit ist der Einsatz von Buprenorphin als zu schluckenden Tabletten nicht sinnvoll und verfügbar. Deshalb erfolgt die Anwendung zumeist transdermal oder sublingual. Für die i.m., i.v., epidurale und intrathekale Applikation ist die klinische Effizienz gesichert, ist aber insgesamt selten indiziert. Insbesondere die neuraxiale Gabe erscheint nicht angezeigt und ist zudem off-label-use.

Zudem findet parenterales Buprenorphin im Rahmen der Ganglionären Opioidanalgesie (GLOA) Anwendung.

Erfahrungsgemäß wird Buprenorphin auch von alten Patienten in Bezug auf kognitive Beeinträchtigung und Schwindel gut vertragen. Hilfreich ist in diesem Zusammenhang, dass mit der Pflasterstärke von 5 µg/h (entspricht 8-10 mg Morphin p.o. pro Tag) auch in sehr niedriger Opioiddosis begonnen werden kann. Diese niedrigdosierten Pflaster müssen nur alle 7 Tage gewechselt werden, wobei das Dosisspektrum 2015 um 30 µg/h und 40 µg/h erweitert wurde. Bei einzelnen Patienten kommt es jedoch bereits nach 5 oder 6 Tagen zu einer Schmerzzunahme im Sinne eines End-Of-Dose-Failures, sodass das Pflaster entsprechend öfter gewechselt werden muss.

Buprenorphin weist eine geringere Toleranzentwicklung auf und ist somit gerade bei nicht-malignem Schmerz eine sinnvolle Alternative. Zwar ist Toleranzentwicklung auch unter Dauermedikation mit Buprenorphin bekannt, jedoch deutlich seltener als bei reinen µ-Opioid-Agonisten. Grundsätzlich sind dennoch regelmäßige klinische Verlaufskontrollen notwendig (Dosiseskalation, Wirkung, Prüfung psychosozialer Kontextfaktoren, Prüfung der Indikation). Ein Ausdosieren/Absetzen sollte, wie bei Opioiden üblich, langsam und stufenweise erfolgen.

Bei der Verwendung von transdermalen Systemen sollten einige Aspekte berücksichtigt werden:

1. Die Wirkung bei transdermaler Applikation ist erst nach ca. 12–18 h zu erwarten.
2. Die Lokalisation des Pflasters sollte möglichst wechseln. Es wird empfohlen, mindestens 2 Wochen zu warten, bevor dieselbe Klebestelle benutzt wird.
3. Optimale Pflasterklebestellen sind Außenseite des Oberarmes, obere Brust, oberer Rücken, oberer seitlicher Brustkorb, wobei klassische Schweißrinnen ausgespart werden sollten.
4. Die Applikation sollte auf unbehaarter Haut erfolgen (nicht rasieren, um Mikroläsionen zu vermeiden; ggf. kann einige Tage im Voraus rasiert werden), ansonsten Haare mit Schere kürzen.

5. Das Pflaster möglichst nicht auf sonnen-/hitzeexponierten Stellen kleben und Temperaturerhöhungen meiden. Erhöhte Hauttemperatur kann die Freigabe der Substanz beschleunigen, die Hyperämie führt zur beschleunigten Resorption. Dies kann insbesondere zu Beginn der Therapie zu vermehrten zentralwirksamen Nebenwirkungen führen.

6. Pflaster müssen nach der Verwendung sicher entsorgt werden (die Pflaster enthalten relevante Restmengen an Wirkstoff).

7. Einzelne Patienten benötigen bereits einen früheren Pflasterwechsel (jedoch deutlich seltener als bei Fentanyl-Pflastern).

8. Lokale Hautirritationen können oftmals durch Auftragen von Hautschutzsprays o.Ä. vor dem Kleben vermieden werden. Allerdings limitieren öfters Hautunverträglichkeiten die Anwendung der transdermalen Applikationsform. Der Wechsel zu einem anderen Hersteller verspricht manchmal Abhilfe, alternativ kann eine sublinguale Applikation erwogen werden (das Fehlgebrauchsrisiko ist hierbei jedoch höher).

Spezielle Fragestellungen Die hohe Affinität zum µ-Rezeptor und die langsame Rezeptor-Dissoziation wird mit einer niedrigeren Inzidenz an Nebenwirkungen bei der Verwendung von Buprenorphin in Verbindung gebracht.

Da die Substanz überwiegend fäkal ausgeschieden wird und nur ein relativ geringer Anteil renal, bietet sich Buprenorphin als Option bei Patienten mit Nierenfunktionsstörung an. Da Buprenorphin zudem nicht in relevantem Ausmaß dialysiert wird, kommt es nicht zum Auswaschen der Blutspiegel mit einhergehenden Schmerzen in der Folge. Daher kann bei dieser Patientengruppe Buprenorphin erwogen werden.

Mehrere Studien zeigten für Buprenorphin auch in hohen Substitutionsdosen keine Verlängerung der QT-Zeit, wenngleich dies in der Fachinformation als häufige Nebenwirkung aufgeführt ist. Das Problem scheint zudem auf die Substitution mit erheblich höheren Dosierungen beschränkt. In sehr seltenen Fällen werden Hepatitiden beobachtet, jedoch auch hier hauptsächlich nur in den sehr hohen Dosen. Das Spektrum der hepatischen Nebenwirkungen reicht von leichtem Transaminasenanstieg bis zum Leberversagen. Außerhalb der Substitutionstherapie scheint das Risiko gering zu sein.

Zunehmend Aufmerksamkeit erhält Buprenorphin bei psychiatrischen Fragestellungen, beispielsweise bei depressiven Erkrankungen. Inwieweit hier ein von der analgetischen Wirkung unabhängiger Behandlungsansatz besteht, bedarf aber qualitativ hochwertiger Studien.

Die Rezeptierung von Buprenorphin zur Substitution ist nur durch Ärzte mit suchtmedizinischer Qualifikation erlaubt.

Literatur

1. Davis MP (2012) Twelve reasons for considering buprenorphine as a frontline analgesic in the management of pain. J Support Oncol. 10(6):209–19
2. Fareed A, Patil D, Scheinberg K, Blackinton Gale R, Vayalapalli S, Casarella J, Drexler K (2013) Comparison of QTc interval prolongation for patients in methadone versus buprenorphine maintenance treatment: a 5-year follow-up. J Addict Dis. 32(3):244–51
3. Filitz J, Griessinger N, Sittl R, Likar R, Schüttler J, Koppert W (2006) Effects of intermittent hemodialysis on buprenorphine and norbuprenorphine plasma concentrations in chronic pain patients treated with transdermal buprenorphine Eur J Pain. 10(8):743–8
4. Fishman MA, Kim PS (2018) Buprenorphine for Chronic Pain: a Systemic Review. Curr Pain Headache Rep. 5:22(12):83
5. Kao DP, Haigney MC, Mehler PS, Krantz MJ (2015) Arrhythmia associated with buprenorphine and methadone reported to the Food and Drug Administration. Addiction. 110(9):1468–75
6. Karp JF, Butters MA, Begley AE, Miller MD, Lenze EJ, Blumberger DM, Mulsant BH, Reynolds CF 3rd. Safety, tolerability, and clinical effect of low-dose buprenorphine for treatment-resistant depression in midlife and older adults. J Clin Psychiatry. 2014; 75(8): e785–93

7. Smith HS (2011) The metabolism of opioid agents and the clinical impact of their active metabolites. Clin J Pain. 27(9):824–838

Bupropion

Syn. Amfebutamon.

Def. Selektiver Dopamin- und Noradrenalin-Wiederaufnahme-hemmer (NDRI) mit minimaler Serotonin-Wiederaufnahme-hemmung, der als Antidepressivum und Nikotinentwöhnungsmittel eingesetzt wird.

Indikationen
- Depression
- Nikotinentwöhnung
- Gewichtsabnahme durch Appetitverminderung: Wirksamste Kombination ist Naltrexon + Bupropion

Nebenwirkungen
- Prokonvulsiver Effekt: (0,1 % bei Dosen bis max. 450 mg/d, steigt bei Dosen ab 600 mg/d stark an). Das Risiko für Krampfanfälle steigt bei Kombination mit weiteren Medikamenten, welche die Krampfschwelle senken (z. B. Tramadol, andere Antidepressiva, Steroide, Theophyllin, …)
- Schlaflosigkeit
- Mundtrockenheit
- Blutdruckanstieg
- Priapismus
- Gewichtsabnahme
- Appetitlosigkeit
- Übelkeit/Erbrechen
- Verstopfung
- Kopfschmerzen
- Schwindel
- Konzentrationsstörungen
- Myoklonien

- Angst
- Zittern
- Stevens-Johnsons-Syndrom

Pharmakokinetik Bupropion (Racemat aus S- und R-Enantiomer) gehört zur Gruppe der Phenethylamine und hier der Untergruppe der Amphetamine. Der Effekt scheint im Wesentlichen vermittelt über die Noradrenalin-Wiederaufnahmehemmung. Die Eliminationshalbwertszeit im Plasma beträgt ca. 20 h. Die Bioverfügbarkeit liegt bei über 87 %. Bupropion wird im Plasma zu 42 bis 84 % an Plasmaproteine gebunden. Bupropion wird hepatisch (CYP2B6) zum aktiven Hauptmetaboliten Hydroxybupropion transformiert. Die Ausscheidung erfolgt größtenteils renal.

Kontraindikationen/besondere Warnhinweise
- Manisch-depressive Patienten: Der Wirkstoff kann eine sekundäre Manie auslösen
- Bekanntes Krampfleiden
- Schwere Leberzirrhose
- Anorexia nervosa/Bulimie aktuell oder in der Anamnese: Missbrauchspotenzial
- Schwangerschaft/Stillzeit
- Gleichzeitige Therapie mit MAO- Hemmern

Interaktionen Durch Hemmung des CYP2D6-Stoffwechsels kann es zu einer Erhöhung des Blutspiegels z. B. von Desipramin, Betablockern und Risperidon kommen. Die Wirkung von Tamoxifen kann verringert sein, da zur Aktivierung eine funktionierende CYP2D6-Verstoffwechselung notwendig ist. Aufgrund der Beeinflussung des CYP2B6-Metabolismus von Bupropion kann die gleichzeitige Gabe von Substanzen wie Cyclophosphamid, Ticlopidin, Clopidogrel, Carbamazepin, Phenytoin oder Valproinsäure den Abbau zum aktiven Metaboliten Hydroxybupropion beeinflussen. Die klinische Relevanz ist ungeklärt. MAO-Hemmer sollten aufgrund der katecholaminergen Wirkung nicht gleichzeitig verabreicht werden.

Komedikation mit Amantadin oder Levodopa steigert die Inzidenz von Nebenwirkungen.

Dosierung 150-300 mg 1 × tgl., Tageshöchstdosis: 300 mg.

Handelsnamen Elontril® 150 mg und 300 mg (als Antidepressivum), Zyban® 150 mg (zur Raucherentwöhnung), Mysimba® 8 mg/90 mg (Naltrexon/Bupoprion).

Spezielle Fragestellungen Die Studienlage bzgl. Anwendung von Bupropion bei Schmerzerkrankungen ist schlecht, wobei bei neuropathischem Schmerz positive Effekte beschrieben sind. Dennoch ist Bupropion sicherlich kein Medikament der 1. Wahl bei Schmerzerkrankungen.

Bupropion scheint bei ängstlicher und agitierter Depression schlechter wirksam zu sein als SSRIs, während es bei Fatigue-Syndrom mit begleitender Depression ein besseres Outcome aufweist. Die Responderrate ist zumindest gleich gut wie diejenige von Venlaflaxin. Studien, die eine Aufhebung der sexuell-dämpfenden Nebenwirkungen anderer Antidepressiva durch Hinzunahme von Bupropion zeigen sollen, sind widersprüchlich, somit kann eine entsprechende Anwendung aktuell nicht empfohlen werden.

Sexuelle Dysfunktion kommt unter Bupropion seltener vor als unter SSRIs, das epileptogene Potenzial muss jedoch als höher eingestuft werden. Dies führte Mitte der 1980er zur vorübergehenden Marktrücknahme in den USA. In der Folge wurde der Wirkstoff nur noch in niedrigerer Tageshöchstdosis zugelassen. Auch sollte die Dosis erst nach 4 Wochen bei unzureichender Wirkung von 150 mg auf 300 mg gesteigert werden.

Bupropion ist zudem zur Raucherentwöhnung und in Kombination mit Naltrexon zur Gewichtsreduktion bei Adipositas (v. a. im Rahmen eines Gesamtkonzeptes) wirksam.

Eine Metaanalyse zur Anwendung bei ADHS konnte nur eine geringe Wirkstärke nachweisen.

Aufgrund der Amphetamin-ähnlichen Grundstruktur können Urindrogentests falsch positiv ausfallen.

Literatur

1. Billes SK, Sinnayah P, Cowley MA (2014). Naltrexone/ bupropion for obesity: an investigational combination pharmacotherapy for weight loss. Pharmacol Res.84:1-11
2. Clayton AH, Warnock JK, Kornstein SG, Pinkerton R, Sheldon-Keller A, Mc Garvey EL (2004) A placebo-controlled trial of bupropion SR as an antidote for selective serotonin-reuptake- inhibitor-induced sexual dysfunction. J Clin Psychiatry. 65(1):62-67
3. Demyttenaere K, Jaspers L. Review (2008) Bupropion and SSRI-induced side effects. J Psychopharmacol. 22(7):792-804
4. Fava M, Rush AJ, Thase ME, Clayton A, Stahl SM, Pradko JF, Johnson JA (2004) 15 years of clinical experience with bupropion HCL: from bupropion SR to bupropion XL. Prim Care Companion J Clin Psychiatry. 7(3):106-113
5. Masciocchi E, Malpezzil, Famulari A, Masciocchi N (2012) Structural and energetic aspects of a new bupropion hydro-chloride polymorph. J Pharm Biomed Anal. 60:65-70
6. Semenchuk MR, Sherman S, Davis B (2001) Double-blind, randomized trial of bupropion SR for the treatment of neuropathic pain. Neurology. 13:57(9):1583-1588
7. Stuhec M, Munda B, Svab V, Locatelli I (2015) Comparative efficacy and acceptability of atomoxetine, lisdexamfetamine, bupropion and methylphenidate in treatment of attention deficit hyperactivity disorder in children and adolescents: a meta-analysis with focus on bupropion. J Affect Disord. 178:149-159
8. Thase ME, Clayton AH, Haight BR, Thompson AH, Modell JG, Johnston JA (2006) A double-blind comparison between bupropion XL and venlafaxine XR: sexual functioning, antidepressant efficacy, and tolerability. J Clin Psychopharmacol. 26(5):482-488

Butylscopolamin

Syn. Butylscopolaminiumbromid

Def. Spasmolytikum, Parasympatholytikum/Anticholinergikum

Wirkmechanismus Butylscopolamin wirkt an glatten Muskelzellen und den parasympathischen Ganglien der Viszera, indem es eine kompetitive Bindung mit den muskarinergen Rezeptoren eingeht. Hierbei wird der Ca^{++}-vermittelte Einstrom in die Muskelzelle vermindert und die Kontraktilität als auch die Sekretion reduziert. In höheren Konzentrationen wirkt Butylscopolamin auch an nikotinergen Rezeptoren – mit fraglicher klinischer Relevanz. Aufgrund der quartären Ammoniumverbindung hat Butylscopolamin keine zentrale anticholinerge Wirkung.

Indikationen
- Kolikartige viszerale Schmerzen
- Spastische abdominelle Beschwerden bei Reizdarmsyndrom
- Dysmenorrhoe
- „Todesrasseln" in der Sterbephase
- Hypertone neurogene Blasenentleerungsstörung
- Blasenkrämpfe o.Ä. bei liegendem Blasenkatheter

Nebenwirkungen
- Mundtrockenheit
- Obstipation
- Diarrhoe
- Harnretention
- Tachykardie
- Allergische Reaktionen

Pharmakokinetik Durch die starke Polarität werden nur geringere Anteile der Substanz bei oraler oder rektaler Gabe resorbiert. Die Bioverfügbarkeit beträgt etwa 1%. Die Plasmaproteinbindung beträgt 4,4%. Die Metabolisierung erfolgt über Hydrolyse. Durch die Verteilung in abdominelle und pelvine Organe ist die systemische Verfügbarkeit niedrig. Die Eliminationshalbwertszeit liegt bei 6,2-10,6 Stunden. Die Ausscheidung erfolgt größtenteils über die Faeces.

Kontraindikationen/besondere Warnhinweise

- Überempfindlichkeit gegen die Substanz
- Myasthenia gravis
- Benigne Prostatahypertrophie
- Tachykardie/Tachyarrhythmie
- Engwinkelglaukom
- Megacolon
- Schwangerschaft
- Stillzeit

Dosierung p.o., s.c., i.v.: 10-20 mg, Tageshöchstdosis i.v. 100 mg/d, oral 60 mg/d
Supp: 10 mg in Kombination mit Paracetamol 800 mg

Handelsnamen Buscopan®, Generika

Spezielle Fragestellungen Butylscopolamin kann aufgrund seines spasmolytischen Effektes bei krampfartigen, viszeralen Schmerzen additiv gut wirksam sein. Insbesondere bei Blasenkrämpfen durch Katheter erscheint ein Einsatz sinnvoll.

Es sind orale und rektale Fixkombinationen mit Paracetamol zugelassen.

Es kann zudem zur Verminderung der Sekretion in der Sterbephase genutzt werden, um das Todesrasseln („death rattle") zu behandeln, das v.a. für die Angehörigen oftmals als sehr belastend empfunden wird.

Literatur

1. Krueger D, Michel K, Allam S, Weiser T, Demir IE, Ceyhan GO, Zeller F, Schemann M (2013) Effect of hyposcine butylbromide (Buscopan®) on cholinergic pathways in the human intestine. Neurogastroenterol Motil. 8: e530-539
2. Ryu JH, Hwang JW, Lee JW, Seo JH, Park HP, Oh AY, Jeon YT, Do SH (2013) Efficacy of butylscopolamine for the treatment of catheter-related bladder discomfort: a prospective, randomized, placebo-controlled, double-blind study. Br J Anaesth. 111(6):932-7

3. Wildiers H, Dhaenekint C, Demeulenaere P, Clement PM, Desmet M, Van Nuffelen R, Gielen J, Van Droogenbroeck E, Geurs F, Lobelle JP, Menten J (2009) Flemish Federation of Palliative Care. Atropine, hyoscine butylbromide, or scopolamine are equally effective for the treatment of death rattle in terminal care. J Pain Symptom Manage. 38(1):124-33

C

Inhaltsverzeichnis

Calcitonin

Def. Endogenes oder synthetisch hergestelltes Hormon mit regulierender Wirkung im Calcium- und Phosphathaushalt (Antagonist des Parathormons).

Wirkmechanismus Insgesamt werden folgende Mechanismen für die Wirkung von Calcitonin verantwortlich gemacht:

- Hemmung der Osteoklastenaktivität
- Steigerung der renalen Ca^{++}-Elimination (verminderte Rückresorption in Nierentubuli)

© Springer-Verlag GmbH Deutschland,
ein Teil von Springer Nature 2020
J. Artner et al., *Medikamente in der Schmerztherapie,*
https://doi.org/10.1007/978-3-662-61692-5_7

- Verminderter Ca^{++}-Efflux aus dem Knochen
- Verminderung der intestinalen Ca^{++}-Aufnahme

Der analgetische Wirkansatz ist letztlich unklar. Mehrere Erklärungsansätze wurden gefunden, z. B. Aktivierung deszendierender serotonerger Hemmsysteme der Nozizeption und Normalisierung der peripheren Na^+-Kanal-Expression. Zudem wurde eine spezifische Bindung im Bereich des Gehirns postuliert.

Indikationen
- Phantomschmerz
- Tumorassoziierte Hyperkalzämie
- Morbus Paget
- Osteoporose-Prävention bei akuter Immobilisation

Bei sämtlichen Indikationen im Analgesiebereich handelt es sich um Off-label-use.

Nebenwirkungen
- Bildung bösartiger Tumore bei Langzeitanwendung
- Hypokalzämie
- Übelkeit/Erbrechen
- Durchfall
- Flush, v. a. bei zu schneller Infusion
- Allergische Reaktion

Pharmakokinetik Plasmaeiweißbindung liegt bei 30–40 %. Calcitonin wird nahezu vollständig in der Niere abgebaut. Bei terminaler Niereninsuffizienz kann es somit zu vermindertem Abbau kommen, wobei die klinische Relevanz unklar ist.

Kontraindikation
- Hypokalzämie

Applikationsformen
- subcutan
- intravenös

Nasale Sprays sind 2012 vom Markt genommen worden. Eine orale Anwendung ist nicht möglich, da Calcitonin intestinal kaum resorbiert wird.

Dosierung
- Phantomschmerzen: 3–5 Tage 100-200E/d, als Kurzinfusion in NaCl 0,9 % (Kalziumfreie Lösung!)

Interaktionen Kombination mit anderen Ca^{++}-senkenden Substanzen (z. B. Bisphosphonaten) kann zu additiver Wirkung mit stärkerer Hypokalzämie führen.

Für die Praxis Seit 2012 sind die Indikationsbereiche stark eingeschränkt worden, die intranasale Applikationsform wurde in Deutschland vom Markt genommen. Grund der veränderten Zulassung ist eine erhöhte Malignitätsinzidenz nach langfristiger Anwendung. Insofern muss die Anwendung im Bereich der Schmerzmedizin bei schlechter Datenlage, die sich im Wesentlichen auf Einzelfallberichte stützen, als kritisch angesehen werden.

Bei der Anwendung von Calcitonin in der Frühphase nach Amputation in der Phantomschmerztherapie konnte in mehreren Studien eine prophylaktische Wirkung gefunden werden. Dennoch empfiehlt sich auch hier eine sehr kritische Abwägung und sollte gerade bei jüngeren Patienten generell unterlassen werden.

Bei der intravenösen Gabe ist auf eine langsame Infusionsgeschwindigkeit zu achten, um eine Flushsymptomatik abzumildern bzw. zu verhindern.

Literatur
1. Colado MI, Ormazabal MJ, Goicoechea C, Lopez F, Alfaro MJ, Martin MI (1994) Involvement of central serotonergic pathways in analgesia elicited by salmon calcitonin in the mouse. Eur J Pharmacol, 11:252(3):291–297
2. Ito A, Takeda M, Yoshimura T, Komatsu T, Ohno T, Kuriyama H, Matsuda A, Yoshimura M (2012) Anti-hyperalgesic

effects of calcitonin on neuropathic pain interacting with its peripheral receptors. Mol Pain. 7(8):42

3. Jaeger H, Maier C (1992) Calcitonin in phantom limb pain: a double-blind study. Pain 48(1):21–27

4. Lyritis GP, Trovas G (2002) Analgesic effects of calcitonin. Bone 30(5 Suppl):71S-74S

5. Martinez MJ, Roqué M, Alonso-Coello P, Català E, Garcia JL, Ferrandiz M (2003) Calcitonin for metastatic bone pain. Cochrane Database Syst Rev, (3):CD003223

6. Rote-Hand-Brief zu Calcitonin der Arzneimittel-kommission der deutschen Ärzteschaft vom 15.08.2012. https://www.bfarm.de/SharedDocs/Risikoinformationen/Pharmakovigilanz/DE/RHB/2012/rhb-calcitonin.pdf?_blob=publicationFile&v=7. Zugegriffen: 21. Febr. 2020

Cannabinoide

Def
Tetrahydrocannabinol (THC): Agonisten an CB1- und CB2-Rezeptoren.
    Cannabidiol (CBD): Vorwiegender Agonist an CB2-Rezeptoren.

Präparate

THC Vollspektrum Extrakt:	Rein pflanzlich gewonnenes THC.
THC/CBD Vollspektrum Extrakt:	Rein pflanzlich gewonnenes THC/CBD.
Dronabinol:	Teilsynthetisches THC.
Nabilon:	Vollsynthetisches THC.
Nabiximol:	THC/CBD 50:50 Kombinationspräparat.
Cannabis Blüten:	Verschiedene Sorten mit unterschiedlichen THC/CBD Anteilen.
CBD Präparate:	Präparate ohne THC Anteil.

Wirkmechanismus Cannabinoide binden an spezifischen CB1- und CB2-Rezeptoren, wodurch inhibitorische G-Proteine aktiviert werden. CB1-Rezeptoren sind besonders stark in zentralen und peripheren Nervenzellen konzentriert, wo sie die Wirkung von Neurotransmittern modulieren. Aktivierung von CB1-Rezeptoren führt G-Protein-vermittelt zu einer Inhibition der Adenylylcyclaseaktivität und einer Hemmung der spannungsabhängigen präsynaptischen Ca^{++}-Kanäle. Zusätzlich kommt es zu einer Stimulation von so genannten einwärts rektifizierenden K^+-Kanälen, welche zu einer Hyperpolarisisation der Membran und somit zur Reduktion deren Erregbarkeit führen. Letztlich wird die Freisetzung von Acetylcholin, Dopamin, Gamma-Amino-Buttersäure (GABA), Histamin, Serotonin, Glutamat, Cholezystokinin (CKK), D-Aspartat, Glyzin und Noradrenalin gehemmt. CB1-Rezeptoren kommen auch im Fettgewebe, Gastrointestinaltrakt und der Skelettmuskulatur vor, damit sind sie in die Steuerung vieler physiologischer Funktionen eingebunden.

CB2-Rezeptoren werden überwiegend an Immunzellen (T-Zellen und Makrophagen) von Milz, Thymus und Tonsillen exprimiert und sind an deren Regulation beteiligt. Die Aktivierung von CB2-Rezeptoren führt letztlich zur Hemmung der Zytokinfreisetzung und begründet die entzündungshemmende Wirkung der Cannabinoide. Damit sind sie immunmodulatorisch wirksam.

Indikationen (umstritten, da klinische Daten inkonsistent):
- Spastik bei multipler Sklerose (MS)
- Chronische (v. a. neuropathische) Schmerzen
- Tourette-Syndrom
- Appetitlosigkeit bei fortgeschrittenen Erkrankungen (Tumorkachexie, AIDS)
- Therapieresistente Übelkeit/Erbrechen während Chemotherapie
- Schlafförderung
- Epilepsie

Nebenwirkungen
- Vegetative Symptome
- Müdigkeit
- Erschöpfung
- Ataxie
- Muskelschwäche
- Appetitsteigerung
- Beeinträchtigung der Kognition (Gedächtnisleistung, Aufmerksamkeit)
- Beeinträchtigung der Fahrtauglichkeit
- Panik, Angst
- Albträume
- Depression
- Entwicklung einer Abhängigkeit
- Entzugssymptome bei Absetzen nach Langzeitkonsum
- Auslösung von Halluzinationen, Psychosen, Schizophrenien

Das Auftreten von Psychosen scheint abhängig von der Höhe des konsumierten THC Gehaltes (>10 %) und der Häufigkeit des Gebrauches anzusteigen. Eine aktuelle Arbeit kommt zu der Schlussfolgerung, dass in London 30 % und in Amsterdam 50 % der Psychosen verhindert werden könnten, wenn es kein „high potency THC" gäbe.

Pharmakokinetik Cannabinoide unterliegen bei oraler Einnahme einem erheblichen hepatischen First-Pass-Effekt. Die orale Bioverfügbarkeit beträgt daher nur 10–20 %. Nach der Einnahme von Dronabinol entstehen etwa 50 Metabolite, von denen das 11-Hydroxy-delta-9-Tetrahydrocannabinol einen der aktiven Hauptmetaboliten darstellt. Zudem ist dieser Metabolit stark psychoaktiv wirksam. Die Plasmaproteinbindung beträgt 97–99 %. Durch die hohe Lipophilie der Substanz ist die vollständige Clearance sehr lang und kann bis zu Wochen betragen. Der Wirkbeginn ist nach 0,5 bis 1 h, die Wirkdauer liegt bei bis zu 8 h; die appetitsteigernde Wirkung ist kürzer. Die terminale Eliminationshalbwertzeit von Dronabinol beträgt 25–36 h, die seiner Metabolite bis zu 60 h. Die Exkretion erfolgt vorrangig biliär (zu 80 %) über die Faeces und nur zu einem geringeren Anteil (20–30 %) über den Urin.

Bei inhalativer Zufuhr ist die maximale Plasmakonzentration bereits nach wenigen Minuten erreicht, die Wirkdauer ist kurz, die Bioverfügbarkeit beträgt bis zu 30 %. Dabei gilt es aber zu beachten, dass hierbei eine unklare Mischung inklusive diverser psychotroper Substanzen inhaliert wird, sodass neben der analgetischen Wirkung vermutlich weitere Effekte eine Rolle spielen. Je nach Sorte der Cannabisblüten differieren die THC- und CBD-Konzentrationen. Ebenso darf das kanzerogene Potenzial von gerauchtem Cannabis nicht vernachlässigt werden. Daher wird primär die Inhalation der verdampften Blüten und des dabei frei gesetzten Öls empfohlen.

Kontraindikationen/besondere Warnhinweise
- Überempfindlichkeit gegen den Wirkstoff
- Überempfindlichkeit gegen Komponenten (Marinol: Sesamöl, Propylenglykol)
- Anamnese von Substanzabusus
- Psychiatrische Anamnese (Schizophrenie, schwere Persönlichkeitsstörung, psychotische Störung)
- Schwangerschaft
- Stillzeit (Übertritt in die Muttermilch)
- KHK, Angina pectoris
- Jugendliches Alter

Dosierung
Mittlere Wirkdosis bei Schmerzen, Spastik, Appetitlosigkeit und Kachexie:
5–20 (30) mg/Tag, schrittweise Eindosierung ist bei allen Präparaten notwendig.

Sativex® zur Behandlung der Spastik bei MS:
Bis 12 Sprühstöße a 2,7 mg THC und 2,5 mg CBD täglich.

Canemes® Hartkapseln (Nabilon):
Zur Behandlung Chemotherapie-bedingter Übelkeit/Erbrechen bis 2 × 1 mg bis 3 × 2 mg täglich.

Verordnungshöchstmenge nach BtMVV:

Ölige Tropfen	500 mg/30 Tage.
Sativex® Spray	1000 mg/30 Tage.
Cannabisblüten	100 g/30 Tage.

Handelsnamen z. B. Sativex® Spray, Marinol® (USA), in Deutschland in Apotheken hergestellte Lösungen (Dronabinol), Canemes®, Cannabis Flos (Blüten).

Für die Praxis Eine neue Metanalyse zeigte eine moderate Evidenz von Cannabis in der Anwendung bei chronischen Schmerzen. In dieser Untersuchung sind nur die 8 Studien, die eine mindestens 30 %ige Schmerzreduktion zeigten, aufgenommen worden, 20 weitere ohne signifikante Besserung jedoch nicht. Für eine substanzielle Schmerzreduktion von mindestens 50 % gibt es keine Evidenz. Zusammenfassend ist die Studienlage bzgl. Cannabis bei chronischem Schmerz als schlecht anzusehen und sollte nur im Einzelfall erwogen werden.

Aufgrund der appetitsteigernden Wirkung werden Cannabinoide auch in der Palliativmedizin bei Anorexie eingesetzt. Daneben besitzt THC eine effektive antiemetische Wirkung. Canemes® ist zur Behandlung von Chemotherapie bedingter Übelkeit und Erbrechen zugelassen. Weiterhin wirkt THC/CBD bei Spastik im Rahmen einer multiplen Sklerose, Sativex® Mundspray ist hierfür zugelassen.

Reine CBD Präparate gelten als Nahrungsergänzungsmittel. Sie sind frei verkäuflich und nicht rezeptpflichtig. Die Kosten müssen von den Patienten selbst getragen werden. Die bisherigen Erfahrungen und Studienlage sind begrenzt. Aufgrund der fehlenden psychotropen Wirkung, aber der potenziell analgetisch und entzündungshemmenden Effekte könnte es in Zukunft weiter in den Fokus des Interesses rücken.

Hinweise zur Rezeptur und Anwendung von Cannabispräparaten
THC-haltige Präparate sind in Deutschland auf BtM-Rezepten rezeptierbar. Eine generelle Kostenübernahmepflicht durch die

Krankenkassen besteht nur bei Sativex® und Canemes® bei entsprechender Indikation. Die Kosten für die übrigen Präparate werden nach Einzelfallprüfung durch die Krankenkassen/ Medizinischen Dienst auf Antrag übernommen. Die Kassen dürfen den Antrag nur bei begründeten Ausnahmefällen ablehnen. Wird Cannabis im Rahmen der Palliativversorgung verordnet oder soll eine stationär begonnene Cannabistherapie ambulant fortgeführt werden, muss der Antrag innerhalb von drei Tagen bearbeitet werden. In allen anderen Fällen beträgt die Frist drei Wochen. Ist eine gutachterliche Meinung einzuholen, verlängert sich die Frist auf fünf Wochen. Ohne Genehmigung durch die Kassen müssen die teils erheblichen Kosten von den Patienten selbst getragen werden.

Dronabinol Rezeptur zur Herstellung von Dronabinolöl in der Apotheke: „Ölige Dronabinoltropfen 25 mg/ml 10 ml (entsprechend 250 mg Dronabinol) NRF 22.8".

Die Eindosierung von Dronabinol erfolgt langsam und stufenweise: Beginnen kann man mit 2,5 mg 2–3-mal pro Tag. Jeden zweiten Tag kann man die Dosis um 2,5 mg bis zur Wirksamkeit oder aber intolerablen Nebenwirkungen erhöhen. Bei Absetzen nach längerfristiger Einnahme muss die Dosis auch wieder langsam ausgeschlichen werden. Die Einnahme von Dronabinol sollte nüchtern erfolgen, die Resorption wird mit fettreicher Ernährung verbessert. Dronabinol-Öl sollte nicht in Wasser gelöst werden, da Reste als Ölfilm am Glas verbleiben können und so eine Unterdosierung zu erwarten ist. Bei kleineren Dosen Dronabinol-Öl kann die Substanz bspw. auf einen Butterkeks, ein Stück Brot o.Ä. aufgebracht erfolgen

THC-Vollextrakte: THC-Vollextrakte werden als „Ölige Cannabisharz-Lösung" (NRF 22.11) rezeptiert. Entweder als THC25 (2,5 %) oder als THC10:CBD10 (THC und CBD je 1 %).

Sativex® Spray: Das bei MS-bedingter Spastik zugelassene Sativex® Spray wird in die Mundhöhle gesprüht, wobei die Stelle der Applikation jedes Mal gewechselt werden sollte. Die Eindosierung erfolgt durch tägliche Steigerung der Anzahl der Sprühstöße bis maximal 5 Sprühstöße morgens und 7 Sprühstöße abends ab Tag 14.

Cannabis Flos: Cannabisblüten werden mit dem Namen der rezeptierten Sorte, der Mengenangabe in Gramm und dem Zusatz (NRF 22.14) rezeptiert. Sollen diese in Einzeldosen (Pulvertütchen) verpackt werden, muss die Anzahl der Tüten mit jeweiliger Menge des Inhaltes in Gramm und dem Zusatz (NRF 22.15) auf dem BtM-Rezept angegeben werden. Zum Verdampfen der Cannabisblüten benötigt der Patient einen zugelassenen Vaporisator, der die optimale Verdampfungstemperatur von 185–210 °C erreicht. Wenn die Anwendung von medizinischem Cannabis im Vorfeld von der Kasse genehmigt wurde, werden die Kosten für den Vaporisator und dem notwendigen Verbrauchsmaterial in der Regel ebenfalls übernommen.

Bei allen Rezepturen muss die Einnahmeanweisung schriftlich auf dem Rezept vermerkt werden, ein Verweis auf eine schriftliche Anweisung wie bei Opioiden genügt nicht.

Spezielle Fragestellungen Mit der Überarbeitung des Neuen Rezept-Formulariums (NRF) des Deutschen Arzneimittel-Codex im Jahr 2012 wurde empfohlen, die Rezeptur der öligen Dronabinoltropfen (NRF 22.8) von einer massebezogenen Prozentkonzentration (2,5 % = 25 mg/g) auf eine volumenbezogene Konzentration (25 mg/ml) umzustellen. Gleichzeitig wurde ein neuer Stabilisator der Rezeptur hinzugefügt. Insgesamt erhöhte sich dadurch die Menge an Dronabinol pro Tropfen geringfügig um 5,3 %, was vermutlich klinisch nicht relevant ist. In einem Tropfen der hergestellten Dronabinol-Lösung (siehe oben) befinden sich nun je nach verwendetem Senkrechttropfer 0,731 mg oder 0,877 mg Dronabinol. Insgesamt muss die tropfenweise Gabe insbesondere bei niedriger Dosierung jedoch als zu ungenau angesehen werden (keine genau einheitliche Tropfengröße, Temperaturabhängigkeit der Viskosität), sodass die Entnahme mittels einer Kolbenpipette oder einem volumetrischen Dosiersystem (z. B. Pumpsystem) bevorzugt werden sollte.

Literatur

1. Agarwal N, Pacher P, Tegeder I, Amaya F, Constantin CE, Brenner GS, Rubino T, Michalski CW, Marsicano G, Monory K et al (2007) Cannabinoids mediate analgesia largely via peripheral type 1 cannabinoid receptors in nociceptors. Nat Neurosci. 10:870–879

2. Ahluwalia J, Urban L, Capogna M, Bevan S, Nagy I (2000) Cannabinoid 1 receptors are expressed in nociceptive primary sensory neurons. Neuroscience 100:685–688

3. Anand U, Otto WR, Sanchez- Herrera D, Facer P, Yiangou Y, Korcher Y, Birch R, Benham C, Bountra C, Chessell IP, Annand P (2008) Cannabinoid receptor CB2-localisation and agonist-mediated inhibition of capsaicin responses in human sensory neurons. Pain. 138:667–680

4. Benhien P, Ware M (2007) Reassessment of the role of cannabinoids in the management of pain and other symptoms. Curr Opin Anaesthesiol. 20:473–477

5. Desroches J, Beaulien P (2010) Opioid and endo-cannabinoid interactions: roles in pain management. Curr Drug Targets. 11:462–473

6. Devane WA, Dysarz FA, Johnson MR, Melvin LS, Howlett AC (1988) Determination and characterization of a cannabinoid receptor in rat brain. Mol Pharmacol. 34:605–613

7. Di Forti M· Quattrone D, Freeman TP, Tripoli G, Gayer-Anderson C, Quigley H, Rodriguez V, Jongsma HE, Ferraro L, La Cascia C, La Barbera D, Tarricone I, Berardi D, Szöke A, Arango C, Tortelli A, Velthorst E, Bernardo M, Del-Ben CM, Menezes PR, Selten JP, Jones PB, Kirkbride JB, Rutten BP, de Haan L, Sham PC, van Os J, Lewis CM, Lynskey M, Morgan C, Murray RMEU-GEI WP2 Group (2019)The contribution of cannabis use to variation in the incidence of psychotic disorder across Europe (EU-GEI): a multicentre case-control study. Lancet Psychiatry. 6:427–436

8. Grotenhermen F, Müller-Vahl K (2012) Das therapeutische Potenzial von Cannabis und Cannabinoiden. Dtsch Arztebl Int. 109:495–501

9. Grotenhermen F (2003) Pharmacokinetics and Pharmaco-dynamics of Cannabinoids. Clin Pharmacokinet. 42:327–360

10. Heidbreder M, van Treeck B (2019) Cannabispräparate für die Therapie chronischer Schmerzen. Schmerz. 33:437–442

11. Hoch E, Friemel ChM, Schneider M (2019) Cannabis: Potenzial und Risiko, 1. Auf. Springer Verlag GmbH, Deutschland

12. Hoskins RD, Zajicek JP (2008) Therapeutic potenzial of cannabinoid in pain medicine. Br J Anaesth. 101:58–68

13. Howlett AC, Breivogel CS, Childers SR, Deadwyler SA, Hampson RE, Porrino LS (2004) Cannabinoid physiology and pharmacology: 30 years of progress. Neuropharmacology 47:345–358

14. Lichtman AM, Martin BR (1991) Spinal and supraspinal components of cannabinoid-induced antinociception. J Pharmacol Exp Ther. 258:517–523

15. Pertwee RG (Hrsg.) (1995) Cannabinoid receptors. Academic Press, London

16. Sinatra RS, Jahr JS, Watkins-Pitchford JM (2011) The essence of analgesia and analgesics. Cambridge University Press, New York

17. Smith HS, Pappagaallo M (2012) Essential pain pharmacology. The prescriber`s guide. Cambridge University Press, New York

18. Ware M, Beaulieu P (2005) Cannabinoids for the treatment of pain: an update on recent clinical trials. Pain Res Manage. 10:27A – 30

19. Whiting PF, Wolff RF, Deshpande S, Di Nisio M, Duffy S, Hernandez AV, Keurentjes JC, Lang S, Misso K, Ryder S, Schmidlkofer S, Westwood M, Kleijnen J (2015) Cannabinoids for Medical Use: A Systematic Review and Meta-analysis. JAMA 313(24):2456–2473

Capsaicin

Def. Hauptbestandteil des roten Pfeffers, welcher topisch bei neuropathischen Schmerzen angewendet werden kann.

Wirkmechanismus Capsaicin wirkt agonistisch und hochselektiv über den TRPV1-Rezeptor (korrekter TRPV1-Rezeptorkanal; TRPV1 = Transient Receptor Potential Vanilloid Typ 1, oftmals nur „Capsaicin-Rezeptor" genannt). Der TRPV1-Rezeptor findet sich v. a. auch auf nozizeptiven C-Fasern und vermittelt u. a. Brennschmerz. Bei transdermaler Anwendung entwickelt sich eine Wirkung an intraepidermalen Nervenfasern. Durch Rezeptorbindung von Capsaicin kommt es zu einem vermehrten Ca^{++}- und Na^+-Einstrom in die Zelle sowie Freisetzung von Ca^{++} aus dem endoplasmatischen Retikulum. Der erhöhte intrazelluläre Ca^{++}-Spiegel führt einerseits zu Erregung, andererseits zu einer Aktivierung Ca^{++}-abhängiger Proteine und Abbau des Zytoskeletts. Resultat ist zunächst eine überschießende schmerzhafte Aktivierung (für meist 1–2 Tage bei Pflasteranwendung, für 1–2 Wochen nach Beginn einer Anwendung als Lösung/Creme). In der Folge kommt es zu einer reversiblen Defunktionalisierung der intraepidermalen Endäste mit Schmerzreduktion. Eine Wiederholungsanwendung der Capsaicin-Pflaster nach mehreren Wochen ist oftmals nötig (lt. aktueller Fachinformation erneute Anwendung alle 90 Tage möglich, im Einzelfall kürzer mit Mindestabstand von 60 Tagen).

Indikationen

- Periphere neuropathische Schmerzen, z. B. bei
  - Post-Zoster-Neuralgie
  - Polyneuropathien (auch diabetisch bedingt)
  - Radikulopathie
  - Schmerzhaften Neuromen
  - Stumpf- und Phantomschmerzen

Nebenwirkungen

- Lokale Schmerzverstärkung (temporär)
- Lokale Rötung (temporär)
- Lokaler Juckreiz (temporär)
- Transiente Hypertonie
- Hustenreiz, v. a. beim Entfernen des Pflasters

Pharmakokinetik Topisch appliziertes Capsaicin wird schnell über die Haut resorbiert, die Rate beträgt etwa 1 % der applizierten Menge. Ein vernachlässigbar kleiner Anteil der Substanz wird systemisch resorbiert (höchste Plasma-konzentrationen 17,8 ng/ml wurden beschrieben, abhängig von der Applikationsfläche). Bei topischer Applikation erfolgt die Biotransformation langsam, sodass der größere Anteil der Substanz unverändert bleibt. Capsaicin wird überwiegend renal eliminiert. Die Eliminationshalbwertszeit nach Pflaster-applikation wird mit 1,6 h angegeben.

Kontraindikation/Warnhinweise
- Unverträglichkeit der Substanz
- Verletzte Haut
- Pflaster: Kinder/Jugendliche unter 18 Jahren; Creme: Jugend-liche unter 12 Jahre
- Applikation im Gesicht, stärker behaarte Bereiche, perineale Anwendung, Schleimhäute

Dosierung
- Topisch als 8 %iges Pflaster (Qutenza 8 %®, 179 mg/Pflaster), welches für 30 min (Füße) bis 60 min (sonstige Lokalisationen) aufgeklebt wird
- Topisch als Capsaicin-Lösung oder Creme (Konzentration zwischen 0,025 % und 0,01 %), mindestens 1 Monat lang 3–4 × tgl. aufgetragen

Handelsnamen Qutenza 8%®, Capsamol®.

Für die Praxis Der Patient sollte auf teilweise heftige Brenn-schmerzen im betroffenen Areal vor Pflasterbehandlung vor-bereitet sein. Zur Behandlung der initialen Schmerzverstärkung während des Klebens des Pflasters, hilft lokale Kühlung. Diese sollte jedoch eher vermieden werden und wenn nötig nur inter-mittierend erfolgen, um die Resorption des Wirkstoffs nicht zu vermindern. Selten ist zudem die Gabe eines unretardierten Opioids (bspw. Oxycodon unretardiert) während des Klebens notwendig mit ggf. der Option der Repetition in den Folge-stunden. Nach dem Entfernen des Pflasters nach 30 bzw. 60 min wird für mindestens 1 min ein Reinigungsgel auf-getragen, um Capsaicinreste zu neutralisieren und zu entfernen.

Kühlung mit Kühlpacks nach Entfernen des Pflasters hat sich als sehr wirksame Therapie für den Brennschmerz erwiesen. Auch unabhängig von einer Opioideinnahme ist aufgrund der Schmerzexazerbation ggf. nicht von einer Fahrtüchtigkeit im Anschluss an die Pflasteranwendung auszugehen.

Die häufig propagierte Lidocain-Gel-Anwendung vor dem Kleben des Capsaicinpflasters ist eher ungünstig. Die Vorbehandlung mit einem topischen Lokalanästhetikum ist aufwendig und die notwendige Reinigung der Haut von Lokalanästhetikaresten vor dem Kleben des Pflasters wird oft dennoch als schmerzhaft empfunden. Zudem ist die Analgesie während der Anwendung dennoch oftmals unzureichend.

Die Haut muss bei der Anwendung intakt sein. Vor allem bei postherpetischer Neuralgie müssen also die Effloreszenzen abgeheilt und geschlossen sein.

Der Patient sollte vor der Anwendung ausführlich darüber aufgeklärt werden, dass zum einen eine initiale Schmerzverstärkung (meist 1–2 Tage) mit verstärkt brennenden Sensationen und begleitender Allodynie auftreten kann, zum anderen dass die volle schmerzreduzierende Wirkung der Pflasteranwendung erst nach mehreren Tagen zu erwarten ist. Oftmals sind Wiederholungsanwendungen weniger schmerzhaft, zudem kommt es öfter zu einer Reduktion der Größe an zu beklebendem Areal.

Seit Herbst 2015 ist Qutenza 8 %®-Pflaster auch bei der diabetischen Polyneuropathie zugelassen.

Ein Behandlungsversuch mit topischer Capsaicin-Creme 3–4 × täglich bietet gelegentlich eine Alternative, wobei die Wirkung erst nach 1–2 Wochen eintritt und bis dahin die Patienten meist von schmerzhaftem Auftragen berichten. Eine Fortsetzung der Applikation bei Wirksamkeit ist über mehrere Wochen nötig. Insgesamt ist die Effektivität der Capsaicin-Creme jedoch als deutlich geringer zu betrachten als die des Capsaicin-Pflasters. Eine unzureichende Wirkung einer Behandlung mit Capsaicin-Creme kann nicht als Prädiktor hinsichtlich der Wirksamkeit des Capsaicin-Pflasters gelten.

Spezielle Fragestellungen Eine kurze Krankheitsdauer hat sich als bester Prädiktor für die Wirksamkeit des Capsaicin-Pflasters erwiesen. Die Responderrate beträgt bis zu 70 %. Allerdings ist auch bei guter Wirkung eine systemische, antineuropathische Therapie oftmals dennoch notwendig. Sowohl bei diabetischer Polyneuropathie als auch bei sonstigen peripheren Neuropathien wurde die Effektivität und Sicherheit bei Anwendung über 52 Wochen bestätigt.

Aufgrund der relativ geringen und v. a. vorübergehenden Nebenwirkungen scheint ein frühzeitiger Einsatz auch bei weiter zentral gelegener Ursache sinnvoll, solange keine komplette Deafferenzierung vorliegt. So ist die Anwendung auf peripher schmerzhaften Arealen bei Radikulopathien auch oftmals wirksam. Zudem ist eine Wirkung bei Trigeminusneuralgie beschrieben, wobei auf einen sicheren Schutz der Augen und Schleimhäute geachtet werden muss.

In einem Fallbericht wurde eine erhebliche Verschlechterung eines CRPS Typ II bei Anwendung von Capsaicin-Pflaster zur Behandlung der Allodynie beobachtet. Eine retrospektive Analyse zur Anwendung von Qutenza 8 %®-Pflaster bei CRPS führte bei 44 behandelten Patienten in keinem Fall zu einer relevanten Reaktivierung des CRPS. Dennoch sollte die Anwendung bei dieser Indikation mit Vorsicht erfolgen.

Oftmals ist eine Wiederholung nach ca. 90 Tagen nötig. Einzelne Patienten verspüren bereits nach 2–2,5 Monaten eine erneute relevante Schmerzzunahme. Es kann versucht werden, die Wirkung des Pflasters durch Anwendung der Capsaicin-Creme hinauszuzögern. Alternativ sollte eine frühzeitigere Wiederholung der Anwendung erwogen werden.

Literatur

1. Babbar S, Marier JF, Mouksassi MS, Beliveau M, Vanhove GF, Chanda S, Bley K (2009) Pharmacokinetic analysis of capsaicin after topical administration of a high-concentration capsaicin patch to patients with peripheral neuropathic pain. Ther Drug Monit. 31:502–510
2. Chanda S, Bashir M, Babbar S, Koganti A, Bley K (2008) In vitro hepatic and skin metabolism of capsaicin. Drug Metab Dispos. 36:670–675

3. Gálvez R, Navez ML, Moyle G, Maihöfner C, Stoker M, Ernault E, Nurmikko TJ, Attal N (2017) Capsaicin 8% Patch Repeat Treatment in Nondiabetic Peripheral Neuropathic Pain: A 52-Week, Open-Label, Single-Arm. Safety Study. Clin J Pain. 33(10):921–931

4. Girtler R, Kloimstein H, Gustorff B (2013) Ausgeprägte Symptomverschlechterung bei CRPS Typ II nach einmaliger Applikation eines hochprozentigen Capsaicinpflasters Schmerz. 27(1):67–71

5. Hofbauer H, Müller Ch, Steffen P. Hochdosiertes 8%iges Capsaicin-Pflaster verbessert Allodynie bei CRPS. Poster Deutscher Schmerzkongress 2015, 14.–17. Okt. 2015

6. Kern K, Schwickert-Nieswandt M (2018) Post-Zoster-Neuralgie des linken Trigeminusastes V1. Schmerz 32:464–467

7. Maihofner C, Heskamp ML (2013) Prospective, non-interventional study on the tolerability and analgesic effectiveness over 12 weeks after a single application of capsaicin 8% cutaneous patch in 1044 patients with peripheral neuropathic pain: first results of the QUEPP study. Curr Med Res Opin. 29(6):673–683

8. AVinik AI, Perrot S, Vinik EJ, Pazdera L, Jacobs H, Stoker M, Long SK, Snijder RJ, van der Stoep M, Ortega E, Katz N (2016) Capsaicin 8% patch repeat treatment plus standard of care (SOC) versus SOC alone in painful diabetic peripheral neuropathy: a randomised, 52-week, open-label, safety study. BMC Neurol, 6;16(1):251

9. Webster LR, Peppin JF, Murphy FT, Lu B, Tobias JK, Vanhove GF (2011) Efficacy, safety, and tolerability of NGX-4010, capsaicin 8% patch, in an open-label study of patients with peripheral neuropathic pain. Diabetes Res Clin Pract. 93(2):187–197

Carbamazepin

Def. Na$^+$-Kanal-blockierendes Antiepileptikum der ersten Generation.

Wirkmechanismus Carbamazepin blockiert aktivitätsabhängig spannungsabhängige Na$^+$-Kanäle. Somit werden dauerdepolarisierte oder repetitiv depolarisierte Kanäle – wie sie bei Verletzungen oder bei Inflammation vorkommen – mit höherer Affinität blockiert. Strukturell ist Carbamazepin mit trizyklischen Antidepressiva verwandt.

Indikationen
- Neuralgien wie Trigeminusneuralgie, Glossopharyngeusneuralgie
- Sonstige neuropathische Schmerzen wie diabetische Polyneuropathie
- Fokale und generalisierte zerebrale Anfälle
- Phasenprophylaxe bei bipolarer Störung
- Krampfprophylaxe bei Substanzentzug, z. B. Alkohol

Nebenwirkungen
- Müdigkeit
- Schwindel
- Sedierung
- Gleichgewichtsstörungen
- Hyponatriämie
- Blutbildveränderungen (bis Trizytopenie, Agranulozytose)
- Mundtrockenheit
- Übelkeit
- Wassereinlagerungen (Gewichtszunahme, Ödeme)
- Kopfschmerzen
- Muskelkloni
- Hepatitis
- Aktivierung von Psychosen
- Herzrhythmusstörungen, AV- Block
- Allergische Hautreaktionen, Lyell-Syndrom

Pharmakokinetik Bei langsamer Resorption (bis zu 8 Std.) hat Carbamazepin eine Bioverfügbarkeit von etwa 80 %. Die Plasmaproteinbindung liegt bei 70–80 %. Die hepatische Metabolisierung erfolgt überwiegend über das Cytochrom P-450-Isoenzym CYP3A4. Bei Daueranwendung kommt es zu einer Autoinduktion des Carbamazepin-Metabolismus. Die

Halbwertszeit verändert sich dadurch von initial 25-65h auf 12-17h nach 3–5 Wochen der Einnahme, was die Notwendigkeit einer Dosissteigerung bedingen kann. Die Ausscheidung erfolgt zu 72 % renal und zu 28 % fäkal.

Kontraindikationen/besondere Warnhinweise
- Schwangerschaft
- Stillzeit
- Knochenmarksuppression/-schädigung (auch anamnestisch)
- Akute intermittierende Porphyrie
- Hypersensitivität auf Carbamazepin oder Trizyklika
- Komedikation mit MAO-Hemmern

Handelsnamen Tegretal®, Timonil®, Generika.

Dosierung Die analgetisch wirksame Dosis beträgt üblicherweise zwischen 400–1200 mg/Tag, je nach Galenik auf zwei bis vier Einzeldosen verteilt. Einnahme zu oder nach den Mahlzeiten empfohlen.

Verfügbare Tablettenstärken:

Retardtabletten: 200 mg, 300 mg, 400 mg, 600 mg.
Unretardierte Tabletten: 200 mg, 400 mg.
Suspension: 20 mg/ml.

Interaktionen Carbamazepin induziert seinen eigenen hepatischen Abbau und den Abbau von zahlreichen Substanzen (Serumspiegelerniedrigung als Folge): z. B. von Phenprocoumon, Antidepressiva, oralen Kontrazeptiva, Topiramat, Trizyklika, Neuroleptika, Kortikosteroiden, Ciclosporin, Tacrolimus etc. Ggf. muss eine Dosisanpassung erfolgen.

Der Serumspiegel von Carbamazepin wird wiederum durch Induktion hepatischer Enzyme u. a. von folgenden Substanzen gesenkt: Phenytoin, Phenobarbituraten, Rifampicin, Valproat, Oxcarbazepin, Johanniskraut.

Erhöht wird der Carbamazepinspiegel durch Hemmung der hepatischen Abbauenzyme durch u. a. folgende Substanzen:

Verapamil, Isoniazid, Diltiazem, Fluoxetin, Cimetidin, Erythromycin, Fluconazol, Protease-Hemmer, Grapefruitsaft.

Für die Praxis Sowohl Eindosierung als auch Ausschleichen sollten stufenweise und langsam erfolgen.

Monitoring der Therapie: Sowohl zu Beginn als auch während der Therapie mit Carbamazepin sollten aufgrund der geringen therapeutischen Breite regelmäßige klinische und laborchemische Kontrollen inkl. Elektrolyte, Blutbild, hepatische und renale Parameter, Carbamazepin-Serumspiegel erfolgen. Carbamazepin kann zu klinisch relevanten Hyponatriämien führen, insbesondere bei älteren Patienten. Die ersten vier Wochen sollten wöchentliche Kontrollen erfolgen, im Verlauf nach 6 Monaten und stabiler Einstellung sind 2–4 Kontrollen im Jahr ausreichend.

Der therapeutische Serumspiegel von Carbamazepin bewegt sich für Epilepsie (nicht für Neuralgien) zwischen 4 und 12 µg/ml, die Schwellenkonzentration für Nebenwirkungen liegt bei manchen Patienten bereits bei ca. 8–9 µg/ml. Bei Trigeminusneuralgie sind notwendige Plasmaspiegel zwischen 5 und 18 µg/ml beschrieben.

Carbamazepin muss in manchen Fällen (wegen Autoinduktion) mit der Zeit höher dosiert werden, um den analgetischen Effekt aufrechtzuerhalten.

Spezielle Fragestellungen Bei Trigeminusneuralgie gilt Carbamazepin zusammen mit Oxcarbazepin (dieses ist jedoch „off-label") als Antikonvulsivum der 1. Wahl. Gabapentin und Pregabalin sind deutlich schlechter wirksam. Die Möglichkeit, Carbamazepin als Suspension zu verabreichen, kann initial die Einnahme erleichtern (Triggerung von Attacken beim Schlucken von Tabletten). Gelegentlich sind Na^+-kanal-blockierende Antikonvulsiva bei peripheren Neuropathien mit vorrangig einschießender Komponente wirksamer als Ca^{++}-kanal-modulierende Antikonvulsiva (Pregabalin/Gabapentin).

Bestimmte Patientenkollektive (Träger des HLA-B*3101 oder HLA-B*1502, vor allem in der asiatischen Bevölkerung verbreitet) sind prädestiniert für starke allergische Reaktionen unter Carbamazepin (Exanthem, Stevens-Johnson-Syndrom, Nieren- und/oder Leberschäden). Laut Fachinformation sollte zur Vermeidung schwerwiegender Hautreaktionen (Stevens-Johnson-Syndrom) bei Personen, die von Han-Chinesen und Thailändern abstammen, eine Bestimmung des HLA-B*1502-Status vor Anwendung erfolgen und kann auch bei anderen asiatisch-stämmigen Patienten erwogen werden. Bei positivem Ergebnis sollte auf Carbamazepin verzichtet werden. Eine generelle Empfehlung zur Testung auf das HLA-A*3101-Allel (bei Personen europäischer (Prävalenz 2–5 %) und japanischer (Prävalenz ca. 10 %) Abstammung) besteht allerdings nicht. Die Ausprägung der hier auftretenden Reaktionen ist meist eher leichterer Natur.

Carbamazepin ist bereits bei Kindern unter 1 Jahr zugelassen.

Literatur

1. Di Stefano G, Truini A (2017) Pharmacological treatment of trigeminal neuralgia. Expert Rev Neurother. 17(10):1003–1011
2. Eisenberg E, River Y, Shifrin A, Krivoy N (2007) Antiepileptic drugs in the treatment of neuropathic pain. Drugs. 67:1265–1289
3. Wiffen PJ, Derry S, Moore RA, Kalso EA. (2014) Carbamazepine for chronic neuropathic pain and fibromyalgia in adults. Cochrane Database Syst Rev, 10(4):CD005451

Celecoxib

Def. Selektiver COX-2-Inhibitor (Cyclooxygenase-2) mit analgetischer, antiphlogistischer und antipyretischer Wirkung.

Wirkmechanismus Celecoxib war einer der ersten Cyclooxygenase-2-Inhibitoren (Synonym: Coxibe), welcher auf dem Markt eingeführt wurde. Die COX-2-Selektivität reduziert die gastrointestinalen Nebenwirkungen, welche bei den konventionellen NSAR überwiegend durch die COX-1-Hemmung zustande kommen. Die Cyclooxygenase (COX) existiert in 2 Isoformen vor. Während COX-1 nur konstitutiv vorkommt und teilweise zytoprotektive Effekte (Magen-Darm-Mukosa) aufweist, existiert von der COX-2 eine konstitutive und eine induzierbare Form. Die konstitutive Form findet sich in Geweben wie Magen, Endothel, Rückenmark, Uterus und Niere. Die induzierbare COX-2-Form wird überwiegend in entzündetem Gewebe exprimiert. Die aus Arachidonsäure gebildeten Prostaglandine führen u. a. zur Sensibilisierung von Nozizeptoren. Durch Blockierung der COX-2 kommt es zur Schmerzreduktion und erklärt auch die antiinflammatorische Wirkung der Coxibe. Celecoxib hat eine 7,6-fach höhere Affinität zu COX-2 als zu COX-1.

Indikationen
- Muskuloskelettale Schmerzen
- Chronische Polyarthritis
- Degenerative Gelenkerkrankungen
- Morbus Bechterew

Nebenwirkungen
- Schwindel
- Tinnitus
- Haarausfall
- Hypertonie
- Risiko von kardio- und zerebrovaskulären Komplikationen
- Lichtempfindlichkeit
- Schlaflosigkeit
- Hypertonie
- Periphere Ödeme
- Bauchschmerzen
- Transaminasenanstieg
- Anstieg des Kreatininwertes, akute Niereninsuffizienz
- Infektionen der Atemwege
- Ataxie
- Urtikaria
- Hautreaktionen

Pharmakokinetik Celecoxib wird überwiegend im Duodenum und Jejunum resorbiert und erreicht innerhalb von 3 h die höchsten Plasmakonzentrationen. Celecoxib ist im Plasma zu 97 % an Plasmaproteine gebunden, und unterliegt einer extensiven hepatischen Metabolisierung (CYP 2C9). Eliminiert wird es zu 57 % über die Faeces und zu 27 % über den Urin. Die Eliminationshalbwertszeit beträgt 8–12 h. Bereits leichte Leberfunktionsstörungen führen zu erhöhten Plasmakonzentrationen. Ebenso können die Plasmaspiegel bei älteren Frauen über 65 Jahre um bis zu 100 % erhöht sein.

Kontraindikationen/besondere Warnhinweise
- Sulfonamidallergie
- Leberfunktionsstörung
- Schwangerschaft
- Entzündliche Darmerkrankungen
- Aktive peptische Ulzera oder gastrointestinale Blutungen
- Niereninsuffizienz
- Herzinsuffizienz
- Koronare Herzkrankheit
- pAVK
- Zerebrovaskuläre Erkrankungen

Dosierung 2×100 mg/d – 2×200 mg/d, Tageshöchstdosis 400 mg.

Handelsnamen Celebrex®, Generika.

Interaktionen Medikamente, welche das Cytochrom CYP2C9 hemmen (z. B. Omeprazol, Fluconazol, Lovastatin), können zu einem höheren Wirkspiegel von Celecoxib führen. Celecoxib hemmt das Isoenzym CYP2D6. Somit können beispielsweise die Plasmaspiegel von Trizyklika, SSRI oder Antiarrhythmika bei Komedikation mit Celecoxib erhöht sein.

Komedikation mit anderen nephrotoxischen Substanzen wie beispielsweise ACE-Hemmern erhöhen das Risiko einer Niereninsuffizienz, v. a. bei älteren oder dehydrierten Patienten.

Für die Praxis Das gastrointestinale Risiko ist insgesamt als relativ gering einzuschätzen und niedriger als die Kombination

Diclofenac plus Omeprazol 20 mg. Zudem ist das renale Risiko von Celecoxib geringer als von nicht-selektiven NSAR. Allerdings wurde bei Celecoxib wie bei anderen COX-2-Inhibitoren, aber auch in unterschiedlichem Ausmaß bei nicht selektiven NSARs, ein erhöhtes Risiko für kardio- und zerebrovaskuläre Komplikationen beschrieben. Im Rahmen einer Studie über ca. 20 Monaten im Mittel wurde das kardiovaskuläre Risiko von Celecoxib mit dem von Ibuprofen und Naproxen (letzteres gilt als NSAR mit dem geringsten kardiovaskulären Risiko) verglichen. Dabei zeigte sich in einer mittleren Dosierung von Celecoxib kein erhöhtes Risiko für Herzkreislaufkomplikationen. Das gastrale Risiko war auch in dieser Studie niedriger als unter Ibuprofen und Naproxen, das renale Risiko geringer als bei Ibuprofen.

Spezielle Fragestellungen Bis 2011 befand sich in der EU Celecoxib auch als Onsenal® mit der Zulassung für die familiäre adenomatöse Polyposis (FAP) auf dem Markt. Die Hoffnung auf Reduktion von Polypen bei FAP wurde nicht bestätigt und führte aus diesem Grunde für diese Indikation zur Rücknahme der Zulassung.

Die Beeinflussung der Knochen- oder Frakturheilung durch die Einnahme von Celecoxib, aber auch anderen COX-2-Hemmern und nicht selektiven NSARs kann nicht ausgeschlossen werden.

Selbst unter supratherapeutischen Dosierungen scheint Celecoxib die Plättchenaggregation klinisch nicht negativ zu beeinflussen. Allerdings besteht keine Zulassung für die perioperative Anwendung.

In den USA ist Celecoxib der einzige zugelassene COX-2-Hemmer.

Literatur

1. Chan FK, Lanas A, Scheiman J, Berger MF, Nguyen H, Goldstein JL (2010) Celecoxib versus omeprazole and diclofenac in patients with osteoarthritis and rheumatoid arthritis (CONDOR): a randomised trial. Lancet, 17:376(9736):173–179

2. Davies NM, McLachlan AJ, Day RO, Williams KM (2000) Clinical pharmacokinetics and pharmacodynamics of celecoxib: a selective cyclo-oxygenase-2 inhibitor. Clin Pharmacokinet. 38(3):225–242

3. Lafrance JP (2009) Miller DR Selective and non-selective non-steroidal anti-inflammatory drugs and the risk of acute kidney injury. Pharmacoepidemiol Drug Saf. 18(10):923–931

4. Leese PT, Hubbard RC, Karim A, Isakson PC, Yu SS, Geis GS (2000) Effects of celecoxib, a novel cyclooxygenase-2 inhibitor, on platelet function in healthy adults: a randomized, controlled trial. J Clin Pharmacol. 40(2):124–132

5. McKellar G, Singh G (2009) Celecoxib in arthritis: relative risk management profile and implications for patients. Ther Clin Risk Manag. 5:889–896

6. Nissen SE, Yeomans ND, Solomon DH, Lüscher TF, Libby P, Husni ME, Graham DY, Borer JS, Wisniewski LM, Wolski KE, Wang Q, Menon V, Ruschitzka F, Gaffney M, Beckerman B, Berger MF, Bao W, Lincoff AM (2016) PRECISION Trial Investigators. Cardiovascular Safety of Celecoxib, Naproxen, or Ibuprofen for Arthritis. N Engl J Med. 375(26):2519–2529

7. O'Connor JP, Lysz T (2008) Celecoxib. NSAIDs and the skeleton. Drugs Today (Barc) 44(9):693–709

Citalopram

Def. Selektiver Serotonin-Wiederaufnahme-Hemmer (SSRI), Antidepressivum.

Wirkmechanismus Citalopram wirkt als selektiver Serotonin-Wiederaufnahmehemmer im synaptischen Spalt und erhöht somit die Serotoninkonzentration an den Rezeptoren. Im Gegensatz zu anderen Antidepressiva besitzen die SSRI keine oder nur geringe dopaminerge, histaminerge, adrenerge, noradrenerge oder cholinerge Effekte, was deren Nebenwirkungsprofil verbessern soll. Als Koanalgetika sind SSRI wie Citalopram aber als unzureichend anzusehen.

Indikationen
- Episoden einer Major Depression
- Panikstörung mit oder ohne Agoraphobie
- Generalisierte Angststörung
- Zwangsstörung
- Posttraumatische Belastungsstörung

Nebenwirkungen
- Schwindel, Aufmerksamkeitsstörung
- Hyponatriämie/Hypokaliämie
- Serotonerges Syndrom
- Verlängerte Blutungszeit/Blutungsanomalien
- Reboundphänomene bei Beendigung der Therapie
- QT-Zeit-Verlängerung
- Sexuelle Funktionsstörungen
- Mundtrockenheit
- Übelkeit
- Diarrhoe
- Agitiertheit
- Schlafstörungen
- Nervosität
- Panikattacken
- Unruhe
- Suizidales Verhalten
- Vermehrtes Schwitzen
- Müdigkeit, Somnolenz
- Thrombozytopenie
- Inadäquate ADH-Sekretion
- Verminderter Appetit/Gewichtsabnahme
- Tremor
- Myalgie, Arthralgie
- Urtikaria
- Alopezie
- Photosensibilitätsreaktion
- Pruritus
- Hepatitis
- Herzrhythmusstörungen
- Sehstörungen

- Herabsetzung der Krampfschwelle
- Geschmacksstörungen
- Beeinflussung des Blutzuckerspiegels

Pharmakokinetik Citalopram wird oral gut resorbiert. Die Resorption ist unabhängig von der Nahrungsaufnahme. Die maximale Plasmakonzentration wird nach durchschnittlich 4 h erreicht. Die orale Bioverfügbarkeit beträgt ungefähr 80 %. Die Metabolisierung erfolgt hauptsächlich hepatisch über CYP2C19, ein geringerer Anteil über CYP3A4 und CYP2D6 wird angenommen. Die Plasmahalbwertszeit beträgt ungefähr 1,5 Tage. Citalopram wird hauptsächlich hepatisch (zu 85 %), der Rest mit 15 % renal ausgeschieden.

Kontraindikationen/besondere Warnhinweise
- Akute Manie
- Einnahme von MAO-Hemmern
- Epilepsie
- Kombination mit QT-Zeit-verlängernden Medikamenten, Long-QT-Syndrom
- Kombination mit serotonerg wirkenden Medikamenten
- Hypokaliämie/Hypomagnesiämie (QT-Zeit)
- Kinder und Jugendliche unter 18 Jahren
- Suizidalität
- Engwinkelglaukom

Dosierung p.o. (10-) 20–40 mg morgens, bei Patienten über 65 Jahren maximal 20 mg pro Tag.

Handelsnamen Cipramil®, Generika.

Interaktionen Kombinationen mit MAO-Hemmern (u. a. Selegilin) sollten vermieden bzw. ein medikamentenfreies Intervall von 14 Tagen eingehalten werden. Vorsicht ist auch bei Kombinationen mit Thiaziddiuretika und ACE-Hemmern wegen erhöhter Gefahr einer Hyponatriämie angezeigt. Kombinationen mit anderen serotonergen Substanzen bergen das Risiko, ein serotonerges Syndrom auszulösen. Medikamente, die die

Krampfschwelle senken (z. B. Tramadol) sowie die die QT-Zeit verlängern (z. B. Levofloxacin, Haloperidol, Trizyklika etc.) sollten nicht zusammen mit Citalopram verabreicht werden.

Für die Praxis SSRI sind im Hinblick auf die analgetische Effizienz den trizyklischen Antidepressiva und den selektiven Serotonin-Noradrenalin-Wiederaufnahmehemmern (SNRI) deutlich unterlegen, was möglicherweise auf die fehlende Beeinflussung der noradrenergen Achse zurückzuführen ist. Als Koanalgetikum spielen sie keine relevante Rolle.

In Kombination mit Antikoagulantien besteht ein erhöhtes Blutungsrisiko, da es zur Serotonindepletion der Thrombozyten kommt.

Spezielle Fragestellungen Citalopram, wie andere SSRI auch, kann in Kombination mit anderen serotonergen Substanzen zur Auslösung eines serotonergen Syndroms führen. Für Kombinationen mit Tramadol wurde dies beschrieben. Bei bestehender Medikation mit Citalopram oder einem anderen SSRI bieten sich als Triptane vor allem Naratriptan, Eletriptan und Frovatriptan an, mit gewissen Einschränkungen auch Zolmitriptan und Almotriptan. Rizatriptan und Sumatriptan wären aufgrund der Metabolisierung über das MAO-A-System eher ungünstig. Allerdings konnte eine neuere Studie generell kein erhöhtes Risiko für ein serotonerges Syndrom bei SSRI oder SNRI zusammen mit Triptanen nachweisen.

Literatur

1. Bixby AL, VandenBerg A, Bostwick JR (2019) Clinical Management of Bleeding Risk With Antidepressants. Ann Pharmacother. 53(2):186–194
2. Laporte S, Chapelle C, Caillet P, Beyens MN, Bellet F, Delavenne X, Mismetti P, Bertoletti L (2017) Bleeding risk under selective serotonin reuptake inhibitor (SSRI) antidepressants: a meta-analysis of observational studies. Pharmacol Res. 118:19–32

3. Nelson EM, Philbrick AM (2012) Avoiding serotonin syndrome: the nature of the interaction between tramadol and selective serotonin reuptake inhibitors. Ann Pharmacother. 46(12):1712–1716
4. Orlova Y, Rizzoli P, Loder E (2018) Association of coprescription of triptan antimigraine drugs and selective serotonin reuptake inhibitor or selective norepinephrine reuptake inhibitor antidepressants with serotonin syndrome. JAMA Neurol. 75(5):566–572
5. Roose SP, Rutherford BR (2016) Selective Serotonin Reuptake Inhibitors and Operative Bleeding Risk: A Review of the Literature. J Clin Psychopharmacol. 36(6):704–709

Clomipramin

Def. Antriebssteigerndes trizyklisches Antidepressivum.

Wirkmechanismus Analog den anderen trizyklischen Antidepressiva hemmt Clomipramin nichtselektiv die Wiederaufnahme von Monoaminen wie Serotonin (v. a. durch Clomipramin selbst) und Noradrenalin (v. a. durch den aktiven Metaboliten N-Desmethyl-Clomipramin). Daneben wirkt Clomipramin antagonistisch an M-Cholinozeptoren, Histaminrezeptoren, α1-Adrenozeptoren und Serotoninrezeptoren. Es hat einen antriebssteigernden, stimmungsaufhellenden und antiobsessiven Effekt. Die analgetische Wirkung kommt durch eine Augmentation des deszendierenden serotonerg-noradrenergen Systems zustande.

Indikationen
- Chronische Schmerzen, v. a. auch neuropathischer Ursache
- Depression
- Zwangsstörung
- Phobien
- Panikstörung
- Kataplexie

Nebenwirkungen
- Benommenheit
- Müdigkeit
- Verwirrtheit
- QT-Zeit-Verlängerung
- Reizleitungsstörung
- Schwindel
- Appetitsteigerung
- Gewichtszunahme
- Harnretention
- Akkommodationsstörungen
- Erhöhung Augeninnendruck bis zum Glaukomanfall
- Erhöhung der Leberwerte
- Schwäche
- Mundtrockenheit
- Übelkeit
- Sexuelle Dysfunktion
- Orthostatische Dysregulation
- Hypotonie
- Obstipation
- Krampfanfälle (dosisabhängige Senkung der Krampfschwelle)

Pharmakokinetik Nach oraler Einnahme beträgt die absolute Bioverfügbarkeit bei vollständiger Resorption aufgrund eines hohen First-Pass-Effektes nur etwa 50 %. Die Plasmaprotein-bindung liegt bei 98 %. Clomipramin wird über CYP2D6 und CYP1A2 (sowie partiell über CYP2C19, CYP3A4) hepatisch zu N-Desmethyl-Clomipramin metabolisiert, das vorrangig über Noradrenalin-Wiederaufnahme-Hemmung wirkt. Die Halb-wertszeit beträgt 20–26 h für Clomipramin und 37–43 h für N-Desmethyl-Clomipramin. Die Elimination erfolgt zu zwei Dritteln über Urin und ein Drittel über die Faeces.

Kontraindikationen/besondere Warnhinweise
- Benigne Prostatahyperplasie mit Restharnbildung
- Long-QT-Syndrom
- Pylorusstenose

- Ileus
- Delir
- Engwinkelglaukom
- Reizleitungsstörungen des Herzens
- Suizidalität
- Erhöhte Krampfbereitschaft
- Schwere Leber- / Nierenschäden
- Einnahme von MAO-Hemmern

Dosierung In der Schmerztherapie sind in der Regel 75-150 mg/Tag ausreichend verteilt auf 1–3 Einzeldosen. Beginn initial mit 25-75 mg/Tag. Tagesdosen bei Depression bis 225 mg.

Handelsnamen Anafranil®, Generika.

Interaktionen In Kombination mit Antihypertensiva wie Clonidin kann deren Wirkung reduziert werden. Die Wirkungen von zentral dämpfenden Substanzen werden ebenso verstärkt wie die von anticholinergen Substanzen. Bei gleichzeitiger Anwendung von Antikoagulantien vom Cumarin-Typ kann die gerinnungshemmende Wirkung potenziert werden.

Für die Praxis Während das Originalpräparat Anafranil® für die langfristige Schmerzbehandlung im Rahmen eines therapeutischen Gesamtkonzeptes zugelassen ist, ist nicht bei allen Generika der Fall.

Spezielle Fragestellungen Die Verträglichkeit von Clomipramin ist oftmals besser als von anderen Trizyklika wie Amitriptylin. Im Gegensatz zur sedierenden Wirkung von Amitriptylin wirkt Clomipramin antriebssteigernd. Insgesamt ist bei gewünschter Antriebssteigerung jedoch aufgrund des günstigeren Nebenwirkungsprofils Duloxetin in der Regel Clomipramin vorzuziehen.

Clomipramin ist neben SSRI ein gut bewährtes Medikament bei Zwangsstörungen.

Literatur
1. Ardid D, Alloui A, Brousse G, Jourdan D, Picard P, Dubray C, Eschalier A (2001) Potentiation of the antinociceptive effect of clomipramine by a 5-ht(1A) antagonist in neuropathic pain in rats. Br J Pharmacol. 132(5):1118–1126
2. Carasso RL, Yehuda S, Streifler M (1979) Clomipramine and amitriptyline in the treatment of severe pain. Int J Neurosci. 9(3):191–194
3. Eberhard G, von Knorring L, Nilsson HL, Sundequist U, Björling G, Linder H, Svärd KO, Tysk L.A (1998) Double-blind randomized study of clomipramine versus maprotiline in patients with idiopathic pain syndromes. Neuropsychobiology, 19(1):25–34
4. Gastpar M (Hrsg) (1996) Clomipramin. Bilanz und Perspektive. Georg Thieme Verlag, New York

Clonidin

Def. Zentral wirksamer $\alpha2$-Agonist mit analgetischer Wirkung, welcher auf einer Aktivierung spinaler (noradrenerger) inhibitorischer Systeme beruht.

Wirkmechanismus Clonidin ist ein $\alpha2$-Adrenozeptoragonist, der vorrangig postsynaptisch über $\alpha2$-Rezeptoren eine Reduktion des Sympathikotonus und eine Steigerung des Vagotonus vermittelt. Zudem führt eine präsynaptische Wirkung am $\alpha2$-Rezeptor zu einer verminderten Noradrenalinausschüttung. In zahlreichen tierexperimentellen Modellen konnten die antinoziceptiven Effekte auf die Erregungsübertragung am Hinterhorn, die Hyperalgesie und die Allodynie nachgewiesen werden.

Indikationen
- Anwendung als parenterales Adjuvans:
  - Perioperativ
  - Regionalanästhesie
  - Spinale/Epidurale Applikation
- Diabetische PNP (topisch)

- Dämpfung von vegetativen Entzugssymptomen
- Arterielle Hypertonie

Nebenwirkungen
- Orthostatische Dysregulation
- Initialer Blutdruckanstieg bei zu schneller i.v.-Gabe
- Hypotonie
- Bradykardie
- Mundtrockenheit
- Obstipation
- Sedierung
- Müdigkeit
- Depressive Verstimmung

Pharmakokinetik Clonidin weist eine hohe orale Bioverfügbarkeit von über 75 % auf. Aufgrund der Lipophilie verteilt es sich schnell in Geweben und passiert die Blut-Hirn-Schranke. Die maximale Plasmakonzentration wird bei oraler Gabe nach 3–7 h erreicht (abhängig von der Galenik). Die Eliminationshalbwertszeit weist starke interindividuelle Schwankungen auf (zwischen 6 und 24 h, bei Nierenfunktionsstörungen noch länger). Die Plasmaproteinbindung beträgt ca. 35 %. Nur ein geringer Anteil wird hepatisch metabolisiert (Hydroxylierung). Die Elimination erfolgt überwiegend renal, nur ein geringer Anteil (ca. 10 %) wird über die Faeces ausgeschieden.

Kontraindikationen/besondere Warnhinweise
- Hypovolämie
- AV-Block II. und III. Grades
- Raynaud-Syndrom
- Fortgeschrittene Niereninsuffizienz
- Koronare Herzkrankheit
- Zerebrovaskuläre Insuffizienz
- Endogene Depression

Dosierung
oral: 75–300 µg in drei Tagesdosen unretardiert bzw. 250 µg redardiert/Tag.

intravenös: 150–600 µg/24 h.
epidural: 150–300 µg/24 h.
intrathekal: 50–150 µg/24h.
transdermal: 100–300 µg für 2–10 Tage (Pflaster in Deutschland nicht verfügbar).

Handelsnamen Catapresan®, Generika.

Interaktionen Die gleichzeitige Einnahme von Antidepressiva kann die Wirkung von Clonidin aufheben. Kombination mit sedierenden Medikamenten oder Alkohol können die zentralnervösen Nebenwirkungen verstärken.

Für die Praxis Analgetisch kommt Clonidin fast ausschließlich als Adjuvans zum Einsatz, u. a. im Rahmen von kontinuierlicher epiduraler oder spinaler Zufuhr. Typischerweise wird Clonidin intrathekal mit Morphin und evtl. Bupivacain, ggf. auch mit anderen Substanzen kombiniert. Der längerfristige Einsatz wird jedoch gelegentlich aufgrund der sedierenden und orthostatischen Nebenwirkungen limitiert, da Clonidin auch bei intrathekaler Gabe systemische Effekte entwickeln kann. Perioperativ kann intravenöses Clonidin den Analgesiebedarf senken. Ebenso hat es sich als Adjuvans zu Lokalanästhetika bei Regionalanästhesieblockaden bewährt.

Als orales Adjuvans spielt Clonidin keine wesentliche Rolle in der Schmerztherapie, es hat sich aber als hilfreich in der Dämpfung von Entzugssymptomen bspw. im Rahmen eines Opioidentzugs erwiesen. Hier erscheint es effektiver als Doxepin hinsichtlich Dämpfung vegetativer Entzugssymptome und gilt gemeinhin als Option der 1. Wahl.

Topisches Clonidin ist bei peripheren (diabetischer) Neuropathien wirksam, wobei die Pflaster in Deutschland nicht zugelassen sind. Allerdings wird die Studienlage in eine Cochrane-Untersuchung als begrenzt angesehen und empfiehlt die Anwendung nur bei Versagen anderer, etablierterer Optionen.

Spezielle Fragestellungen Bei zu schneller intravenöser Gabe kann es aufgrund einer nur partiellen Selektivität auf α2-Adrenozeptoren (α2:α1 = 10:1) zu einem initialen Blutdruckanstieg kommen. Während der ersten Stunde nach Verabreichung von Clonidin sollte eine Kreislaufüberwachung gewährleistet sein.

Literatur

1. Campbell CM, Kipnes MS, Stouch BC, Brady KL, Kelly M, Schmidt WK, Petersen KL, Rowbotham MC, Campbell JN (2012) Randomized control trial of topical clonidine for treatment of painful diabetic neuropathy. Pain 153(9):1815–1823
2. Helander EM, Menard BL, Harmon CM, Homra BK, Allain AV, Bordelon GJ, Wyche MQ, Padnos IW, Lavrova A, Kaye AD (2017) Multimodal Analgesia, Current Concepts, and Acute Pain Considerations. Curr Pain Headache Rep. 21(1):3. https://doi.org/10.1007/s11916-017-0607-y
3. Jurna I (1995) Antinozizeptive Wirkungen von α2-Adrenozeptoragonisten („analgetische" Wirkung im Tierversuch). Der Schmerz. 9:286–292
4. Kulka PJ (1996) α2-Adrenozeptoragonisten zur Therapie chronischer Schmerzen. Der Schmerz. 10:65–70
5. Täschner KL (1986) A controlled comparison of clonidine and doxepin in the treatment of the opiate withdrawal syndrome. Pharmacopsychiatry. 19(3):91–95
6. Wrzosek A, Woron J, Dobrogowski J, Jakowicka-Wordliczek J, Wordliczek J (2015) Topical clonidine for neuropathic pain. Cochrane Database Syst Rev. 8:CD010967

Codein

Def. Schwach-wirksames Opioid (als Analgetikum fast nur als Kombinationspräparat mit Paracetamol, Acetylsalizylaten, Diclofenac oder Koffein verfügbar), Antitussivum.

Wirkmechanismus Ähnlich Morphin wirkt Codein als Agonist am μ-Rezeptor, wobei die Affinität erheblich geringer ist. Die Wirksamkeit ist deutlich schwächer, jedoch mit einem ausgeprägten antitussiven Effekt, den man sich therapeutisch zunutze macht. Ein Teil der Wirkung wird über den Metaboliten Morphin vermittelt.

Indikationen
- Mittelstarke Schmerzen
- Hustenreiz

Nebenwirkungen
- Obstipation
- Übelkeit
- Erbrechen
- Müdigkeit
- Sehstörungen
- Tinnitus
- Hautreaktionen
- Atemdepression

Pharmakokinetik Nach oraler Einnahme wird nach ca. 1–2 h die maximale Plasmakonzentration erreicht. Die Halbwertszeit beträgt 3–5 h. Die Wirkdauer liegt bei 4–6 h. Codein wird hepatisch über CYP3A4 und CYP2D6 metabolisiert. Zu etwa 5 % wird es über das CYP2D6-Enzym zu Morphin demethylisiert. Die Elimination erfolgt im Wesentlichen renal, wobei nur etwa 10 % unverändert ausgeschieden wird.

Kontraindikationen/besondere Warnhinweise
- Akuter Asthmaanfall
- Erhöhter intrakranieller Druck
- Ateminsuffizienz
- Kombination mit MAO-Hemmern
- Krampfleiden
- Eingeschränkte Nierenfunktion
- Opioidabhängigkeit, auch in Remission
- Ultra-Rapid-Metabolizer am CYP2D6-Enzym

Dosierung 20–60 mg alle 4–6 h, Maximale Tagesdosis: 240 mg.

Interaktionen Plasmaspiegelerhöhungen können bei Komedikation mit potenten CYP2D6- Inhibitoren (z. B. Citalopram, Cimetidin) auftreten.

Für die Praxis Aufgrund der schwachen analgetischen Potenz ist das Einsatzspektrum bei chronischen Schmerzen sehr begrenzt. In einem Cochrane Review wurde zwar eine bessere Analgesie als unter Placebo gefunden bei jedoch deutlichen Nebenwirkungen. Auch die langfristige Anwendung von Kombinationspräparaten wie Paracetamol plus Codein wird nicht empfohlen. Insbesondere die Anwendung bei Kopfschmerzerkrankungen ist als ungünstig anzusehen, da diese ein erhöhtes Risiko für die Entwicklung eines Medikamentenüberg ebrauchskopfschmerzes haben. Die Anwendung sollte sich auf Symptomkontrolle des Hustenreizes oder allenfalls temporär befristeten analgetischen Einsatz beschränken.

Bei der Anwendung sollte das Missbrauchspotenzial der Substanz berücksichtigt werden. Auch kann es einen Rückfall nach Opioidabhängigkeit verursachen.

Spezielle Fragestellungen Bei sog. „Ultra-Rapid-Metabolizern" am CYP2D6-Enzym kann es aufgrund des beschleunigten Abbaus zu vermehrter Bildung von Morphin mit entsprechend erhöhtem Wirkspiegel und Nebenwirkungen kommen. Insbesondere bei stillenden Müttern mit einem derartigen Polymorphismus kann es auf diese Weise zu einer vermehrten Bildung von Morphin mit vermehrten Übertritt in die Muttermilch und somit erhöhtem Risiko für das Kind kommen.

Toleranzentwicklung ist zwar selten, dennoch muss berücksichtigt werden, dass ab einer Dosis von ca. 60 mg keine weitere Verbesserung der Analgesie, jedoch eine Erhöhung der Inzidenz von Nebenwirkungen zu erwarten ist.

Literatur
1. Chidambaran V, Sadhasivam S, Mahmoud M (2017) Codeine and opioid metabolism: implications and alternatives for pediatric pain management. Curr Opin Anaesthesiol. 30(3):349–356
2. Madadi P (2007) Safety of codeine during breastfeeding. Can Fam Physician 53:33–35
3. Moore RA, McQuay HJ (1997) Single-patient data meta-analysis of 3453 postoperative patients: oral tramadol versus

placebo, codeine and combination analgesics. Pain 69(3): 287–294

4. Smith DM, Weitzel KW, Cavallari LH, Elsey AR, Schmidt SO (2018) Clinical application of pharmacogenetics in pain management. Per Med. 15(2):117–126

5. Straube C, Derry S, Jackson KC, Wiffen PJ, Bell RF, Strassels S, Straube S (2014) Codeine, alone and with paracetamol (acetaminophen), for cancer pain. Cochrane Database Syst Rev. 19(9):CD006601

D

Inhaltsverzeichnis

Dexamethason

Syn. 9-Fluor-16α-Methylprednisolon.

Def. Synthetisches Glukokortikoid.

Wirkmechanismus Dexamethason wirkt über eine Aktivierung der Transkription von Kortikoidsensitiven Genen. Es hat membranstabilisierende, endokrine, antiproliferative, abschwellende, entzündungshemmende und resorbierende Effekte. Die Effekte lassen sich folgendermaßen zusammenfassen:

- Antiinflammatorisch
- Antiödematös
- Koanalgetisch

© Springer-Verlag GmbH Deutschland,
ein Teil von Springer Nature 2020
J. Artner et al., *Medikamente in der Schmerztherapie*,
https://doi.org/10.1007/978-3-662-61692-5_8

- Antiemetisch
- Euphorisierend
- Roborierend
- Appetitsteigernd

Dexamethason weist eine 7,5-fach stärkere glukokortikoide Potenz als Prednison und Prednisolon, und eine 30-fach stärkere Potenz als Hydrocortison auf. Mineralkortikoide Wirkungen spielen keine Rolle.

Indikationen
- Tumorschmerz bei Organvergrößerung, bspw. Leberkapselspannungsschmerz
- Hirnödem
- Engpasssyndrome/Wurzelreizsyndrome
- Appetitlosigkeit
- Übelkeit/Erbrechen
- Arthroseschmerz
- Rheumatische Krankheitsbilder
- Roborierender Effekt in der Palliativmedizin
- Dexamethasonsuppressionstest
- Schwere Infektionskrankheiten mit toxischer Komponente
- Palliativtherapie maligner Tumoren
- Schwerer Asthmaanfall
- Hauterkrankungen, die auf Glucocorticoide ansprechen wie Erythrodermie, Pemphigus vulgaris, akute Ekzeme
- Allergische Krankheitsbilder

Nebenwirkungen
- Myopathie
- Blutzuckerentgleisung
- Amenorrhoe
- Insomnie
- Gastritis, gastrointestinale Ulcera
- Infektionen
- Hypertonie
- Wasserretention (Ödeme)

- Flush
- Osteoporose
- Entgleisung von Psychosen
- Hypokaliämie
- Adrenokortikale Insuffizienz
- Immunsuppression
- Katarakt
- Glaukom
- Leukozytose
- Atrophien
- Akne
- Krampfanfall
- Verzögerte Wundheilung
- Lipomatose
- Cushing-Syndrom

Pharmakokinetik Nach oraler Applikation erfolgt eine fast vollständige Resorption. Die Bioverfügbarkeit liegt zwischen 80 und 90 %. Nach oraler Applikation werden innerhalb von 60–120 min maximale Plasmaspiegel erreicht. Die Eliminationshalbwertszeit beträgt ca. 250 min, die biologische Halbwertszeit liegt bei über 36 h. Die Metabolisierung erfolgt über das Cytochrom CYP3A4, von dem Dexamethason sowohl Substrat als auch Induktor ist. Dexamethason wird zum größten Teil renal in Form des freien Dexamethason-Alkohols ausgeschieden.

Kontraindikationen/besondere Warnhinweise
- Unverträglichkeit gegen den Wirkstoff
- Magen-Darm-Ulcera
- Osteoporose
- Psychiatrische Erkrankungen
- Akute virale oder bakterielle Infektionen
- Lebendschutzimpfung (8 Wochen vor, 2 Wochen danach)
- Glaukom
- Schwere Herzinsuffizienz
- Schwer einstellbare Hypertonie
- Tuberkulose, auch anamnestisch

- Divertikulitis
- Nach enteralen Anastomosen (unmittelbar postoperativ)
- Entgleister Diabetes mellitus
- Schwangerschaft und Stillzeit: Strenge Indikationsstellung

Dosierung (abhängig von der Indikation, bei mehrfach täglicher Gabe empfiehlt es sich meistens, morgens eine höhere Dosis zu verabreichen)

- Leberkapselspannungsschmerz: (16) – 24 mg pro Tag verteilt auf 2–3 Einzeldosen, Reduktion in 8–4 mg-Schritten pro Tag
- Emesis: 4–8 mg (max. 20 mg), danach 4 mg bis zu 3-mal tgl. für 3–5 Tage
- Prophylaxe postoperative Übelkeit/Erbrechen (PONV): Bolus 4–8 mg i.v.
- Hirndruck in Palliativsituation: 8–12 mg i.v. danach (16-)24 mg pro Tag verteilt auf 2–3 Einzeldosen, Reduktion in 8–4 mg-Schritten pro Tag
- Hirnödem: 8–12 mg i.v., danach 16–24 mg pro Tag verteilt auf 2–3 Einzeldosen

Handelsnamen Fortecortin®, Generika.

Interaktionen Dexamethason ist sowohl Substrat als auch Induktor von CYP3A4. Die Komedikation mit CYP3A4-Induktoren wie Phenytoin, Carbamazepin, Rifampicin oder Barbituraten kann zu verminderten Konzentrationen von Dexamethason führen. Komedikation mit CYP3A4-Inhibitoren wie Ketokonazol, Itraconazol, Proteaseinhibitoren und Makroliden kann zu erhöhten Wirkspiegeln von Dexamethason führen. Die orale Resorption von Dexamethason kann bei Komedikation mit Antazida, Cholestyramin oder Aktivkohle reduziert sein. Komedikation mit NSAR erhöht die Inzidenz von Magen-Darm-Ulcera.

Für die Praxis Im Gegensatz zu anderen Kortikoiden verfügt Dexamethason über keinen mineralokortikoiden Effekt (keine Natriumretention). In der Palliativmedizin wird Dexamethason auch aus diesem Grund in der Regel als Kortikoid der Wahl eingesetzt. Die Inzidenz einer Kortikosteroid-Myopathie ist jedoch höher als bspw. bei Prednisolon. Das Risiko steigt im dritten Monat der Anwendung ab einer Dosierung von > 4 mg Dexamethason pro Tag an. Dieser Umstand kann v. a. bei Palliativpatienten die körperliche Schwäche zusätzlich negativ beeinflussen. Somit sollte bspw. bei der Indikation Leberkapselspannungsschmerz i.R. von Metastasen versucht werden, die Dosis möglichst wieder auszuschleichen bzw. auf ein sehr niedriges Niveau < 4 mg zu reduzieren. Im Falle einer erneuten Schmerzzunahme kann eine erneute Stoßtherapie erfolgen.

Wie bei Kortikoidanwendung üblich, sollte insbesondere bei längerer Einnahme (insbesondere > 3 Wochen) die Dosisreduktion nur schrittweise erfolgen, um eine akute Nebenniereninsuffizienz zu vermeiden.

In mehreren Studien konnte Dexamethason die Schmerzzunahme bei Bestrahlung von Knochenmetastasen reduzieren (Studiendesign: Einmal- oder Kurzzeit-Radiatio, 8 mg vor Bestrahlung und dann für 4 weitere Tage). Inwieweit bei längeren Bestrahlungsserien eine längere Gabe von Dexamethason effektiv und sinnvoll ist, kann aktuell nicht beantwortet werden.

Die Zugabe von Dexamethason bei Injektionen in Gelenken ist gut wirksam, erhöht jedoch das Infektionsrisiko erheblich. Zudem ist die Wirkung oftmals zeitlich begrenzt, was bei chronischen Schmerzerkrankungen als wiederholtes, langfristiges Therapiekonzept als ungünstig anzusehen ist.

Als Adjuvans bei peripheren Nervenblockaden ist Dexamethason wirksam und verlängert die postoperative Wirkung.

Spezielle Fragestellungen
Äquivalenzdosen von Glukokortikoiden:
5 mg Prednison =
5 mg Prednisolon =
0,75 mg Dexamethason =
4 mg Triamcinolon =
4 mg Methylprednisolon =
20 mg Hydrocortison = .
25 mg Cortison.

Literatur

1. Bellamy N, Campbell J, Robinson V, Gee T, Bourne R, Wells G (2005) Intrarticular corticosteroid for treatment of osteoarthritis of the knee. Cochrane Database Syst Rev. CD005328
2. Chow E, Meyer RM, Ding K, Nabid A, Chabot P, Wong P, Ahmed S, Kuk J, Dar AR, Mahmud A, Fairchild A, Wilson CF, Wu JS, Dennis K, Brundage M, DeAngelis C, Wong RK (2015) Dexamethasone in the prophylaxis of radiation-induced pain flare after palliative radiotherapy for bone metastases: a double-blind, randomised placebo-controlled, phase 3 trial. Lancet Oncol. 16(15):1463–1472
3. Lussier D, Huskey A, Portenoy R (2004) Adjuvant analgesics in cancer pain management. Oncologist. 9:571–591
4. Pehora C, Pearson AM, Kaushal A, Crawford MW, Johnston B (2017) Dexamethasone as an adjuvant to peripheral nerve block. Cochrane Database Syst Rev. 11:CD011770
5. Staal JB, de Bie RA, de Vet HC, Hildebrandt J, Nelemans P (2009) Injection therapy for subacute and chronic low back pain: an updated Cochrane review. Spine. 4:49–59

Diclofenac

Def. Nichtselektiver Cyclooxygenase-Inhibitor, nichtsteroidales Analgetikum, Antiphlogistikum und Antipyretikum (NSAR).

Wirkmechanismus Ursächlich für die analgetische, antiphlogistische und antipyretische Wirkung ist die nicht-selektive Hemmung der Cyclooxygenasen 1 und 2 (COX-1 und COX-2) und somit eine Reduktion der Prostaglandinsynthese. Postuliert werden zahlreiche andere Wirkansätze wie bspw. eine Hemmung von Substanz P und eine Blockade von Acid-Sensing Ion Channels (ASICs). Inwieweit diese klinisch eine Rolle spielen, ist unklar.

Indikationen
- Entzündungen am Bewegungsapparat wie akute und chronische Arthritiden

- Schmerzhafte Schwellungen/Zustände nach Verletzungen/ Operationen
- Perioperative Schmerztherapie
- Tumorschmerzen, v. a. bei muskuloskelettalem Befall
- Entzündliche weichteilrheumatische Erkrankungen
- Gichtanfälle
- Akuter Kopfschmerz
- Dysmenorrhoe

Nebenwirkungen
- Magen-Darmbeschwerden/-schmerzen
- Gastritis, Magenulkus
- Übelkeit
- Nierenfunktionsstörungen
- Reversible Thrombozytenaggregationshemmung
- Blutungsneigung
- Kardiovaskuläre Komplikationen bis zum Herzinfarkt/ Apoplex
- Schwindel
- Müdigkeit
- Kopfschmerzen
- Transaminasenanstieg
- Allergische Reaktionen, Anaphylaxie
- Asthma
- Hautreaktionen
- Haarausfall, Alopezie
- Urtikaria
- Pruritus
- Ödeme
- Auslösung eines akuten Schubs von entzündlichen Darmerkrankungen (M. Crohn, Colitis ulcerosa)

Pharmakokinetik Orales Diclofenac wird fast vollständig aufgrund des pHs überwiegend duodenal resorbiert. Höchstkonzentrationen werden im Plasma etwa 1–4 h nach oraler Einnahme erreicht. Die orale Bioverfügbarkeit liegt bei nur 35–70 % aufgrund eines relevanten First-Pass-Effekts. Das Medikament ist zu 99 % an Plasmaproteine gebunden. Obwohl die Halbwertszeit nur ca. 1,5–2 h beträgt, beträgt die Wirkdauer einer Dosis aufgrund der Verteilung der Substanz und hoher Konzentration in saurem, entzündetem Milieu bei 6–8 h. Diclofenac wird hepatisch (Glucuronidierung und Sulfatierung) metabolisiert und zu 65 % renal und zu 35 % biliär ausgeschieden. Es ist ein präferentieller COX-2 Hemmer und hat daher im Vergleich zu anderen klassischen NSAR ein günstigeres gastrointestinales Nebenwirkungsprofil.

Kontraindikationen/besondere Warnhinweise
- Magen-Dünndarmulzera, auch anamnestisch
- Allergie gegen den Wirkstoff
- Anamnese von NSAR-Asthma
- Schwangerschaft (3. Trimenon)
- Peripartal
- Koronare Herzerkrankung/Z.n. Herzinfarkt
- pAVK
- Zerebrovaskuläre Erkrankungen
- Herzinsuffizienz > NYHA 2
- Niereninsuffizienz
- Leberinsuffizienz
- Ältere Patienten

Dosierungen
Retardtabletten 75 mg: 2x/d, Tageshöchstdosis 150 mg/d
Lösliche Disperstabletten 50 mg: 2-3x/d, Tageshöchstdosis 150 mg/d
Diclofenac Suppositorien: 25 mg, 50 mg, 100 mg
Diclofenc Augentropfen 1 mg/ml: 3–5 × tgl. 1 Tropfen
Diclofenac Lösung 50 mg/ml: bis zu 3 × tgl. 50 mg
Diclofenac Ampullen 75 mg/2 ml: bis zu 2 × tgl., nur für tiefe intragluteale Anwendung zugelassen
Diclofenac Gel 10 mg, 30 mg/g: 2 × tgl
Diclofenac Schmerzpflaster 140 mg: 2 × tgl
Kinder ab 9 Jahre: Tageshöchstdosis 2 mg/kg,

Handelsnamen z. B. Voltaren®, Diclo®, Diclac®, Arthotec®, Generika.

Interaktionen In Kombination mit Antihypertensiva kann Diclofenac deren Wirkung abschwächen. Auch kann das nephrotoxische Potenzial in Kombination mit ACE-Hemmern und Angiotensin-II-Hemmern stark erhöht werden.

In Kombination mit Thrombozytenaggregationshemmern, anderen NSAR, SSRI, Glukokortikoiden und Antikoagulantien kann das Blutungsrisiko teilweise erheblich erhöht sein.

Diclofenac kann die Plasmaspiegel von Digoxin, Phenytoin und Lithium erhöhen. Andererseits können potente CYP2C9-Inhibitoren wie Voriconazol die Plasmakonzentration von Diclofenac relevant ansteigen lassen.

Für die Praxis Die Anreicherung in entzündetem Gewebe erklärt die hohe Effektivität von Diclofenac. Zudem hemmt Diclofenac etwas selektiver die COX-2 als die COX-1. Das Nebenwirkungsprofil ähnelt deshalb tendenziell auch den Coxiben (weniger nephrotoxisch, höheres Herzkreislaufrisiko als NSAR mit fehlender Selektivität).

Insbesondere bei längerer Einnahme ist eine Magenprotektion – am ehesten mit einem Protonenpumpen-Inhibitor – obligat.

In der Behandlung von Osteoarthritis-Schmerzen fand sich für topische Applikationsformen von Diclofenac (mit DMSO-Zusatz) eine den oralen Applikationsformen vergleichbare Effektivität bezüglich Schmerzreduktion, Funktionalität und Patientenzufriedenheit bei günstigerem Nebenwirkungsprofil. In der klinischen Erfahrung scheint aber diese Applikationsform oft nur bei kleineren Gelenken mit wenig umgebendem Weichteilgewebe wirksam.

Spezielle Fragestellungen Generell sollte, wie bei anderen NSAR, die Anwendung von Diclofenac in der niedrigsten wirksamen Dosis über möglichst kurze Zeit erfolgen. Insbesondere eine langfristige Einnahme von NSAR führt u. a. zur Analgetika-Nephropathie und anderen potenziell lebensgefährlichen Komplikationen. Noch mehrere Jahre nach einem

Herzinfarkt findet sich auch nach kurzzeitiger Einnahme von NSAR ein erhöhtes Reinfarkt-Risiko. Ohne kardiovaskuläre Vorerkrankungen fand sich für Diclofenac in einer neueren Kohortenstudie kein erhöhtes kardiales Risiko.

Bei Ernährung über PEG bietet sich Diclofenac als Option an, da es als lösliche Dispers-Tablette verfügbar ist und auch in nicht retardierter Form ausreichend lange wirksam ist (Gabe 2-3x/Tag nötig). Zudem kann es alternativ als Zäpfchen rektal verabreicht werden.

Literatur

1. Gran TJ (2010) Diclofenac: an update on its mechanism of action and safety profile. Curr Med Res Opin. 26(7):1715–1731
2. Hagen M, Baker M (2017) Skin penetration and tissue permeation after topical administration of diclofenac. Curr Med Res Opin. 33(9):1623–1634
3. Lafrance JP, Miller DR (2009) Selective and non-selective non-steroidal anti-inflammatory drugs and the risk of acute kidney injury. Pharmacoepidemiol Drug Saf. 18(10):923–931
4. Olsen AM, Fosbøl EL, Lindhardsen J, Folke F, Charlot M, Selmer C, Bjerring Olesen J, Lamberts M, Ruwald MH, Køber L, Hansen PR, Torp-Pedersen C, Gislason GH (2012) Long-term cardiovascular risk of nonsteroidal anti-inflammatory drug use according to time passed after first-time myocardial infarction: a nationwide cohort study. Circulation. 126(16):1955–1963
5. Schmidt M, Sørensen HT, Pedersen L (2018) Diclofenac use and cardiovascular risks: series of nationwide cohort studies. BMJ. 4; 362: k3426.
6. Simon LS, Grierson LM, Naseer Z, Bookman AA, Zev Shainhouse J (2009) Efficacy and safety of topical diclofenac containing dimethylsulfoxide (DMSO) compared with those of topical placebo, DMSO vehicle and oral diclofenac for knee osteoarthritis. Pain. 143:238–245
7. Steffen P, Wiedemann S, Georgieff M, Hähnel J, Treiber H, Seeling W (1994) Combined intravenous administration of diclofenac and apazone for postoperative analgesia A randomized study of 112 patients with access to i.v.

on-demand analgesia after minor orthopaedic operations.
Schmerz. 8(4):235–242
8. Trelle S, Reichenbach S, Wandel S, Hildebrand P, Tschannen
B, Villiger PM, Egger M, Jüni P (2011) Cardiovascular safety
of non-steroidal anti-inflammatory drugs: network meta-analysis. BMJ. 11; 342:c7086

Dihydroergotamin

Def. Ergotalkaloid.

Wirkmechanismus Dihydroergotamin wirkt als Agonist an
5-HT_{1B}- und 5-HT_{1D}-Rezeptoren (ähnlich wie Triptane), sowie
an 5-HT_{1A}-, 5-HT_{2A}-, D2- und D3-Rezeptoren. Zudem scheint
es die Noradrenalin-Wiederaufnahme aus dem synaptischen
Spalt zu hemmen. Neben den vasokonstriktiven Eigenschaften scheinen bei der Behandlung einer Migräneattacke
eine Modulation der Transmission vom Nervus trigeminus
zum Nucleus caudatus N. trigemini und der Ausschüttung pro-
inflammatorischer Neuropeptide eine Rolle zu spielen.

Indikationen
- Akute Migräneattacke
- Status migraenosus

Nebenwirkungen
- Übelkeit
- Thorakales Enge-/Beklemmunggefühl
- Kältegefühl
- Parästhesien
- Ergotismus
- Kardiale/zerebrale Ischämie
- Angina pectoris
- Muskelschmerzen
- Arterielle Hypertonie
- Organfibrosen bei längerfristiger Anwendung
- Rhinitis (bei nasaler Anwendung)

Pharmakokinetik Aufgrund der minimalen oralen absoluten Bioverfügbarkeit (1 % aufgrund eines extensiven First-Pass-Effektes) erfolgt die Applikation meist i.v., i.m. oder nasal/inhalativ. Bei nasaler Applikation steigt die Bioverfügbarkeit auf ca. 40 %. Unabhängig vom Applikationsweg werden innerhalb von 1 h maximale Plasmakonzentrationen erreicht. Dihydroergotamin wird hepatisch metabolisiert und überwiegend biliär ausgeschieden.

Kontraindikationen/besondere Warnhinweise
• Kombination mit anderen vasokonstriktiven Substanzen, insbesondere Triptanen
• Hypertonie
• Unverträglichkeit gegen den Wirkstoff
• KHK
• Schwangerschaft
• Stillzeit

Dosierung
i.v./i.m./s.c.: 0,5–1 mg, maximal 2 mg/Tag (i.v.) bzw. 3 mg/Tag (i.m./s.c.)
nasal: 1 Hub = 0,5 mg in jedes Nasenloch, bei Bedarf nach 15 min. wiederholen, maximal 2 × tgl.
oral: Tbl. 2,5 mg Höchstdosis 10 mg/Tag.
Status migraenosus: 1 mg 3mal/Tag, Höchstdosis 3 mg/Tag.

Interaktionen Vorsicht bei gleichzeitiger Anwendung mit anderen vasokonstringierend wirkenden Substanzen wie Alkaloiden oder Triptanen.
Komedikationen mit Inhibitoren des CYP3A4 (Erythromycin, Clarithromycin, Proteaseinhibitoren, Ketokonazol, Fluoxetin, Clotrimazol, Grapefruitsaft) können die Plasmakonzentration erhöhen und sollten möglichst vermieden werden.
Gleichzeitiger Nikotinkonsum kann die Vasokonstriktion potenzieren.

Für die Praxis Aufgrund des unsicheren Nutzen-Risikoprofils (Ergotismus, schwere Organfibrosen) wurden vom Bundesinstitut für Arzneimittel und Medizinprodukte (BfArM) für Dihydroergotamin und Dihydroergotamin-haltige Arzneimittel in Deutschland die Indikationen zur Migräneprophylaxe, zu orthostatischer Hypotonie und zur venös-lymphatischen Insuffizienz gestrichen, sämtliche Zulassungen ruhen seit 2014. Ein Bezug über Auslandsapotheken ist möglich (Dihydergot®, Ergont®, Migranal®).

Die Auslösung von Übelkeit kann zudem limitierend sein. Eine Prämedikation mit Antiemetika ist 30 min. vor Applikation ratsam. Das Nebenwirkungsprofil von Dihydroergotamin ist günstiger als das in Deutschland zugelassene Ergotamintartrat. Insgesamt sind, bis auf die höhere Rate an Wiederkehrkopfschmerzen, Triptane den Ergotaminderivaten deutlich überlegen. Aufgrund der relevanten Nebenwirkungsrisiken muss die Indikation zur Anwendung von Ergotaminderivaten daher sehr streng gestellt werden. Die aktuellen Leitlinien der Deutschen Gesellschaft für Neurologie von 2018 empfehlen, dass Ergotamine nur in Ausnahmefällen zur Behandlung akuter Migräneattacken eingesetzt werden sollen.

Die gleichzeitige Gabe von anderen Vasokonstriktiva wie Triptanen ist kontraindiziert, ein Sicherheitsabstand von mindestens 24 h sollte zwischen den einzelnen Substanzen eingehalten werden.

Dauergebrauch kann zu Abhängigkeit und Medikamentenüber gebrauchskopfschmerz führen.

Literatur

1. Rote-Hand-Brief Dihydroergotamin der Arzneimittelkommission der deutschen Ärzteschaft vom 06.01.2014 (www.akdae.de/Arzneimittelsicherheit/RHB/Archiv/2014/20140106.pdf; abgerufen am 21.02.2020)
2. Saper JR, Silberstein SD (2006) Pharmacology of dihydro-ergotamine and evidence for efficacy and safety in migraine. Headache 46(Suppl 4):171–181
3. Schürks M (2009) Dihydroergotamine: role in the treatment of migraine. Expert Opin Drug Metab Toxicol. 5(9):1141–1148

4. Silberstein SD (1997) The pharmacology of ergotamine and dihydroergotamine. Headache. 37 Suppl 1: S. 15–25.
5. Tfelt-Hansen PC, Diener HC (2014) Use of dihydroergotamine (DHE) should be restricted to no more than twice a week. Headache. 54(9):1523–5

Dimethylsulfoxid

Syn. DMSO.

Def. Radikalfänger, Analgetisch-antiphlogistisch wirkendes Topikum.

Wirkmechanismus DMSO ist eine hoch polare Substanz, welche als Lösungsmittel für Medikamente die Penetration durch Haut und Membranen fördert. Sie wird außerdem zu den sogenannten Scavengern (Radikalfängern) gezählt, was deren anti-inflammatorische und anti-ödematöse Effekte erklären kann. Der genaue Wirkmechanismus ist jedoch bis dato nicht vollständig geklärt.

Indikationen
- Komplexes regionales Schmerzsyndrom (CRPS)
- Stumpfes Trauma
- Paravasate von Zytostatika
- Trauma (Ödem)
- Herpesinfektion
- Adjuvans zu transdermalen Applikationen
- Interstitielle Cystitis

Nebenwirkungen
- Lokales Brennen
- Juckreiz
- Hautrötung
- Allergische Reaktionen
- Benommenheit
- Kopfschmerzen
- Knoblauchgeruch

- Systemische Nebenwirkungen wie Transaminasenanstieg oder Hämolyse sind sehr selten und bei korrekter Anwendung nicht zu erwarten.

Kontraindikationen/besondere Warnhinweise
- Schwangerschaft/Stillzeit
- Kinder (Alter < 5 Jahren)
- Überempfindlichkeit gegen den Wirkstoff
- Schwere hepatische Funktionsstörung
- Schwere renale Funktionsstörung

Dosierung CRPS: 50 %ige DMSO-Creme $5 \times$ tgl., Anwendungsdauer ca. 2 Monate.

Paravasate bei Zytostatikatherapie: 99 % DMSO alle 8 h lokal auftragen und an der Luft trocknen lassen, Anwendungsdauer für 7–14 Tage.

Handelsnamen Apothekenzubereitung.

Für die Praxis Im Vergleich von topisch-appliziertem DMSO und oralem N-Acetylcystein (NAC) schneidet DMSO in der akut entzündlichen Phase des CRPS mit Schwellung und Überwärmung besser ab als NAC. Insgesamt sind die Effekte von DMSO-Creme beim CPRS jedoch zumeist als unzureichend anzusehen, es sollte aus diesem Grund nur im Rahmen eines therapeutischen Gesamtkonzeptes angewandt werden. Es ist denkbar, dass durch das regelmäßige Auftragen auf die betroffene Extremität die kortikale Reorganisation vermindert wird und Teile der Wirkung dadurch erklärbar sind.

Zahlreiche DMSO-haltige Zubereitungen wurden vom Markt genommen, da die Nutzen-Risiko-Abwägung negativ ausfiel.

Literatur
1. Jordan K, Feyer P, Höller U, Link H, Wörmann B, Jahn F (2017) Supportive Therapie bei onkologischen Patienten. Dtsch Arztebl Int. 114: 481–487
2. Perez RS, Zuurmond WW, Bezemer PD, Kuik DJ, van Loenen AC, de Lange JJ, Zuidhof AJ (2003) The treatment of complex

regional pain syndrome type I with free radical scavengers: a randomized controlled study. Pain. 102:297–307

3. Zuurmond WW, Langendijk PN, Bezemer PD, Brink HE, de Lange JJ, van loenen AC (1996) Treatment of acute reflex sympathetic dystrophy with DMSO 50 % in a fatty cream. Acta Anaesthesiol Scassd. 40:364–367

Domperidon

Def. Peripherer Antagonist am D2-Rezeptor, Antiemetikum, Prokinetikum.

Wirkmechanismus Domperidon wirkt antagonistisch an D2-Rezeptoren, welche transmembranöse G-Protein-gekoppelte Rezeptoren darstellen. Der Neurotransmitter Dopamin verursacht zentral Übelkeit und Brechreiz. Domperidon wirkt an der Chemo-rezeptoren-Triggerzone sowie vermutlich über eine Förderung der Magenperistaltik antiemetisch. An der Hypophyse fördert es die Prolaktinsekretion. Da es die Blut-Hirn-Schranke nicht überwindet, kommt es nur sehr selten zu extrapyramidalen Nebenwirkungen.

Indikationen
- Übelkeit und Erbrechen

Nebenwirkungen
- Kopfschmerzen
- Unruhe
- Bauchkrämpfe
- Mundtrockenheit
- Menstruationsveränderungen
- Arrhythmien, QTc-Verlängerung
- Plötzlicher Herztod
- Erhöhte Prolaktinspiegel
- Amenorrhoe
- Gynäkomastie
- Allergische Reaktionen
- Extrapyramidale Nebenwirkungen (sehr selten)

Pharmakokinetik Domperidon wird bei oraler Einnahme enteral schnell resorbiert, sodass die maximalen Plasmakonzentrationen bereits 30–60 min nach Einnahme gemessen werden. Die orale Bioverfügbarkeit liegt aufgrund des hohen First-Pass-Effektes nur bei etwa 15 %. Domperidon weist eine sehr hohe Plasmaproteinbindung auf. Es wird ausgiebig hepatisch in Form von Hydroxylierung und N-Dealkylierung (über CYP3A4, CYP1A2 und CYP2E1) metabolisiert. Die Plasmahalbwertszeit beträgt nach Einmalgabe ca. 7–9 h. Etwa 1/3 der Dosis werden renal, 2/3 über die Faeces eliminiert.

Kontraindikationen/besondere Warnhinweise
- Mäßige oder schwere Leberfunktionsstörung
- Einnahme von CYP3A4-Inhibitoren
- Herzinsuffizienz
- Prolactinom
- Elektrolytstörungen
- QTc-Verlängerung
- Reizleitungsstörungen
- Kongestive Herzinsuffizienz
- Schwere Niereninsuffizienz

Dosierung
10 mg bis zu 3 × tgl., Tageshöchstdosis 30 mg/Tag.
Erwachsene und Jugendliche über 12 Jahre bzw. 35 kg Körpergewicht.

Handelsnamen Motilium®, Generika.

Interaktionen Ein verminderter gastraler pH kann die Absorption von Domperidon beeinträchtigen (die orale Bioverfügbarkeit wird durch Natriumbicarbonat und Cimetidin reduziert). Die Nebenwirkungen können bei gleichzeitiger Einnahme von CYP3A4-Inhibitoren oder QTc-verlängernde Substanzen erheblich potenziert werden (siehe unten).

Für die Praxis Domperidon sollte etwa 30 min vor den Mahlzeiten eingenommen werden.

2014 wurde vom BfArM ein erhöhtes Risiko schwerwiegender kardialer Arrhythmien im Zusammenhang mit der Einnahme von Domperidon gefunden und die Indikation eingeschränkt. Diese Empfehlung wurde 2019 nochmals in einem Rote-Hand-Brief bekräftigt.

Ein höheres Risiko wurde bei Patienten > 60 Jahren, Tagesdosen > 30 mg oder Komedikation mit QT-verlängernden Substanzen oder CYP3A4-Inhibitoren gefunden. Die einzige noch zugelassene Indikation ist die Behandlung von Übelkeit und Erbrechen, für die weiterhin ein positives Nutzen-Risiko-Verhältnis besteht. Die Therapie sollte inzwischen in möglichst niedriger Dosis nicht länger als eine Woche erfolgen, die Höchstdosis wurde auf 30 mg pro Tag begrenzt. Auch ist die Anwendung auf Erwachsene und Jugendliche über 12 Jahre bzw. 35 kg Körpergewicht beschränkt. Eine Komedikation mit QTc-verlängernden Arzneimitteln oder CYP3A4-Inhibitoren (Grapefruitsaft, Erythromycin, Clarithromycin, Metronidazol, Fluconazol, Ketoconazol, Itraconazol, Proteaseinhibitoren, Aprepitant, Verapamil, Apomorphin) ist kontraindiziert.

Spezielle Fragestellungen

Die langfristige Einnahme kann zu Rebound-Phänomenen in Form von Agitiertheit und Schlafproblemen beim Absetzen der Substanz führen. Domperidon kann zudem möglicherweise ein Restless-Legs-Syndrom verschlechtern.

Früher wurde Domperidon auch zur Förderung der Laktation bei stillenden Müttern angewandt.

Literatur

1. daSilva OP, Knoppert DC, Angelini MM, Forret PA (2001) Effect of domperidone on milk production in mothers of premature newborns: a randomized, double-blind, placebo-controlled trial. CMAJ. 164(1):17–21
2. Ingram J, Taylor H, Churchill C, Pike A, Greenwood R (2012) Metoclopramide or domperidone for increasing

maternal breast milk output: a randomised controlled trial. Arch Dis Child Fetal Neonatal Ed. 97(4):F241–F245

3. Johannes CB, Varas-Lorenzo C, McQuay LJ, Midkiff KD, Fife D (2010) Risk of serious ventricular arrhythmia and sudden cardiac death in a cohort of users of domperidone: a nested case–control study. Pharmacoepidemiol Drug Saf. 19(9):881–888
4. Knoppert DC, Page A, Warren J, Seabrook JA, Carr M, Angelini M, Killick D, da Silva OP (2013) The effect of two different domperidone doses on maternal milk production. J Hum Lact. 29(1):38–44
5. Rios Romenets S, Dauvilliers Y, Cochen De Cock V, Carlander B, Bayard S, Galatas C, Wolfson C, Postuma RB (Januar 2013) Restless legs syndrome outside the blood–brain barrier-exacerbation by domperidone in Parkinson's disease. Parkinsonism Relat Disord. 9(1):92–94
6. Rote-Hand-Brief Domperidon der Arzneimittelkommission der deutschen Ärzteschaft vom 20.08.2014 (www.akdae.de/Arzneimittelsicherheit/RHB/Archiv/2014/20140820.pdf; abgerufen am 30.03.2020)
7. Rote-Hand-Brief Domperidon der Arzneimittelkommission der deutschen Ärzteschaft vom 29.04.2019 (www.akdae.de/Arzneimittelsicherheit/RHB/Archiv/2019/20190429.pdf; abgerufen am 30.03.2020)
8. Sugumar A, Singh A, Pasricha PJ (2008) A systematic review of the efficacy of domperidone for the treatment of diabetic gastroparesis. Clin Gastroenterol Hepatol. 6(7):726–33

Doxepin

Def. Trizyklisches Antidepressivum mit sedierender Wirkung.

Wirkmechanismus Doxepin hemmt die Wiederaufnahme von Noradrenalin (stärker) und Serotonin. Daneben besitzt es eine sehr ausgeprägte antihistaminerge (sedierende) Wirkung sowie auch anticholinerge Effekte. Die Verstärkung der serotonerg-noradrenergen Transmission führt zu einer Potenzierung der deszendierenden schmerzhemmenden spinalen Bahnen.

Indikationen
- Chronische Schmerzsyndrome
- Depression
- Schlafstörung
- Angsterkrankungen
- Entzugssyndrom
- Chronische Urtikaria

Nebenwirkungen
- Müdigkeit
- Schwindel
- Mundtrockenheit
- Gewichtszunahme
- Akkommodationsstörungen
- Tinnitus
- Ödeme
- Orthostase
- Tachykardie
- Tremor
- Schwitzen
- Obstipation
- Unruhe
- Sexuelle Funktionsstörungen
- Miktionsstörung bis Harnverhalt
- Pruritus
- Leberwerterhöhung
- QT-Zeit-Verlängerung
- Blutungsneigung
- Blutbildveränderungen, Agranulozytose

Pharmakokinetik Die orale Bioverfügbarkeit von Doxepin beträgt aufgrund eines hohen First-Pass-Effektes etwa 30 %. Es unterliegt einer starken hepatischen Metabolisierung (Demethylierung, Oxidierung und Hydroxylierung über

CYP2C19 und zu geringen Anteilen CYP1A2, CYP3A4, CYP2C9 und CYP2D6). Die hydroxylierten Metabolite werden weiter glukuronidiert. Im Plasma ist Doxepin zu 80 % an Plasmaproteine gebunden. Die Ausscheidung erfolgt überwiegend renal.

Kontraindikationen/besondere Warnhinweise
- Harnverhalt
- Prostatahyperplasie
- Glaukom
- Ileus
- Akutes Delir
- Hypokaliämie
- Long-QT-Syndrom
- Epilepsie
- Kardiale Vorerkrankungen
- Bradykardie
- Komedikation mit MAO-Hemmern
- Schwangerschaft
- Stillzeit

Dosierung
Schmerztherapie: Zieldosis p.o. 50–100 mg zur Nacht, Beginn mit 10–25 mg.

Antidepressive Dosis: 100–150 mg/d (Tageshöchstdosis: 300 mg/d unter stationären Bedingungen), meist abends verabreichen oder Abenddosis höher geben.

Schlafstörung: initial 5–10 mg abends.

Entzugssymptome: initial 3 × 25–50 mg, langsame Dosisreduktion in der Folge.

Parenteral: bis max. 25–75 mg per infusionem/i.m. (bspw. als Initialtherapie bei schwerer Depression mit akuter Suizidalität).

Verfügbare Applikationsformen:
Tabletten: 5 mg, 10 mg, 25 mg, 50 mg und 100 mg.
Tropfen: 1 Tr. = 0,5 mg.
Ampullen: 25 mg/2 ml.

Handelsnamen Aponal®, Generika.

Interaktionen Doxepin ist ein Substrat an Cytochrom CYP2C19 und CYP2D6. Inhibitoren von CYP2C19 wie Cimetidin, Omeprazol, Sertralin oder Citalopram bzw. Induktoren wie Phenytoin, Carbamazepin, Prednison und Gingko biloba können zu Veränderungen der Wirkspiegel führen. Das Gleiche gilt für CYP2D6, das bspw. von Bupropion, Cimetidin, Duloxetin, Metoclopramid, Paroxetin und Celecoxib inhibiert wird.

Die Kombination mit Substanzen, die das QT-Intervall verlängern, sollten ebenso vermieden werden wie MAO-Hemmer und Medikamente, die zu einer Hypokaliämie führen können.

Für die Praxis Das kardiale Risiko steigt ab einer Tagesdosis von 100 mg deutlich an. Doxepin ist wie Amitriptylin ein stark sedierendes trizyklisches Antidepressivum. Amitriptylin birgt zwar ein noch höheres kardiales Risiko, die Studienlage als Koanalgetikum ist aber besser belegt. Routinekontrollen von EKG, Blutbild, Gewicht und Elektrolyten sollten erfolgen.

Doxepin kann auch als 2. Wahl alternativ zu Clonidin bei Entzugssymptomen im Rahmen eines/r Opioidentzugs/-reduktion angewandt werden. Die sedierende Komponente ist stärker, die Linderung autonomer Symptome eher schwächer ausgeprägt als bei Clonidin.

Mundspülungen mit Doxepin bei Mukositis im Rahmen einer Radiatio im Kopf-Hals-Bereich war ähnlich wirksam wie etablierte Lokalanästhesikum-Lösungen, zeigte aber mehr Nebenwirkungen.

Spezielle Fragestellungen Die Cytochrome CYP2D6 und CYP2C19 werden von hoch polymorphen Genen kodiert, was zu deutlichen Unterschieden in der Metabolisierung der Substanz führen kann. So beträgt der Unterschied in der Clearance zwischen einem „poor metabolizer" am CYP2C19 und einem „rapid metabolizer" fast 1:2. Es existieren Fallberichte von toxischen Doxepin-Plasmaspiegeln bei „poor metabolizern" an CYP2D6, welche das 16-80fache der therapeutischen Dosis erreichten.

Doxepin scheint eine Wirkung bei chronischen Urtikaria zu besitzen.

Literatur

1. Fernando S, Broadfoot A. Chronic urticaria-assessment and treatment. Aust Fam Physician. 2010; 39(3):135–8
2. Kirchheiner J, Meineke I, Müller G, Roots I, Brockmöller J. Contributions of CYP2D6, CYP2C9 and CYP2C19 to the biotransformation of E- and Z-doxepin in healthy volunteers. Pharmacogenetics. 2002; 12(7):571–580
3. Koski A, Ojanperä I, Sistonen J, Vuori E, Sajantila A. A fatal doxepin poisoning associated with a defective CYP2D6 genotype. Am J Forensic Med Pathol. 2007; 28(3):259–261
4. Leonard CE, Bilker WB, Newcomb C, Kimmel SE, Hennessy S. Antidepressants and the risk of sudden cardiac death and ventricular arrhythmia. Pharmacoepidemiol Drug Saf. 2011; 20(9):903–913
5. Sio TT, Le-Rademacher JG, Leenstra JL, Loprinzi CL, Rine G, Curtis A, Singh AK, Martenson JA Jr, Novotny PJ, Tan AD, Qin R, Ko SJ, Reiter PL, Miller RC. Effect of Doxepin Mouthwash or Diphenhydramine-Lidocaine-Antacid Mouthwash vs Placebo on Radiotherapy-Related Oral Mucositis Pain: The Alliance A221304 Randomized Clinical Trial. JAMA. 2019; 321(15):1481–1490
6. Täschner KL. A controlled comparison of clonidine and doxepin in the treatment of the opiate withdrawal syndrome. Pharmacopsychiatry. 1986; 19(3):91–95

Duloxetin

Def. Selektiver Serotonin-Noradrenalin-Wiederaufnahmehemmer (SSNRI bzw. SNRI).

Wirkmechanismus Duloxetin führt zu einer kombinierten Hemmung der Wiederaufnahme von Noradrenalin und Serotonin. Im Gegensatz zu den trizyklischen Antidepressiva findet sich nur eine minimale bis geringe Wiederaufnahmehemmung von Dopamin. Die Schmerzlinderung ist auf eine Verstärkung der deszendierenden schmerzhemmenden Bahnen zurückzuführen.

Indikationen
- Diabetische Polyneuropathie
- Chronischer Schmerz
- Fibromyalgiesyndrom
- Depression
- Generalisierte Angststörung
- Belastungsharninkontinenz

Nebenwirkungen
- Mundtrockenheit
- Übelkeit
- Schwitzen
- Obstipation
- Appetitverlust
- Akkommodationsstörung
- Schwindel
- Kopfschmerzen
- Hitzewallung
- Sexuelle Dysfunktion
- Harnverhalt
- Leberwertanstieg
- Orthostatische Hypotonie
- Krampfanfälle
- Hyponatriämie

Pharmakokinetik Die Substanz unterliegt einem (wechselnd ausgeprägtem) hohem First-Pass-Effekt, was an der enzymatischen Induktion liegt. Daher schwankt auch die orale Bioverfügbarkeit zum Teil erheblich zwischen 32 und 80 %. Die Plasmaeiweißbindung liegt bei 96 %. Duloxetin wird hepatisch über Cytochrom CYP1A2 und CYP2D6 zu inaktiven Metaboliten hydroxyliert. Die Eliminationshalbwertszeit liegt im Mittel bei ca. 12 h.

Kontraindikationen/besondere Warnhinweise

- Stärkerer Nikotinkonsum
- Glaukom
- Herzrhythmusstörungen
- Komedikation mit MAO- Hemmern
- Komedikation mit starken CYP1A2-Inhibitoren wie Ciprofloxacin oder Fluvoxamin
- Leberfunktionsstörung
- Schwere Nierenfunktionsstörung
- Manie in der Anamnese
- Suizidalität
- Schwangerschaft

Dosierung

Schmerz und Depression: initial 30 mg p.o. 1–0-0 für 2 bis 7 Tage, dann Steigerung auf die primäre Zieldosis von 60 mg 1–0-0, ggf. weiter auf 90 bzw. 120 mg/Tag steigern.

Belastungsharninkontinenz: schrittweise Eindosierung in 20 mg Schritten, Zieldosis 2×40 mg.

Handelsnamen Cymbalta®, Yentreve®, Generika.

Interaktionen Rauchen führt zu einer Induktion von CYP1A2, sodass bei Rauchern nur niedrigere, (teils zu niedrige) Wirkspiegel erreicht werden. Starke CYP1A2-Inhibitoren können zu erhöhten Wirkspiegeln von Duloxetin führen. Kombinationen mit anderen serotonergen Medikamenten könnten das Auftreten eines Serotonin-Syndroms begünstigen, das Risiko ist jedoch gegenüber reinen SSRI deutlich geringer. Duloxetin kann das Blutungsrisiko in Kombination mit Thrombozytenaggregationshemmern und Antikoagulantien erhöhen.

Duloxetin ist ein moderater Inhibitor von CYP2D6 und kann so die Wirkspiegel von Risperidon, Trizyklika und insbesondere auch von Substanzen mit geringer therapeutische Breite wie Flecainid, Propafenon und Metoprolol erhöhen. Problematisch ist die Kombination mit dem Prodrug Tamoxifen, da Duloxetin als CYP2D6-Inhibitor die Umwandlung in die aktiven

Metabolite verhindern und so die Brustkrebstherapie negativ beeinflussen kann.

Für die Praxis Im Gegensatz zu Amitriptylin sind bei Duloxetin die antidepressive und die analgetische Dosis gleich. Der Wirkbeginn tritt verzögert nach Wochen auf. Wie bei Amitriptylin ist eine Wirkung beim Fibromyalgiesyndrom nachgewiesen.

Bei Rauchern (insbesondere bei Nikotinkonsum von mehr als 10 Zigaretten pro Tag) kann Duloxetin aufgrund des beschleunigten Abbaus unzureichend wirken. Ggf. kann die Bestimmung des Blutspiegels bei der Therapiebeurteilung helfen.

Bei besonders empfindlichen Personen kann eine langsamere und niedrigere Eindosierung helfen, um im Verlauf eine ausreichende Verträglichkeit zu erreichen. Für die Behandlung der Belastungsinkontinenz liegen Kapseln mit 20 mg Duloxetin vor, die in solchen Fällen initial angewandt werden können, um schrittweise die Zieldosis (meist 60 mg/Tag) zu erreichen.

Um das Stigma Antidepressivum bei der Anwendung als Koanalgetikum zu vermeiden, war Duloxetin zeitweise als Analgetikum mit dem Namen Ariclaim® mit einziger aufgeführter Indikation „Diabetische Polyneuropathie" verfügbar. Die Einordnung als Antidepressivum war im Beipackzettel und in der Fachinformation primär nicht ersichtlich. In Zeiten, in denen von Patienten auch über Medikamente im Internet nachgeforscht wird und dabei Duloxetin als Antidepressivum klassifiziert wird, kann dies aber zu Missverständnissen bei den Betroffenen führen. Insofern erscheint eine entsprechende Information der Patienten bzgl. der Anwendung als Analgetikum inkl. des Wirkansatzes (Verstärkung der deszendierenden Schmerzhemmung) sinnvoller.

Spezielle Fragestellungen Im Vergleich zu Venlafaxin als alternativem SNRI weist Duloxetin eine stärkere Wiederaufnahmehemmung von Noradrenalin auf, während Venlafaxin die serotonerge stärker blockiert. Somit ist im Vergleich Duloxetin meist das effektivere Koanalgetikum, dagegen Venlafaxin das bessere Antidepressivum.

Im Hinblick auf Therapieabbrüche scheint Duloxetin den trizyklischen Antidepressiva (TCA) überlegen, dem Venlaflaxin und den SSRI aber unterlegen zu sein. Der analgetische Effekt von Duloxetin ist zwar geringer als von den konventionellen TCA, aufgrund des geringeren Nebenwirkungsprofils bietet sich das Präparat jedoch als vernünftige und erprobte Alternative an. Zudem ist die aktivierende Komponente bei manchen Patienten gewünscht. Eine Kombination mit TCA oder Mirtazapin ist möglich.

Die perioperative Gabe kann die postoperative Schmerztherapie nicht relevant verbessern.

Literatur

1. Choy EH, Mease PJ, Kajdarsz DK, et al. Safety and tolerability of duloxetin in the treatment of patients with fibromyalgia: pooled analysis of data from five clinical trials. Clin Rheumatol 2009; 28(9):1035–1044

2. Hossain SM, Hussain SM, Ekram AR. Duloxetine in Painful Diabetic Neuropathy: A Systematic Review. Clin J Pain. 2016; 32(11):1005–1010

3. Jin Y, Desta Z, Stearns V, Ward B, Ho H, Lee KH, Skaar T, Storniolo AM, Li L, Araba A, Blanchard R, Nguyen A, Ullmer L, Hayden J, Lemler S, Weinshilboum RM, Rae JM, Hayes DF, Flockhart DA. CYP2D6 genotype, antidepressant use, and tamoxifen metabolism during adjuvant breast cancer treatment. J Natl Cancer Inst. 2005; 97(1):30–9

4. Karpa KD, Kavanaugh JE, Lakoski JM. Duloxetine pharmacology: profile of a dual monoamine modulator. CNS Drug Rev. 2002; 8(4)

5. de Oliveira Filho GR, Kammer RS, Dos Santos HC. Duloxetine for the treatment acute postoperative pain in adult patients: A systematic review with meta-analysis. J Clin Anesth. 2020; 63:109–785 https://doi.org/10.1016/j.jclinane.2020.109785.[Epub ahead of print]

6. Smith HS, Smith ES, Smith BR. Duloxetine in the management of chronic musculoskeletal pain. Therap Clin Managem 2012; 8:267–277

E

Inhaltsverzeichnis

Eletriptan

Def. $5\text{-HT}_{1B/1D}$ Rezeptor-Agonist aus der Gruppe der Triptane.

Wirkmechanismus Eletriptan ist ein selektiver Serotonin-Rezeptoragonist an neuronalen 5-HT_{1D}- und vaskulären 5-HT_{1B}-Rezeptoren. Es weist zudem eine hohe Affinität zu 5-HT_{1F}-Rezeptoren auf, was möglicherweise auch Einfluss auf die Wirksamkeit von Migränekopfschmerzen hat.

Triptane führen zu einer Vasokonstriktion erweiterter kranialer Blutgefäße und einer Hemmung der aseptischen vaskulären Entzündung der meningealen Gefäße.

Indikationen
- Kopfschmerzphase einer akuten Migräneattacke bei Migräne mit oder ohne Aura

© Springer-Verlag GmbH Deutschland,
ein Teil von Springer Nature 2020
J. Artner et al., *Medikamente in der Schmerztherapie*,
https://doi.org/10.1007/978-3-662-61692-5_9

Nebenwirkungen

- Schwindel
- Übelkeit/abdominelle Schmerzen
- Schläfrigkeit
- Dyspepsie
- Mundtrockenheit
- Engegefühl Halsbereich/thorakal
- Palpitationen/Tachykardie
- Hitzegefühl
- Muskuloskelettale Schmerzen
- Periphere Durchblutungsstörung
- Kopfschmerz
- Rhinitis
- Gähnen
- Verwirrtheit

Pharmakokinetik Eletriptan wird schnell und umfangreich zu über 80 % resorbiert, die absolute orale Bioverfügbarkeit liegt bei ca. 50 %. Die T_{max} liegt bei ca. 1,5 h, wobei sich diese im akuten Migräneanfall auf 2,8 h verlängert. Zudem reduziert sich die AUC um ca. 30 %. Die Proteinbindung liegt bei etwa 85 %. Eletriptan wird umfangreich v. a. über CYP3A4 metabolisiert. Es wird u. a. ein aktiver N-methylierter Metabolit gebildet, der aber vermutlich wenig zur Wirkung beiträgt. Die renale Clearance beträgt nur etwa 10 %.

Kontraindikationen/besondere Warnhinweise

- Überempfindlichkeit gegen den Wirkstoff
- KHK, Z.n. Herzinfarkt
- Z.n. TIA/Apoplex
- pAVK
- Schwere oder mittelschwere arterielle Hypertonie
- Signifikante Arrhythmien
- Schwere Leber- oder Nierenfunktionsstörungen
- Gleichzeitige Einnahme von Ergotaminen (Mindestabstand 24 h)
- Schwangerschaft
- Stillzeit

Dosierung 40 mg bis 2 × pro Tag.
Bei leicht bis mäßig eingeschränkter Nierenfunktion: 20 mg bis 2 × pro Tag.

Handelsnamen Relpax®

Interaktionen Interaktionen mit Betablockern, trizyklischen Antidepressiva und Flunarizin konnten nicht nachgewiesen werden, die in der Prophylaxe einer Migräne eine große Rolle spielen. Ebenso ist keine Wechselwirkung mit selektiven Serotonin-Wiederaufnahme-Hemmern oder MAO-Hemmern zu erwarten. Kombinationen mit ausgeprägten CYP3A4-Hemmern, wie z. B. Ketoconazol, Itraconazol, Erythromycin und Proteaseinhibitoren führen zu einer relevanten Erhöhung der Plasmaspiegel und sollten nicht erfolgen.

Für die Praxis Empfohlen wird beim Nierengesunden eine Initialdosis von 40 mg Eletriptan. Die Dosis von 80 mg Eletriptan scheint zwar 100 mg Sumatriptan überlegen zu sein, allerdings steigt bei der Dosiserhöhung auch die Rate an Nebenwirkungen. Die in Deutschland maximal zugelassene Dosis liegt bei 2 × 40 mg pro Tag.

Eletriptan zeichnet sich einerseits durch einen schnellen Wirkanschlag im Vergleich zu den meisten anderen oralen Triptanen aus (vergleichbar Rizatriptan), andererseits hat es eine geringere Rate an Wiederkehrkopfschmerzen (vergleichbar Naratriptan). Eingeschränkt wird die Nutzbarkeit, dass aufgrund des Festpreises für orale Triptane bei Eletriptan ein hoher Anteil des Preises von den Patienten selbst getragen werden muss.

Spezielle Fragestellungen Im Vergleich zu Sumatriptan weist Eletriptan eine ca. 4-6fach höhere Affinität zu den 5-HT_{1D}- und 5-HT_{1B}-Rezeptoren auf.

Literatur
1. Capi M, Curto M, Lionetto L, de Andrés F, Gentile G, Negro A, Martelletti P (2016) Eletriptan in the management of acute

migraine: an update on the evidence for efficacy, safety, and consistent response. Ther Adv Neurol Disord, 9(5):414–423
2. McCormack PL, Keating GM (2006) Eletriptan: a review of its use in the acute treatment of migraine. Drugs, 66(8):1129–1149
3. Takiya L, Piccininni LC, Kamath V (2006) Safety and efficacy of eletriptan in the treatment of acute migraine. Pharmacotherapy, 26(1):115–128

Erenumab

Def. CGRP-Rezeptor-Antikörper.

Wirkmechanismus Erenumab ist ein rekombinanter humaner monoklonaler IgG_2-Antikörper, welcher in Ovarialzellen chinesischer Hamster hergestellt wird und zur Migräneprophylaxe eingesetzt wird. Sein selektives Ziel ist der Calcitonin-Gene-Related-Peptide-Rezeptor, welchen er blockiert und die Bindung seines natürlichen Liganden Calcitonin-Gene-Related-Peptide (CGRP) verhindert. Die bei einer Migräneattacke über CGRP vermittelte Vasodilatation duraler Gefäße und Wirkung als Entzündungsmediator wird so unterdrückt.

Indikationen
- Prophylaxe bei Migräne (episodisch oder chronisch) mit mindestens 4 Attacken/Monat

Nebenwirkungen
- Lokale Reaktionen am Injektionsort
- Muskelkrämpfe
- Pruritus
- Obstipation
- Anaphylaxie

Pharmakokinetik Erenumab ist ein biotechnologisch hergestelltes Immunglobulin vom Typ G_2, welches ein Molekulargewicht von etwa 150 kDa aufweist. Aufgrund der langen

Eliminationshalbwertszeit von etwa 28 Tagen erfolgt die Verabreichung alle 4 Wochen. Nach einmaliger subkutaner Gabe werden nach ca. 4–6 Tagen maximale Plasmakonzentrationen der Substanz erreicht. Die absolute Bioverfügbarkeit beträgt 54 %, nach mehrfacher Gabe steigt diese auf 82 % an. Erenumab weist zwei Eliminationsphasen auf, die erste durch Sättigung der CGRP-Rezeptoren, und zweite durch unspezifisch-proteolytischen Abbau.

Kontraindikationen/besondere Warnhinweise
- Überempfindlichkeit gegen d. Wirkstoff
- Latexallergie (siehe „Spezielle Fragestellungen")
- Schwere Herz-Kreislauf-Erkrankungen wie Z.n. Herzinfarkt/Apoplex, KHK, pAVK
- Schwangerschaft
- Stillzeit
- Kinder/Jugendliche

Erenumab sollte aufgrund grundsätzlicher Erwägungen derzeit bei Patienten mit symptomatischer koronarer Herzerkrankung, ischämischem Insult, Subarachnoidalblutung, peripherer arterieller Verschlusskrankheit, COPD, pulmonaler Hypertension, M. Raynaud oder Transplantationsempfängern nicht angewendet werden.

Dosierung 70–140 mg/Monat subkutan alle 4 Wochen (selbstständige Gabe mittels Autoinjektor).

Handelsnamen Aimovig® Fertigpen

Interaktionen Aktuell sind keine Wechselwirkungen bekannt.

Für die Praxis Die Injektionen stellen in erster Linie eine Alternative gegenüber anderen Prophylaktika dar. Die Wirksamkeit im Vergleich zu etablierten Migräneprophylaktika ist anhand den Daten der Placebo-kontrollierten Zulassungsstudien nicht als besser zu werten. Allerdings ist die Verträglichkeit als besser anzusehen. Zudem ist aufgrund der nur 4-wöchentlichen Applikation eine deutlich bessere Compliance zu erwarten. Doppel-Blind-Studien, die Erenumab mit etablierten Prophylaktika direkt vergleichen, liegen nicht vor. Jedoch konnte eine prophylaktische Wirkung von Erenumab 140 mg auch bei 2–4 vorher gescheiterten Prophylaxeversuchen mit etablierten Medikamenten nachgewiesen werden.

Nach Vorgabe des Gemeinsamen Bundesausschusses ist v. a. auch aufgrund des hohen Preises eine Verordnung nur indiziert, wenn eine Prophylaxe mit Betablocker (Metoprolol oder Propanolol), Topiramat, Valproat, Amitriptylin und Flunarizin sowie bei chronischer Migräne zusätzlich mit Onabotulinumtoxin A unwirksam war, aufgrund von Kontraindikationen nicht angewendet werden konnte oder wegen Nebenwirkungen abgebrochen wurde. Eine Fortführung soll nur bei einer mindestens 50 % Reduktion der Attacken oder einer Score-gestützt erhobenen relevanten Reduktion der Beeinträchtigung (MIDAS oder HIT-6) erfolgen. Eine Therapiepause sollte nach 6–9 Monaten erfolgen, bei Beschwerdezunahme soll die Therapie wieder begonnen werden.

Empfehlungen, ob ein Wechsel zu einem CGRP-Antikörper sinnvoll ist, können derzeit nicht gegeben werden. Bei anderem Angriffspunkt kann bei unzureichender Wirkung von Erenumab ein Therapieversuch mit einem CGRP-Antikörper zumindest erwogen werden.

Die kardiale Sicherheit von Erenumab wurde bei Patienten mit stabiler Angina pectoris untersucht. Weder während der Durchführung eines Belastungs-EKGs noch in der Nachbeobachtungsphase über 12 Wochen fand sich ein erhöhtes kardiales Risiko gegenüber Placebo.

Spezielle Fragestellungen

Im Gegensatz zu Eptinezumab (bislang nicht zugelassen, Stand März 2020), Fremanezumab und Galcanezumab, welche sich gegen CGRP selbst richten, ist das Ziel von Erenumab der CGRP-Rezeptor.

Die abnehmbare Kappe des Fertigpens ist aus Kautschuklatex hergestellt und kann bei Patienten mit bekannter Latexallergie eine allergische Reaktion auslösen.

Grundsätzliche Überlegungen zur Langzeitsicherheit: siehe „Wirkmechanismen von Pharmaka"

Literatur

1. Depre C, Antalik L, Starling A, Koren M, Eisele O, Lenz RA, Mikol DD (2018) A Randomized, Double-Blind, Placebo-Controlled Study to Evaluate the Effect of Erenumab on Exercise Time During a Treadmill Test in Patients With Stable Angina. Headache, 58:715–723

2. Diener HC (2014) CGRP as a new target in prevention and treatment of migraine. Lancet Neurol, 13(11):1065–1067

3. Dodick DW, Ashina M, Brandes JL, Kudrow D, Lanteri-Minet M, et al (2018) ARISE: A Phase 3 randomized trial of erenumab for episodic migraine. Cephalalgia, 38(6):1026–1037

4. Giamberardino MA, Affaitati G, Costantini R, Cipollone F, Martelletti P (2017) Calcitonin gene-related peptide receptor as a novel target for the management of people with episodic migraine: current evidence and safety profile of erenumab. J Pain Res, 10:2751–2760

5. Marvizón JC, Pérez OA, Song B, et al (2007) Calcitonin receptor-like receptor and receptor activity modifying protein 1 in the rat dorsal horn: localization in glutamatergic presynaptic terminals containing opioids and adrenergic alpha2C receptors. Neuroscience, 148:250–265

6. Reuter U, Goadsby PJ, Lanteri-Minet M, Wen S, Hours-Zesiger P, Ferrari MD, et al (208) Efficacy and tolerability of erenumab in patients with episodic migraine in whom two-to-four previous preventive treatments were unsuccessful: a randomised, double-blind, placebo-controlled, phase 3b study. Lancet, 392:2280–2287

7. Russell FA, King R, Smillie S-J, Kodji X (2014) Calcitonin generelated peptide: physiology and pathophysiology. Brain Physiol Rev, 94:1099–1142

8. Shi L, Lehto SG, Zhu DXD, et al (2016) Pharmacologic characterization of AMG 334, a potent and selective human monoclonal antibody against the calcitonin gene-related peptide receptor. J Pharmacol Exp Ther, 356:223–231

9. Vu T, Ma P, Chen JS, et al (2017) Pharmacokinetic-pharmacodynamic relationship of erenumab (AMG 334) and capsaicin-induced dermal blood flow in healthy and migraine subjects. Pharm Res Epub, https://doi.org/10.1007/s11095-017-2183-6

Etoricoxib

Def. Oral verfügbarer, selektiver COX-2-Inhibitor (Cyclooxy-genase-2) mit langer Halbwertszeit.

Wirkmechanismus Etoricoxib ist ein hochselektiver COX-2-Inhibitor. Es hat eine ca. 116-mal höhere Affinität zu COX-2 als zu COX-1 (siehe auch Kapitel Celecoxib, welches etwa eine 7,6-fach selektivere COX-2-Affinität aufweist). Es gehört zur zweiten Generation der COX-2- Hemmer. Durch die konsekutive Inhibition der Prostaglandinsynthese im entzündeten Gewebe wirkt Etoricoxib antinozizeptiv, ohne die COX-1-vermittelten Effekte (u. a. Thrombozytenaggregation, Gastroprotektion) zu inhibieren.

Indikationen
- Muskelskelettale Schmerzen
- Arthrose
- Rheumatoide Arthritis
- Gichtanfall
- Morbus Bechterew
- Postoperative Zahnschmerzen

Nebenwirkungen
- Dyspepsie
- Arterielle Hypertonie

- Herzkreislaufkomplikationen bis Myokardinfarkt oder Apoplex
- Ödeme
- Herzinsuffizienz
- Palpitationen, Arrhythmie
- Bronchospasmus
- Gastritis, gastroduodenale Ulcera
- Niereninsuffizienz
- Leberwertanstieg
- Schwindel

Pharmakokinetik Nach oraler Einnahme wird Etoricoxib rasch und vollständig resorbiert (unabhängig von der Nahrungsaufnahme), sodass bereits nach 1 h maximale Plasmakonzentrationen erreicht werden (bei gleichzeitiger Nahrungsaufnahme nach 2 Std.). Im Plasma ist Etoricoxib zu 92 % an Proteine gebunden. Die Plasmahalbwertszeit beträgt etwa 22 h. Nach extensiver hepatischer Metabolisierung (Cytochrom CYP 3A4) wird das Medikament zu 70 % über den Urin und zu 20 % über die Faeces ausgeschieden.

Kontraindikationen/besondere Warnhinweise
- Herzinsuffizienz NYHA II-IV
- Arterielle Hypertonie mit Werten anhaltend über 140/90 mmHg
- KHK
- pAVK
- Zerebrovaskuläre Erkrankungen
- Entzündliche Darmerkrankungen
- Aktives Ulcus oder gastrointestinale Blutung
- Schwere Leberfunktionsstörung
- Niereninsuffizienz
- Schwangerschaft/Stillzeit

Dosierung Prinzipiell gilt: niedrigste wirksame Dosis für eine möglichst kurze Zeit.

Verfügbare Dosen: 30 mg, 60 mg, 90 mg, 120 mg: jeweils 1 × tgl. (Dosis von 120 mg maximal 8 Tage).

Handelsname Arcoxia®, Exinef®, Generika.

Interaktionen Etoricoxib kann in Kombination mit Diuretika, ACE-Hemmern und Angiotensin-II-Rezeptorantagonisten zu einer Verschlechterung der Nierenfunktion beitragen. Wenngleich Etoricoxib im Wesentlichen über CYP3A4 metabolisiert wird, führt eine gleichzeitige Gabe von starken Inhibitoren dieses Enzyms (z. B. Ketoconazol) wohl nicht zu einer klinisch relevanten Beeinträchtigung der Pharmakokinetik.

Für die Praxis Die Höchstdosis von 120 mg pro Tag ist für maximal 8 Tage zugelassen und nur für die Indikation „Akute Gichtarthritis". Generell sollte die niedrigst wirksame Dosis gewählt werden, oftmals sind 60 mg/Tag ausreichend.

Es tritt keine klinisch relevante Thrombozytenaggregationshemmung auf. Auch ist die Effektivität und Sicherheit in postoperativen Phase nachgewiesen. Eine generelle Zulassung für die perioperative Anwendung (Ausnahme: 90 mg/d für 3 Tage bei Z.n. Zahnoperationen) besteht allerdings nicht.

Ähnlich wie für Celecoxib ist bei noch höherer COX-2-Selektivität ein geringeres nephrotoxisches Potenzial als bei nicht-selektiven NSAR anzunehmen. Auch ist das gastrale Risiko gegenüber Placebo in einer Metaanalyse als nicht erhöht beschrieben worden – im Gegensatz zu Diclofenac und Naproxen.

In einer Vergleichsstudie zwischen Celecoxib 200 mg/d und Etoricoxib 30 mg/d fand sich kein Hinweis auf eine unterschiedliche analgetische Wirksamkeit bei Osteoarthritis. Allerdings berichten in der Praxis viele Patienten von einer besseren Wirksamkeit von Etoricoxib. Das Ergebnis der Vergleichsstudie ist vermutlich mit der im Vergleich zu Celecoxib sehr niedrigen Dosis von Etoricoxib zu erklären.

Spezielle Fragestellungen In einem Cochrane-Review wurde das Risiko der Auslösung eines Schubes einer entzündlichen Darmerkrankung von Etoricoxib und Celecoxib bei rheumatischen Manifestationen dieser Grunderkrankungen geprüft. Bei beiden Substanzen fand sich keine akute Exazerbation der

Darmerkrankung im Rahmen einer kurzzeitigen Anwendung, wenngleich es einige Einschränkungen hinsichtlich der zugrunde liegenden Studien gibt. Bei lt. Fachinformation bestehender Kontraindikation „entzündliche Darmerkrankung" ist eine entsprechende Anwendung sicherlich kritisch zu betrachten.

Literatur

1. Clarke R, Derry S, Moore RA (2014) Single dose oral etoricoxib for acute postoperative pain in adults. Cochrane Database Syst Rev, (5):CD004309
2. Croom KF, Siddiqui MA (2009) Etoricoxib: a review of its use in the symptomatic treatment of osteoarthritis, rheumatoid arthritis, ankylosing spondylitis and acute gouty arthritis. Drugs, 69(11):1513–1532
3. Feng X, Tian M, Zhang W, Mei H (2018) Gastrointestinal safety of etoricoxib in osteoarthritis and rheumatoid arthritis: A meta-analysis. PLoS One, 13(1):e0190798
4. Lafrance JP, Miller DR (2009) Selective and non-selective non-steroidal anti-inflammatory drugs and the risk of acute kidney injury. Pharmacoepidemiol Drug Saf, 18(10):923–931
5. Miao XP, Li JS, Ouyang Q, Hu RW, Zhang Y, Li HY (2014) Tolerability of selective cyclooxygenase 2 inhibitors used for the treatment of rheumatological manifestations of inflammatory bowel disease. Cochrane Database Syst Rev, 10:CD007744
6. Takemoto JK, Reynolds JK, Remsberg CM, et al (2008) Clinical pharmacokinetic and pharmacodynamic profile of etoricoxib. Clin Pharmacokinet, 47(11):703–720

F

Inhaltsverzeichnis

Fentanyl

Def. Stark wirksames Opioid der WHO-Stufe III.

Wirkmechanismus Fentanyl ist ein synthetisches, hochlipophiles Opioid, welches als Agonist vorwiegend an μ-Opioidrezeptoren und nur geringem Ausmaß an δ- und κ-Opioidrezeptoren bindet. Opioidrezeptoren finden sich an allen synaptischen Schaltstellen der Nozizeption: im Rückenmark (Umschaltung 1. auf 2. Neuron), in der Formatio reticularis, im periaquäduktalen Grau (PAG), im Thalamus sowie in peripheren Geweben (Expression an Nervenfasern bei Entzündungen).

Fentanyl weist eine etwa 100fache analgetische Potenz im Vergleich zu Morphin auf.

© Springer-Verlag GmbH Deutschland,
ein Teil von Springer Nature 2020
J. Artner et al., *Medikamente in der Schmerztherapie,*
https://doi.org/10.1007/978-3-662-61692-5_10

Indikationen
- Starke bis sehr starke Schmerzen unterschiedlicher Genese
- Durchbruchschmerzen im Rahmen von Tumorerkrankungen (schnellverfügbare mukosale Fentanylpräparate)
- Analgesie im Rahmen der Anästhesie

Nebenwirkungen
- Somnolenz, Verwirrtheit
- Übelkeit/Erbrechen
- Obstipation
- Miosis
- Atemdepression
- Muskelrigidität
- Myoklonien
- Bradykardie
- Hypotonie
- Kopfschmerzen
- Tremor
- Exanthem
- Hautunverträglichkeit des Pflasters
- Harnverhalt
- Pruritus
- Schwitzen
- Abhängigkeitssyndrom/Sucht
- Beeinträchtigung der Fahrtauglichkeit

Pharmakokinetik Nach transdermaler Applikation wird über einen Zeitraum von ca. 72 h Fentanyl konstant über die Haut aufgenommen. Die Plasmaspiegel stabilisieren sich nach etwa 12 bis spätestens 24 h. Die Plasmaeiweißbindung beträgt ca. 85 %. Fentanyl wird über das Cytochrom CYP3A4 hepatisch in inaktive Metabolite umgewandelt. Etwa 75 % der Dosis werden als Metabolite renal ausgeschieden, etwa 10 % unverändert.

Die Bioverfügbarkeit unterscheidet sich bei den mukosalen Applikationsformen teils erheblich. Bei Lutschtabletten sowie sublingualen und buccalen Tabletten variiert sie zwischen ca. 50 % und ca. 65 %. Die Bioverfügbarkeit der nasalen

Fentanylsprays ist höher. Der Wirkeintritt liegt bei 5 bis 10 (15) Minuten und ist am schnellsten bei den Nasensprays.

Kontraindikationen/besondere Warnhinweise
- Schwangerschaft
- Stillzeit
- Schwere Atemdepression
- Hepatische Funktionsstörung
- Substanzabusus aktuell oder in der Anamnese
- Pflastersysteme:
  - akute oder postoperative Schmerzen
  - Fieber, lokale Wärmeanwendung

Dosierung
Transdermale Systeme: Die Dosis richtet sich wie bei Opioiden üblich nach der Wirkung.

Verfügbare Pflastergrößen: 12,5 µg/h, 25 µg/h, 50 µg/h, 75 µg/h, 100 µg/h und 150 µg/h.

Dosen von 25 µg/h oder höher sind bei opioidnaiven Patienten kontraindiziert.

Wechselintervall alle 3 Tage. Die BtM-Höchstverordnungsmenge beträgt 1000 mg/30 Tage.

Schnell freisetzende mukosale Applikationsformen: Eine Dosistitrierung ist in aller Regel obligat, Beginn mit der niedrigst-verfügbaren Dosis. Die individuelle Vorgehensweise unterscheidet sich leicht bei den einzelnen Präparaten und ist den Packungsbeilagen zu entnehmen.

Handelsnamen *Pflaster:* Durogesic SMAT®, Matrifen®, Pflaster-Generika.
Schnell freisetzende mukosale Applikationsformen: Instanyl®, Pecfent®, Abstral®, Effentora®, Breakyl®, Actiq®

Interaktionen Gleichzeitige Einnahme von CYP3A4-Induktoren (z. B. Johanniskraut) beschleunigt den Abbau von Fentanyl. Komedikation mit CYP3A4-Inhibitoren (Itraconazol, Cimetidin, Ketoconazol, Erythromycin, Nefazodon, Diltiazem,

Grapefruitsaft) verzögern den Abbau von Fentanyl und können zu erheblichen Plasmaspiegelerhöhungen führen.

Es besteht das Risiko der Auslösung eines serotonergen Syndroms in Kombination mit bspw. SSRI oder SNRI.

Für die Praxis
Pflastersysteme: Bei der Verwendung von transdermalen Systemen sollten einige Aspekte berücksichtigt werden:

- Optimale Pflasterklebestellen sind die Außenseiten der Oberarme, die obere Brust, der Rücken und der obere seitliche Brustkorb, ungünstig ist die Haut direkt über der Wirbelsäule („Schweißrinne")
- Die Applikation sollte auf ungereizter/unverletzter und unbehaarter Haut erfolgen (nicht rasieren bzw. mindestens einige Tage im Voraus rasieren).
- Die Lokalisation des Pflasters sollte wechseln. Es wird empfohlen, mindestens 1 Woche (besser 2 Wochen) zu warten, bevor dieselbe Klebestelle erneut beklebt wird.
- Möglichst nicht auf sonnen-/hitzeexponierten Stellen kleben und Temperaturerhöhungen meiden. Erhöhte Hauttemperatur kann die Freigabe der Substanz beschleunigen. Dies gilt es, insbesondere zu Beginn der Therapie zu beachten.
- Bei opioidnaiven Patienten ist ein Beginn der Opioidtherapie mit einem transdermalen Fentanyl-Pflaster eher ungünstig. Startdosen von 25 µg/h oder sogar höher sind kontraindiziert. Es gilt zu beachten, dass bei Überdosierung die Resorption länger als 3 Tage oder für mindestens 12 h nach Entfernung andauert, während bei oralen Opioiden die (Neben-)Wirkung in aller Regel früher rückläufig ist.
- Pflaster müssen nach der Verwendung sicher entsorgt werden (Intoxikation bspw. von Kindern, Missbrauch). Empfehlungen hierzu wurden in einem Rote-Hand-Brief 2013 konkretisiert.
- Das Pflaster sollte idealerweise mit dem Datum der Applikation beschriftet werden.
- Bei manchen Patienten (v. a. bei Suchtanamnese) kommt es bei Anwendung von Fentanyl-Pflastern zu schneller

Gewöhnung an die Substanz mit der Notwendigkeit der häufigen Dosissteigerung. In einem solchen Fall sollte auf ein anderes Opioid zurückgegriffen werden. Insbesondere bei nicht-maligner Schmerzursache ist zumindest bei solchen Patienten ein Buprenorphin-Pflaster als deutlich günstiger anzusehen.

- Unzureichendes Unterhautfettgewebe und mangelnde Hautdurchblutung führen zu unzureichender Resorption, was insbesondere bei kachektischen Tumorpatienten der Fall ist. Bei dieser Patientengruppe sollte auf ein anderes Opioid zurückgegriffen werden, insbesondere wenn mit relevanter Dosissteigerung von transtermalem Fentanyl keine hinreichende Verbesserung der Analgesie erreicht werden kann.

Schnell verfügbare Fentanylpräparationen:
- Schnell verfügbare Fentanyle sind **ausschließlich** bei Durchbruchschmerzen im Rahmen von Tumorerkrankungen und einer bestehenden Basisopioidanalgesie mit mindestens 60 mg oralem Morphinäquivalent pro Tag zugelassen! Durchbruchschmerzen sind definiert als kurzzeitige sehr starke Schmerzspitzen, die trotz gut eingestellter Basisanalgesie bei Tumorpatienten auftreten können. Da diese Durchbruchschmerzen in ca. 2/3 der Fälle nur maximal 30 min dauern, ist der schnelle Wirkbeginn bei gleichzeitig relativ kurzer Wirkdauer als günstig zu werten.
- Häufig notwendige Einnahmen am Tag können auf eine zu geringe Basisanalgesie hinweisen. Auch muss geprüft werden, inwieweit Koanalgetika notwendig sind, bspw. bei neuropathischen Schmerzattacken.
- Die praktische Anwendung kann für den einzelnen Patienten schwierig sein, da die schnell verfügbaren Fentanyle aus Sicherheitsgründen gut verpackt sind. Die Fentanyl-Sprays werden in schwer zu öffnenden Umverpackungen geliefert. Dennoch sollten sie auch nach Anbruch darin gelagert werden, um einen Fehlgebrauch zu vermeiden. Die sublingualen und buccalen Tabletten sind in relativ schwer zu öffnenden Blistern verpackt, was bei starken Schmerzen,

PNP, etc. problematisch sein kann. Die Tabletten dürfen nicht herausgedrückt werden, da sie sonst zerbröseln können. Ein Vorteil der Tabletten ist die Möglichkeit, diese auch in liegender Position einnehmen zu können.

- Die Tabletten dürfen nicht geschluckt oder mit Flüssigkeit heruntergespült werden, da die Bioverfügbarkeit bei gastro-intestinaler Resorption im Gegensatz zur Aufnahme über die Mundschleimhaut erheblich niedriger ist.
- Die unterschiedliche Bioverfügbarkeit der Präparate (insbesondere oral-mukosal versus nasal) gilt es zu beachten. Die Anwendung der Fentanyl-Lutschtablette (Actiq®) ist nicht empfehlenswert, da hierbei häufig Anwenderfehler (z. B. unzureichendes Reiben an der Wangenschleimhaut) beobachtet werden können. Dies ist bei den anderen Applikationsformen nicht der Fall.
- Eine Anwendung schnell verfügbarer Fentanyle bei nicht-tumorbedingten Schmerzen **muss** unbedingt vermieden werden und birgt ein sehr hohes Risiko für die Entwicklung eines Abhängigkeitssyndroms. Auch bei Tumorpatienten gilt es, einen Fehlgebrauch zu erkennen und ggf. zu behandeln. Ungeklärt ist die Herangehensweise bzgl. schnell verfügbaren Fentanylen bei Patienten mit Tumorerkrankungen und einer guten Prognose hinsichtlich des Langzeitüberlebens. Bei dieser Patientengruppe und bei kurativem Ansatz ist der Einsatz v. a. auch hinsichtlich des Missbrauchspotenzials kritisch abzuwägen.
- Die bei Schmerzspitzen oftmals propagierte Empfehlung der Gabe von 1/6 bis 1/10 der Opioid-Tagesdosis als unretardiertes Opioid (für die es übrigens keine empirischen Daten gibt) gilt bei schnell verfügbaren Fentanylen nicht. Vielmehr soll man mit der niedrigst-verfügbaren Dosis des jeweiligen Präparates beginnen.
- Fentanyl-Nasensprays bergen das Risiko einer Verwechslung mit sonstigen Nasensprays bspw. gegen Schnupfen. Der Todesfall eines Angehörigen einer Patientin aufgrund einer entsprechenden Verwechslung ist beschrieben!

Spezielle Fragestellungen Toleranzentwicklung ist unter Dauermedikation bekannt. Daher sind regelmäßige klinische Verlaufskontrollen notwendig (Dosiseskalation, Wirkung, Prüfung psychosozialer Kontextfaktoren, Prüfung der Indikation). Das Ausdosieren sollte langsam und stufenweise erfolgen.

Manche Patienten benötigen einen früheren Pflasterwechsel (bspw. nach 2 Tagen) im Sinne eines End-of-dose-failure. Noch kürzere Wechselintervalle sind nicht sinnvoll, in diesen Fällen wird ein Opioidwechsel empfohlen.

Weder transdermales, noch schnell freisetzendes mukosales Fentanyl ist für die Akutschmerztherapie/Behandlung von perioperativen Schmerzen zugelassen!

Literatur

1. Arzneimittelkommission der deutschen Ärzteschaft: Drug Safety Mail 2020–05 vom 28.01.2020: (www.akdae.de/Arzneimittelsicherheit/DSM/Archiv/2020-05.html; abgerufen am 23.03.2020)
2. Arzneimittelkommission der deutschen Ärzteschaft (UAW-News International): Die unkritische Anwendung von Fentanylpflastern erhöht das Risiko für schwerwiegende Nebenwirkungen. Deutsches Ärzteblatt, Jg. 109, Heft 14, 06.04.2012
3. Heiskanen T, Mätzke S, Haakana S, Gergov M, Vuori E, Kalso E (2009) Transdermal fentanyl in cachectic cancer patients. Pain, 1 44(1–2):218–22
4. Hofbauer H, Steffen P (2013) Herausforderung Durchbruchschmerz, Der Allgemeinarzt, 35(4): 36–40
5. Rote-Hand-Brief Fentanyl der Arzneimittelkommission der deutschen Ärzteschaft vom 11.03.2013 (www.akdae.de/Arzneimittelsicherheit/RHB/Archiv/2013/20130312.pdf; abgerufen 30.03.2020)
6. Rote-Hand-Brief Fentanyl der Arzneimittelkommission der deutschen Ärzteschaft vom 12.06.2014 (www.akdae.de/Arzneimittelsicherheit/RHB/Archiv/2014/20140612.pdf; abgerufen 30.03.2020)

7. Wirz S. Wiese CHR, Zimmermann M, Junker U, Heuser-Grannemann E, Schenk M (2013) Schnell freisetzende Fentanylapplikationsformen, Stellungnahme des Arbeitskreises Tumorschmerz der Deutschen Schmerzgesellschaft Der Schmerz, 27(1):76–80

Flunarizin

Def. Calciumantagonist der Klasse IV nach WHO.

Wirkmechanismus Der genaue Wirkmechanismus ist nicht geklärt. Flunarizin hemmt im Wesentlichen den Calciumeinstrom in die glatte Gefäßmuskulatur. Die vasoaktiven Effekte scheinen für die prophylaktische Wirkung bei Migräne verantwortlich zu sein. Daneben finden sich H_1-antihistaminerge, antikonvulsive und antiarrhythmische Effekte.

Indikationen
- Prophylaktische Behandlung der Migräne mit und ohne Aura
- Vestibulärer Schwindel

Nebenwirkungen
- Gewichtszunahme
- Müdigkeit
- Appetitzunahme
- Übelkeit
- Sodbrennen
- Angstzustände
- Depressive Verstimmung
- Mundtrockenheit
- Muskelschmerzen
- Verstärkung extrapyramidal motorischer Symptome
- Dyskinesien, Parkinsonismus

Pharmakokinetik Nach oraler Einnahme wird nach ca. 2–4 h die maximale Plasmakonzentration erreicht. Flunarizin wird zu mehr als 90 % an Plasmaproteine gebunden. Es unterliegt einem hohen First-Pass-Effekt und wird zu 80 % biliär und unter 1 % renal eliminiert. Die Eliminationshalbwertszeit liegt bei ca. 18 Tagen.

Kontraindikationen/besondere Warnhinweise:
- Morbus Parkinson und sonstige Erkrankungen des extrapyramidalen Systems
- Bestehendes depressives Syndrom oder rezidivierende depressive Episoden
- Hereditäre Galactose-Intoleranz
- Lactase-Mangel
- Glucose-Galactose-Malabsorption
- Kinder

Dosierung 5–10 mg p.o. abends (Alter > 65 Jahre: 5 mg abends), im Verlauf Einnahme jeden 2. Tag als Erhaltungsdosis empfehlenswert.
Kinder: 5 mg abends, ggf. jeden 2. Tag.

Handelsnamen Generika, früher u. a. Natil®, Sibelium®

Interaktionen Alkohol, Sedativa und Tranquilizer verstärken den sedierenden Effekt von Flunarizin. Die gleichzeitige Einnahme mit Topiramat führt nur zu einer geringfügigen Erhöhung der Plasmaspiegel von Flunarizin.

Für die Praxis Flunarizin führt bei über 10 % der Patienten zu einer teils deutlichen Gewichtszunahme, die den Einsatz limitieren kann. Aus Gründen der Therapieadhärenz empfiehlt sich eine engmaschige Kontrolle dieser Nebenwirkung.

Wenngleich laut Fachinformation Flunarizin bei Kindern wegen unzureichender Daten nicht zugelassen ist, hat es sich auch in dieser Altersgruppe als wirksames Migräne-Prophylaktikum erwiesen und wird in den Leitlinien empfohlen.

Flunarizin kann eine depressive Erkrankung oder einen Morbus Parkinson verschlechtern und ist bei entsprechendem Vorerkrankungsprofil nicht indiziert.

Spezielle Fragestellungen Flunarizin weist eine sedierende Komponente auf, weshalb es abends eingenommen werden sollte. Insbesondere zu Beginn der Behandlung kann es zu einer Einschränkung der Fahrtauglichkeit kommen.

Für Flunarizin scheint einen geringen additiven Effekt hinsichtlich Reduktion der Anfallshäufigkeit bei Epilepsien zu haben, wird aber u. a. aufgrund des Nebenwirkungsprofils nicht empfohlen.

Literatur

1. Evers S, Afra J, Frese A, Goadsby PJ, Linde M, May A, Sándor PS (2009) European Federation of Neurological Societies. EFNS guideline on the drug treatment of migraine--revised report of an EFNS task force. Eur J Neurol, 16(9):968–981
2. Hasan M, Pulman J, Marson AG (März 2013) Calcium antagonists as an add-on therapy for drug-resistant epilepsy. Cochrane Database Syst Rev. 28(3):CD002750
3. Karsan N, Palethorpe D, Rattanawong W, Marin JC, Bhola R, Goadsby PJ (2018) Flunarizine in migraine-related headache prevention: results from 200 patients treated in the UK. Eur J Neurol, 25(6):811–817
4. Martínez-Lage JM (1998) Flunarizine (Sibelium) in the prophylaxis of migraine. An open, long-term, multicenter trial. Cephalalgia, 8 Suppl 8:15–20
5. Rascol O, Clanet M, Montastruc JL (1983) Calcium antagonists and the vestibular system: a critical review of flunarizine as an antivertigo drug. Fundam Clin Pharmacol, 3 Suppl:79 s-87 s
6. Stubberud A, Flaaen NM, McCrory DC, Pedersen SA, Linde M (2019) Flunarizine as prophylaxis for episodic migraine: a systematic review with meta-analysis. Pain, 160(4):762–772
7. Todd PA, Benfield P (1989) Flunarizine. A reappraisal of its pharmacological properties and therapeutic use in neurological disorders. Drugs, 38(4):481–99

Fremanezumab

Def. CGRP-Antikörper.

Wirkmechanismus Fremanezumab ist ein selektiver monoklonaler IgG2Δa/Kappa-Antikörper gegen beide CGRP-Isoformen (α- und β-CGRP). CGRP spielt als potenter Vasodilatator und Mediator der neurogenen Entzündung eine wesentliche Rolle bei Migränekopfschmerzen. Durch die Bindung an Calcitonin Gene-Related Peptide (CGRP) verhindert die Substanz dessen Rezeptorinteraktion.

Indikationen
- Prophylaxe bei Migräne (episodisch oder chronisch) mit mindestens 4 Attacken/Monat

Nebenwirkungen
- Lokales Erythem
- Schmerzen an der Injektionsstelle
- Verhärtungen an der Injektionsstelle

Pharmakokinetik Fremanezumab ist ein Protein mit einer Molekülmasse von 148 kDa und 1324 Aminosäuren.

Nach subkutaner Applikation werden im Durchschnitt nach 5–7 Tagen maximale Plasmakonzentrationen erreicht. Die Bioverfügbarkeit beträgt zw. 55–66 %. Ein Steady-State wird bei beiden zugelassenen Applikationsintervallen erst nach ca. 6 Monaten erreicht.

Fremanezumab hat eine geschätzte Halbwertszeit von 30 Tagen. Es wird durch enzymatische Proteolyse abgebaut und die Peptide und Aminosäuren für neue Biosynthese genutzt oder renal eliminiert.

Kontraindikationen/besondere Warnhinweise
- Unverträglichkeit gegen den Wirkstoff
- Schwangerschaft
- Stillzeit
- Kinder/Jugendliche

Fremanezumab sollte aufgrund grundsätzlicher Erwägungen derzeit bei Patienten mit symptomatischer koronarer Herzerkrankung, ischämischem Insult, Subarachnoidalblutung, peripherer arterieller Verschlusskrankheit, COPD, pulmonaler Hypertension, M. Raynaud oder Transplantationsempfängern derzeit nicht angewendet werden.

Dosierung Subkutane Injektion monatlich bzw. 3-monatlich möglich:

- 225 mg einmal monatlich
- 675 mg alle drei Monate

Handelsnamen Ajovy®

Für die Praxis Fremanezumab kann sowohl monatlich oder in dreifacher Dosierung alle 3 Monate appliziert werden. Ein relevanter Unterschied bzgl. der Wirksamkeit fand sich nicht mit tendenziell leicht besserer Wirkung bei monatlicher Applikation.

Die Verordnungsfähigkeit nach Vorgabe des Gemeinsamen Bundesausschusses besteht nur, wenn eine Prophylaxe mit Betablocker (Metoprolol oder Propanolol), Topiramat, Valproat, Amitriptylin und Flunarizin sowie bei chronischer Migräne zusätzlich mit Onabotulinumtoxin A unwirksam war, aufgrund von Kontraindikationen nicht angewendet werden konnte oder wegen Nebenwirkungen abgebrochen wurde. Als Ziel wird eine mindestens 50 % Reduktion der Attacken oder relevante Reduktion der Beeinträchtigung (Score mittels MIDAS oder HIT-6 erhoben) formuliert. Nach 6–9 Monaten soll die Notwendigkeit einer Fortführung geprüft werden.

Die Sicherheit einer Langzeitanwendung wurde bis zu 12 Monate untersucht, wobei auch nach dieser Zeit eine Wirksamkeit gegenüber der Baseline gezeigt werden konnte.

Als Add-On-Therapie bei vorbestehender Therapie mit einem der anderen Migräneprophylaktika erwies sich als sicher und effektiv gegenüber Placebo. Somit kann ggf. eine entsprechende, bestehende Prophylaxe zu Beginn einer Fremanezumab-Gabe fortgeführt werden.

Derzeit kann keine Aussage getroffen werden, inwieweit ein Wechsel zu einem anderen CGRP-Antikörper oder CGRP-Rezeptor-Antikörper sinnvoll ist. Da Erenumab gegen den CGRP-Rezeptor wirkt, kann bei unzureichender Wirkung von Fremanezumab ein Wechsel zumindest erwogen werden.

Spezielle Fragestellungen Das Arzneimittel muss im Kühlschrank bei 2–8 Grad Celsius gelagert und vor Licht geschützt werden. Nach Unterbrechung der Kühlkette sollte es innerhalb von 24 h benutzt oder verworfen werden.

Grundsätzliche Überlegungen zur Langzeitsicherheit: siehe „Wirkmechanismen von Pharmaka"

Literatur

1. Cohen JM, Dodick DW, Yang R, Newman LC, Li T, Aycardi E, Bigal ME (2017) Fremanezumab as Add-On Treatment for Patients Treated With Other Migraine Preventive Medicines. Headache, 57(9):1375–1384
2. Dodick DW, Silberstein SD, Bigal ME, Yeung PP, Goadsby PJ, Blankenbiller T, Grozinski-Wolff M, Yang R, Ma Y, Aycardi E (2018) Effect of Fremanezumab Compared With Placebo for Prevention of Episodic Migraine: A Randomized Clinical Trial. JAMA, 319(19):1999–2008
3. Lionetto L, Curto M, Cisale GY, Capi M, Cipolla F, Guglielmetti M, Martelletti P (2019) Fremanezumab for the preventive treatment of migraine in adults. Expert Rev Clin Pharmacol, 12(8):741–748
4. Silberstein SD, Dodick DW, Bigal ME, Yeung PP, Goadsby PJ, Blankenbiller T, Grozinski-Wolff M, Yang R, Ma Y, Aycardi E (2017) Fremanezumab for the Preventive Treatment of Chronic Migraine. New Engl J Med, 377(22):2113–22

Frovatriptan

Def. 5-HT$_{1B/1D}$ Rezeptor-Agonist aus der Gruppe der Triptane.

Wirkmechanismus Frovatriptan ist wirkt als selektiver Agonist an 5-HT$_{1B}$- und 5-HT$_{1D}$ –Rezeptoren. Dies bewirkt eine reduzierte neurogene Entzündung u. a. mittels verminderter CGRP-Freisetzung, eine Vasokonstriktion dilatierter duraler Gefäße und eine Reduktion der zentralen Sensibilisierung. Weiterhin wird eine antiemetische Wirkung über den Nucleus tractus solitarius diskutiert.

Indikationen
- Kopfschmerzphase einer akuten Migräneattacke bei Migräne mit oder ohne Aura

Nebenwirkungen
- Tinnitus
- Tremor
- Agitiertheit
- Depression
- Engegefühl Halsbereich/thorakal
- Hitzewallung, Schwitzen
- Aufmerksamkeitsstörungen
- Sedierung
- Vertigo
- Sehstörung
- Muskelkontraktionen
- Palpitationen
- Tachykardie
- Übelkeit
- Diarrhoe
- Dysphagie
- Magenbeschwerden
- Pruritus
- Steifigkeit
- Arthralgien

- Polyurie
- Asthenie
- Anaphylaxie

Pharmakokinetik Frovatriptan erreicht innerhalb von 2–4 h die maximale Plasmakonzentration. Die orale Bioverfügbarkeit beträgt 22–30 %. Die Plasmaproteinbindung ist mit ca. 15 % gering. Frovatriptan weist mit ca. 26 h die längste Eliminations-Halbwertszeit von allen Triptanen auf. Die Metabolisierung erfolgt hauptsächlich über das Cytochrom CYP1A2, aktive Metaboliten werden nicht gebildet. Die Substanz und die Metaboliten werden zu 2/3 über den Faeces ausgeschieden.

Kontraindikationen/besondere Warnhinweise
- Überempfindlichkeit gegen den Wirkstoff
- KHK, Z.n. Herzinfarkt
- Z.n. TIA/Apoplex
- Schwere oder mittelschwere arterielle Hypertonie
- Schwere Leberinsuffizienz (Child–Pugh C)
- Gleichzeitige Einnahme von Ergotaminen und anderen Triptanen

Dosierung 2,5 mg, Maximaldosis 5 mg pro Tag.

Handelsnamen Allegro®, Tigreat®, Frovamig®

Interaktionen Orale Kontrazeptiva erhöhen die Plasmaspiegel um ca. 30 % ohne die Nebenwirkungsrate zu erhöhen.
Fluvoxamin kann als potenter Hemmstoff für Cytochrom CYP1A2 die Plasmaspiegel relevant erhöhen.

Für die Praxis Aufgrund der langen Halbwertszeit ist die Rate an Wiederkehrkopfschmerzen, zusammen mit Naratriptan, am geringsten. Zudem ist aufgrund des langsameren Wirkanschlags die Verträglichkeit ähnlich gut, allerdings auf Kosten einer später einsetzenden Kopfschmerzlinderung. So war Frovatriptan im Vergleich zur Referenzsubstanz Sumatriptan nach 2 und 4 h etwas weniger wirksam. Dafür war Frovatriptan aber besser verträglich als Sumatriptan, Zolmitriptan, Rizatriptan und Almotriptan.

Spezielle Fragestellungen Da der Metabolisierung von Frovatriptan unabhängig von der Monoaminooxidase erfolgt, ist eine Interaktion mit MAO-Hemmern nicht zu erwarten. Ebenso ist die Auslösung eines serotonergen Syndroms in Kombination mit bspw. SSRIs unwahrscheinlich.

Frovatriptan hat sich als wirksamste Substanz zur Kurzzeit-prophylaxe bei menstrueller Migräne erwiesen (2 × 2,5 mg, Beginn 2 Tage vor erwarteter menstruationsbedingter Migräne über 6–7 Tage).

Literatur

1. Allais G, Benedetto C (2016) Spotlight on frovatriptan: a review of its efficacy in the treatment of migraine. Drug Des Devel Ther. 10:3225–3236
2. Easthope SE, Goa KL (2001) Frovatriptan. CNS Drugs 15(12):969–976
3. Evers S, Savi L, Omboni S, Lisotto C, Zanchin G, Pinessi L (2015) Efficacy of frovatriptan as compared to other triptans in migraine with aura. J Headache Pain. 16:514
4. MacGregor EA (2014) A review of frovatriptan for the treatment of menstrual migraine. Int J Womens Health, 6:523–355
5. Marmura MJ, Silberstein SD, Schwedt TJ (2015) The acute treatment of migraine in adults: the american headache society evidence assessment of migraine pharmacotherapies. Headache. 55(1):3–20
6. Pringsheim T, Davenport WJ, Dodick D (2008) Acute treatment and prevention of menstrually related migraine headache: evidence-based review. Neurology. 70(17):1555–1563
7. Sanford M (2012) Frovatriptan: a review of its use in the acute treatment of migraine. CNS Drugs 26(9):791–811

G

Inhaltsverzeichnis

Gabapentin

Def. Ca^{++}-Kanal-modulierendes Antikonvulsivum mit analgetischer Wirkung.

Wirkmechanismus Durch Kopplung und Modulation präsynaptischer spannungsabhängiger Ca^{++}-Kanäle ($\alpha 2\delta$-Untereinheit) kommt es zu einem verminderten Kalzium-Einstrom. In der Folge werden vermindert exzitatorische Transmitter wie Glutamat in den synaptischen Spalt freigesetzt und so u. a. die analgetische Wirkung vermittelt.

Indikationen
- Neuropathische Schmerzen
- Epilepsie
- Spastik bei MS
- Therapierefraktärer Husten
- Pruritus
- Therapierefraktärer Singultus

© Springer-Verlag GmbH Deutschland,
ein Teil von Springer Nature 2020
J. Artner et al., *Medikamente in der Schmerztherapie*,
https://doi.org/10.1007/978-3-662-61692-5_11

Nebenwirkungen
- Müdigkeit
- Schwindel
- Mundtrockenheit
- Übelkeit
- Parästhesien
- Kopfschmerzen
- Gewichtszunahme/Appetitsteigerung
- Ödeme
- Angioödem
- Fieber
- Hyponatriämie
- Transaminasen-Erhöhung
- Blutzuckerschwankungen (v. a. bei Diabetikern)
- Hautreaktionen

Pharmakokinetik Die Bioverfügbarkeit sinkt bei oraler Applikation mit steigender Dosis (60 % bei 300 mg), maximale Wirkspiegel werden nach 2–3 h erreicht. Die Eliminationshalbwertszeit beträgt je nach Dosis zwischen 5 und 10 h. Gabapentin wird nicht an Plasmaproteine gebunden. Die Ausscheidung erfolgt unverändert renal, eine vorherige hepatische Metabolisierung findet nicht statt.

Kontraindikationen/besondere Warnhinweise
- Allergie gegen die Substanz
- Suizidalität (kann akzentuiert werden)
- Akute Pankreatitis

Interaktionen Gabapentin gilt hinsichtlich der Kombination mit anderen Substanzen als relativ unproblematisch. Gleichzeitige Anwendung mit anderen zentralwirksamen Substanzen kann jedoch v. a. zu Beginn zu vermehrten zentralnervösen Nebenwirkungen wie Schwindel oder Müdigkeit führen. Die Resorption von Gabapentin kann bei gleichzeitiger Einnahme von Magnesium-/Aluminium-haltigen Antazida negativ beeinflusst werden (die Bioverfügbarkeit kann um ca. 25 % gesenkt werden). Die Nahrungsaufnahme beeinflusst die Kinetik von Gabapentin jedoch nicht.

Dosierung Die primäre Zieldosis liegt bei 3×300 mg, weitere Steigerungen je nach Ansprechen, bis zur zugelassenen Tageshöchstdosis von 3600 mg.

Handelsnamen Neurontin®, GabaliquidGeriaSan®, Generika; *Verfügbare Wirkstärken:* 100 mg, 300 mg, 400 mg, 600 mg, 800 mg; Lösung 50 mg/ml.

Für die Praxis Die Eindosierung erfolgt langsam in 100 mg- bis 300 mg-Schritten (Beginn mit abendlicher Dosis). Vor allem bei älteren und empfindlichen Patienten sollte kleinere Dosissteigerungen erwogen werden. Die primäre Zieldosis liegt bei einer Tagesdosis von 900 mg, ab der eine Wirkung auf den Schmerz erwartet werden kann. Der Wirkbeginn ist verzögert, erst nach mehreren Wochen kann die Wirkung hinreichend beurteilt werden. In der Regel ist eine Tagesdosis zwischen 900–2400 mg in der Schmerztherapie ausreichend.

Für Patienten mit Schluckstörung oder PEG-Versorgung ist Gabapentin als Lösung verfügbar.

Pregabalin wirkt ebenso als Ca^{++}-Kanal-Modulator über die $\alpha2\delta$-Untereinheit des Ca^{++}-Kanals. Dennoch kann in Einzelfällen bei Patienten mit erfolgloser Pregabalin-Therapie ein Versuch mit Gabapentin wirksam sein.

Es gibt schwache Hinweise, dass Gabapentin beim Fibromyalgiesyndrom wirksam ist, jedoch sollte auf besser etablierte Optionen wie Amitriptylin oder Pregabalin zurückgegriffen werden.

Im Management von Restless-legs-Syndromen ist in den USA Gabapentin-Enacarbil (retardiertes Prodrug von Gabapentin) als abendliche Einmalgabe von 600 mg zugelassen. Dieses ist in Deutschland nicht verfügbar und Gabapentin ist auch nicht für diese Indikation zugelassen.

Als wirksam hat sich Gabapentin zudem bei therapierefraktärem Husten, Schluckauf, sowie Spastizität bei multipler Sklerose erwiesen. Auch kann es chronischen Juckreiz (v. a. bei

Urämie) lindern, bei Nierenfunktionsstörungen muss jedoch auf eine angepasste Dosierung geachtet werden (siehe unten).

Spezielle Fragestellungen Auch für Gabapentin ist eine Suchtproblematik beschrieben, die aber deutlich weniger ausgeprägt ist als bei Pregabalin. Unter entsprechender Einnahmekontrolle kann man Gabapentin aber auch bei Suchtanamnese in der Mehrzahl der Fälle anwenden.

Die Einnahme von Gabapentin ist auch bei eingeschränkter Nierenfunktion möglich, muss aber entsprechend der Kreatininclearance angepasst werden (bspw. beträgt bei einer Kreatininclearance zwischen 15 und 29 ml/min die empfohlene Tagesdosis 150 mg bis max. 600 mg). Gabapentin ist zudem dialysierbar. Bei Dialysepatienten sollte eine Aufsättigungsdosis von 300 bis 400 mg gegeben werden. Im Anschluss erfolgt nur an Dialysetagen jeweils nach der Dialyse die Verabreichung der Erhaltungsdosis von 200–300 mg.

In den klinisch verwendeten Dosierungen weist Gabapentin keine hepatische Metabolisierung oder Interaktion mit Cytochrom-Systemen auf. Erst bei Höchstkonzentrationen (3600 mg) wurde eine leichte Inhibition des CYP2A6 verzeichnet. Diese scheint jedoch klinisch nicht relevant zu sein.

Literatur

1. Biggs JE, Boakye PA, Ganesan N, Stemkowski Pl, Garcia Al, Ballanyi K, Smith Pa (2014) Analysis of the long. Term actions of gabapentin and pregabalin in dorsal rost ganglia and substantia gelatinosa. J Neurophysiol, 112(10):2398–2412
2. Bonnet U, Scherbaum N (2017) How addictive are gabapentin and pregabalin? A systematic review. Eur Neuropsychopharmacol, 27(12):1185–1215
3. Cooper TE, Derry S, Wiffen PJ, Moore RA (3. Januar 2017) Gabapentin for fibromyalgia pain in adults. Cochrane Database Syst Rev, 1:CD012188
4. Finnerup NB, Attal N, Haroutounian S, McNicol E, Baron R, Dworkin RH, Gilron I, Haanpää M, Hansson P, Jensen TS, Kamerman PR, Lund K, Moore A, Raja SN, Rice AS,

Rowbotham M, Sena E, Siddall P, Smith BH, Wallace M (2015) Pharmacotherapy for neuropathic pain in adults: a systematic review and meta-analysis. Lancet Neurol, 14(2):162–173

5. Khosravi MB, Azemati S, Sahmeddini MA (2014) Gabapentin versus naproxen in the management of failed back surgery syndrome; a randomized controlled trial. Acta Anaesthesiol Belg, 65(1):31–37

6. Mehta S, Mc Intyre A, Dijkers M, Loh E, Teasek RW. Gabapentinoids are effective in decreasing neuropathic pain and other secondary outcomes after spinal cord injury: a meta- analysis. Acta Phys Med Rehabil. 2014; 95(11):2180–2186

7. Ohsawa M, Otake S, Murakami T, Yamamoto S, Makino T, Ono H (2014) Gabapentin prevents oxaliplatin- induced mechanical hyperalgesia in mice. J Pharmacol Sci, 125(3):292–299

8. Otero-Romero S, Sastre-Garriga J, Comi G, Hartung HP, Soelberg Sørensen P, Thompson AJ, Vermersch P, Gold R, Montalban X (2016) Pharmacological management of spasticity in multiple sclerosis: Systematic review and consensus paper. Mult Scler, 22(11):1386–1396

9. Ryan NM, Vertigan AE, Birring SS (2018) An update and systematic review on drug therapies for the treatment of refractory chronic cough. Expert Opin Pharmacother, 19(7):687–711

10. Simonsen E, Komenda P, Lerner B, Askin N, Bohm C, Shaw J, Tangri N, Rigatto C (2017) Treatment of Uremic Pruritus: A Systematic Review. Am J Kidney Dis, 70(5):638–655

11. Trinkley KE, Nahate MC (2014) Medication management of irritable bowel syndrome. Digestion, 89(4):253–267

Galcanezumab

Def. CGRP-Antikörper.

Wirkmechanismus Galcanezumab ist ein selektiver monoklonaler IgG4-Antikörper gegen CGRP (Calcitonin Gene-Related Peptide). CGRP spielt als Signalstoff eine wichtige Rolle bei der aseptischen meningealen Entzündung in der Migräneattacke. Durch die Bindung an das Neuropeptid CGRP verhindert die Substanz dessen Rezeptorinteraktion.

Indikationen
- Prophylaxe bei Migräne (episodisch oder chronisch) mit mindestens 4 Attacken/Monat

Nebenwirkungen
- Schmerzen an der Injektionsstelle
- Vertigo
- Obstipation
- Pruritus
- Urticaria
- Anaphylaxie

Pharmakokinetik Maximale Serumkonzentrationen werden 5 Tage nach Injektion von 240 mg erreicht. Die Injektionsstelle hat keinen Einfluss auf die Resorption. Die Eliminationshalbwertszeit beträgt 27 Tage. Als Immunglobulin wird es enzymatisch in Peptide und Aminosäuren abgebaut. Die Metaboliten werden entweder zur erneuten Peptidsynthese genutzt oder renal eliminiert.

Kontraindikationen/besondere Warnhinweise
- Unverträglichkeit gegenüber der Substanz
- Schwerwiegende Herz-Kreislauf-Erkrankungen
- Schwangerschaft
- Stillzeit
- Kinder/Jugendliche

Galcanezumab sollte aufgrund grundsätzlicher Erwägungen derzeit bei Patienten mit symptomatischer koronarer Herzerkrankung, ischämischem Insult, Subarachnoidalblutung, peripherer arterieller Verschlusskrankheit, COPD, pulmonaler

Hypertension, M. Raynaud oder Transplantationsempfängern derzeit nicht angewendet werden.

Dosierung Erstdosis 240 mg s.c., danach 120 mg s.c. einmal monatlich.

Handelsnamen Emgality®.

Für die Praxis Manche initiale Non-Responder während des 1. Monats (bzgl. einer mindestens 50 %igen Reduktion an Migränetagen) erreichten dieses Ziel im 2. oder 3. Anwendungsmonat. Somit ist ein Anwendungsversuch für 3 Monate gerechtfertigt und der Therapieerfolg sollte erst danach kritisch bilanziert werden.

Galcanezumab darf nur verordnet werden, wenn Prophylaxen mit Betablocker (Metoprolol oder Propanolol), Topiramat, Valproat, Amitriptylin und Flunarizin sowie bei chronischer Migräne zusätzlich mit Onabotulinumtoxin A unwirksam waren, aufgrund von Kontraindikationen nicht angewendet werden konnten oder wegen Nebenwirkungen abgebrochen wurden. Als Ziel wird eine mindestens 50 %ige Reduktion der Attackenhäufigkeit bzw. eine relevante Reduktion der Beeinträchtigung (erhoben mittels MIDAS oder HIT-6) genannt. Nach 6–9 Monaten soll die Notwendigkeit einer Fortführung geprüft werden.

Eine Aussage, ob bei unzureichender Wirkung von Galcanezumab ein Wechsel zu einem anderen CGRP-Antikörper oder CGRP-Rezeptor-Antikörper sinnvoll ist, kann derzeit nicht getroffen werden. Bei differentem Angriffspunkt zu Erenumab kann ein Wechsel zumindest erwogen werden.

Unterschiede bzgl. Wirksamkeit zwischen den Dosierungen 120 mg und 240 mg ergaben sich in Studien zur episodischen Migräne nicht. Auch bei gescheiterter Vortherapie mit anderen Migräneprophylaktika bei episodischer Migräne war Galcanezumab wirksam. Interessanterweise erwies sich Galcanezumab in einer Subgruppenanalyse bei chronischer Migräne in der Dosis von 120 mg/Monat bei ein oder mehreren gescheiterten Prophylaxeversuchen als effektiver als die 240 mg Dosis, jedoch ohne Vortherapie war die höhere Dosis effektiver.

Spezielle Fragestellungen Während Galcanezumab in den USA auch bei episodischen Clusterkopfschmerzen in höherer Dosierung zugelassen ist (300 mg monatlich während der Clusterepisode), beurteilte die europäische Zulassungsbehörde EMA Anfang 2020 die Studienlage für diese Indikation als unzureichend.

Das Arzneimittel muss im Kühlschrank bei 2–8 Grad Celsius gelagert und vor Licht geschützt werden. Nach Unterbrechung der Kühlkette sollte es innerhalb von sieben Tagen benutzt werden.

Da nach der Verabreichung Schwindel auftreten kann, kann Galcanezumab einen Einfluss auf die Verkehrstüchtigkeit und die Fähigkeit zum Bedienen von Maschinen haben.

Bis zu 12,5 % der Patienten entwickeln im Verlauf der Behandlung Antikörper gegen die verabreichte Substanz. Dies scheint jedoch die Wirksamkeit nicht signifikant zu beeinträchtigen.

Grundsätzliche Überlegungen zur Langzeitsicherheit: siehe „Wirkmechanismen von Pharmaka"

Literatur

1. Detke HC, Goadsby PJ, Wang S, Friedman DI, Selzler KJ, Aurora SK(2018) Galcanezumab in chronic migraine: The randomized, double-blind, placebo-controlled REGAIN study. Neurology, 91(24):e2211–e21
2. Goadsby PJ, Dodick DW, Leone M, Bardos JN, Oakes TM, Millen BA, Zhou C, Dowsett SA, Aurora SK, Ahn AH, Yang JY, Conley RR, Martinez JM (2019) Trial of Galcanezumab in Prevention of Episodic Cluster Headache. N Engl J Med, 381(2):132–141
3. Rosen N, Pearlman E, Ruff D, Day K, Jim Nagy A (2018) 100 % Response Rate to Galcanezumab in Patients With Episodic Migraine: A Post Hoc Analysis of the Results From Phase 3, Randomized, Double-Blind, Placebo Controlled

EVOLVE-1 and EVOLVE-2 Studies. Headache, 58(9):134–757

4. Ruff DD, Ford JH, Tockhorn-Heidenreich A, Sexson M, Govindan S, Pearlman EM, Wang SJ, Khan A, Aurora SK (2019) Efficacy of galcanezumab in patients with chronic migraine and a history of preventive treatment failure. Cephalalgia, 39(8):931–944

5. Ruff DD, Ford JH, Tockhorn-Heidenreich A, Stauffer VL, Govindan S, Aurora SK, Terwindt GM, Goadsby PJ (2020) Efficacy of galcanezumab in patients with episodic migraine and a history of preventive treatment failure: results from two global randomized clinical trials. Eur J Neurol, 27(4):609–618

6. Skljarevski V, Matharu M, Millen BA, Ossipov MH, Kim BK, Yang JY (2018) Efficacy and safety of galcanezumab for the prevention of episodic migraine: Results of the EVOLVE-2 Phase 3 randomized controlled clinical trial. Cephalalgia, 38(8):1442–1454

H

Inhaltsverzeichnis

Haloperidol

Def. Antiemetisch wirksames hochpotentes Neuroleptikum.

Wirkmechanismus Haloperidol blockiert Dopamin-Rezeptoren (vor allem D2) und in geringem Ausmaß auch serotonerge, adrenerge und σ-opioiderge Rezeptoren. In niedrigen Dosierungen wirkt es antiemetisch (die antiemetische Wirkung wird durch eine direkte Blockade der Dopaminrezeptoren in der Chemorezeptortriggerzone vermittelt), in sehr hohen Dosen hat es zudem anticholinerge und antihistaminerge Effekte. In höheren Dosen findet sich zudem ein schnell eintretender dämpfender und bei kontinuierlicher Anwendung ein antipsychotischer Effekt.

Indikationen
- Übelkeit und Erbrechen
- Psychosen (organisch)
- Schizophrene Syndrome

© Springer-Verlag GmbH Deutschland,
ein Teil von Springer Nature 2020
J. Artner et al., *Medikamente in der Schmerztherapie*,
https://doi.org/10.1007/978-3-662-61692-5_12

- Akute manische Syndrome
- Psychomotorische Erregungszustände
- Halluzinationen/Wahn
- Alkoholentzugssyndrom
- Tic-Erkrankungen

Nebenwirkungen
- Insomnie
- Extrapyramidal-motorische Syndrome (Parkinsonoid)
- Psychotische Störung
- Malignes neuroleptisches Syndrom
- Emotionale Verflachung
- Spätdyskinesien
- Müdigkeit
- Unruhe (Akathisie)
- Kopfschmerzen
- Schwindel
- Depression
- Orthostatische Hypotonie
- Krampfanfälle (hohe Dosis)
- Obstipation
- Diarrhö
- Cholestase
- Leberfunktionsstörungen
- Urtikaria
- Pruritus
- Herzrhythmusstörungen   (AV-Block,   QTc-Verlängerung, Tachykardie)
- Akkommodationsstörungen (hohe Dosis)
- Miktionsstörungen
- Ödeme

Pharmakokinetik Etwa 70 % der oral eingenommenen Substanz sind systemisch verfügbar. Die maximale Plasmakonzentration wird nach 2 bis 6 h nach oraler Einnahme erreicht. Die Plasmaeiweißbindung liegt bei 92 %. Die Metabolisierung erfolgt überwiegend hepatisch über Cytochrom CYP3A4 (vorwiegend) und CYP2D6 sowie über Oxidierung und Konjugation. Haloperidol weist eine ausgeprägte extravasale Kumulation auf und wird sehr langsam eliminiert. Die durchschnittliche Plasmahalbwertszeit beträgt ca. 24 h, weist aber eine erhebliche Variabilität auf (8–66 h). Die Elimination erfolgt zu 30 % über den Urin und 60 % über Faeces. Die Elimination ist nachts vermindert.

Kontraindikationen/besondere Warnhinweise
- M. Parkinson
- Anamnese eines malignen neuroleptischen Syndroms
- Alkoholintoxikation
- Spastik
- Leberinsuffizienz
- Niereninsuffizienz
- Schwere Depression
- Schwangerschaft
- Stillzeit
- Verlängerte QTc-Zeit
- Herzinsuffizienz
- Epilepsie
- Hyperthyreose
- Glaukom

Dosierung (als Antiemetikum):
oral (dabei entsprechen 10 Tr. = 0,5 ml = 1 mg), s.c. oder i.v.: 0,5 bis 1 mg 2-3mal täglich.

Handelsnamen Haldol®, Generika.

Interaktionen Haloperidol ist gleichzeitig Substrat und Inhibitor von CYP2D6 und CYP3A4. Während die CYP2D6-Inhibition hinsichtlich der Metabolisierung von Haloperidol von untergeordneter klinischer Relevanz zu sein scheint, kann über CYP3A4 die gleichzeitige Gabe von Carbamazepin, Phenytoin, Rifampicin und Phenobarbital die Wirkung von Haloperidol alterieren.

Die Kombination mit anderen QT-Zeit-verlängernden Substanzen erhöht das Risiko für entsprechende Komplikationen.

Für die Praxis Haloperidol ist ein potentes Antiemetikum v. a. auch bei opioid-bedingter Übelkeit. Die antiemetische Dosis ist erheblich niedriger als die antipsychotische. Dementsprechend ist das Risiko für Nebenwirkungen als geringer anzusehen. Im Falle von Nebenwirkungen ist allerdings die lange Halbwertszeit zu beachten, die teils eine längere Latenz bis zum Abklingen der unerwünschten Effekte bedingt.

Im Rahmen eines Rote-Hand-Briefs wurde jedoch die Zulassung für Haloperidol in Tropfen- und Tabletten-Form bei Erbrechen zurückgezogen, lediglich die postoperative, parenterale Gabe bei Übelkeit/Erbrechen ist noch innerhalb der Indikation. Die maximale Dosis für alle Indikationen wurde auf 10–20 mg begrenzt (5 mg bei älteren Patienten).

Literatur

1. Desai M, Tanus-Santos JE, Gorski JC, Arefayene M, et al (2003) Pharmacokinetics and QT intervall pharmacodynamics of oral haloperidol in poor and extensive metabolizers of CYP2D6. Pharmacogenomics Journal, 3:105–113
2. Glare P, Miller J, Nikolova T, Tickoo R (2011) Treating nausea and vomiting in palliative care: a review. Clinical Interventions in Aging, 6:243–259
3. Hardy JR, O'Shea A, White C, et al (2010) The efficacy of haloperidol in the management of nausea and vomiting in patients with cancer. J Pain Manage, 40(1):111–116
4. Kudo S, Ishizaki T (1999) Pharmacokinetics of haloperidol: an update. Clin Pharmacokinet, 37(6):435–436
5. Rote-Hand-Brief Haloperidol der Arzneimittelkommission der deutschen Ärzteschaft vom 21.12.2017 (https://www.akdae.de/Arzneimittelsicherheit/RHB/Archiv/2017/20171221.pdf). Zugegriffen: 28. März 2020

Hydromorphon

Def. Stark wirksames Opioid der WHO-Stufe III.

Wirkmechanismus Hydromorphon ist ein reiner μ-Agonist an Opioidrezeptoren. Durch seine Lipophilie weist es eine schnelle ZNS-Anflutung auf.
Wirkstärke: Hydromorphon hat eine ca. 5 bis 7,5-fach höhere analgetische Potenz als orales Morphin.

Indikationen
- Starke bis stärkste Schmerzen (akut, perioperativ, chronisch, tumorbedingt)

Nebenwirkungen
- Übelkeit
- Erbrechen
- Benommenheit
- Sedierung
- Stimmungsveränderungen
- Obstipation
- Urinretention
- Tremor
- Miosis
- Hypoventilation, Atemdepression
- Abhängigkeit
- Hypotonie
- Schwitzen
- Pruritus

Pharmakokinetik Oral verabreichtes Hydromorphon weist eine absolute Bioverfügbarkeit von ca. 20–40 % je nach Galenik auf. Während die Bioverfügbarkeit bei schnell freisetzenden oder retardierten Tabletten/Kapseln bei etwa 35 % liegt, beträgt sie bei der OROS-Technologie der Jurnista® -Retardtablette ca. 24 %. Im Plasma ist die Substanz nur zu ca. 8 % an Proteine gebunden. Die Metabolisierung erfolgt hauptsächlich über hepatische Glukuronidierung. Mehr als 95 % der Substanz werden zu Hydromorphon-3-Glucuronid und zum geringen Anteil zu 6-hydroxylierten Metaboliten metabolisiert. Nur etwa 5 % des unveränderten Hydromorphons werden über den Urin ausgeschieden. Der Wirkstoff weist wegen der geringen Plasmaeiweißbindung und der unspezifischen Glukuronidierung nur geringe Interaktionen mit anderen Arzneimitteln auf.

Die Wirkdauer beträgt bei unretardierten Kapseln bzw. bei parenteraler Gabe 4–5 h, bei retardierten Tabletten/Kapseln je nach Präparat 12 oder 24 h.

Kontraindikationen/besondere Warnhinweise
- Atemdepression
- Koma
- Erhöhter intrakranieller Druck
- Paralytischer Ileus
- Durchfall (bei Gabe von Jurnista®)

Dosierung
Bei opioidnaiven Patienten:

Oral: Beginn mit einer Tagesdosis von 4 mg (entspricht 20–30 mg orales Morphinäquivalent) bis maximal 8 mg.

i.v., s.c.: 1–2 mg alle 4 h.

Patienten-kontrollierte Analgesie: Bolus 0,2 -0,3 mg, Sperrzeit mind. 10 min.

Weitere Anpassungen jeweils nach Wirkung.

Bei opioidgewöhnten Patienten sind höhere Dosierungen entsprechend einer Umrechnungstabelle sinnvoll.

Verfügbare Applikationsformen:
Unretardierte Hartkapseln: 1,3 und 2,6 mg.
Retardierte Tabletten oder Kapseln mit 12-h Galenik: 2 mg, 4 mg, 8 mg, 16 mg, 24 mg.
Retardierte Tabletten mit 24-h Galenik: 4 mg, 8 mg, 16 mg, 32 mg, 64 mg.
Ampullen: 2 mg, 10 mg, 100 mg.

Handelsnamen Palladon®, Jurnista®, Generika.

Für die Praxis Hydromorphon ist etwa 5- bis 7,5-mal potenter als Morphin. Bezüglich Wirksamkeit und Verträglichkeit wurde in großen Vergleichsstudien kein signifikanter Unterschied zwischen Morphin und Hydromorphon festgestellt. In der Praxis berichten jedoch manche Patienten über eine bessere Analgesie und v. a. geringere Nebenwirkungen. Ein Wechsel zu Hydromorphon ist bei intolerablen Nebenwirkungen, Opioid-Dosiseskalation sowie insbesondere renaler oder hepatischer Komorbidität sinnvoll.

Generell ist Hydromorphon bei Patienten mit Tumorerkrankungen aufgrund der weitgehend unproblematischen Anwendung bei Leber- und/oder Niereninsuffizienz sowie dem geringen Interaktionspotential als günstig anzusehen. Zudem ist eine parenterale Applikation möglich, wobei bei Umstellung von oral auf i.v. ca. 1/3 der Dosis nötig ist.

Es existieren zahlreiche retardierte galenische Zubereitungen. Eine Innovation stellte die OROS-Galenik dar – orales osmotisches System (OROS = Osmotic Release Oral System). Hierbei handelt es sich um ein Zweikammersystem, bei dem die erste Kammer mit dem eigentlichen Wirkstoff, die zweite Kammer mit einer osmotisch wirksamen Substanz gefüllt ist. Die beiden Kammern trennt eine flexible Membran. Die Tablette ist auf Seiten der osmotisch wirksamen Substanz mit einer semipermeablen Membran überzogen. Auf der Seite des Wirkstoffes enthält die Tablette eine Laser-gebohrte Mikropore, durch welche der Wirkstoff die Kapsel verlässt. Voraussetzung dafür ist ein Druckgradient, welcher durch Hydratation der osmotisch wirksamen Schicht entsteht, bei der es zur Expansion der flexiblen Trennwand kommt. Diese drückt kontinuierlich den Wirkstoff durch die Mikropore aus der Kapsel heraus. Dies erfolgt auch noch im Colon, so dass eine einmal tägliche Gabe ausreicht. Die leere Tablette wird mit dem Stuhl ausgeschieden. Allerdings kann eine beschleunigte Darmpassage, z. B. bei Diarrhoe, zu einer verfrühten Ausscheidung der Tablette führen mit dem Risiko eines Entzugssyndroms und von Schmerzen. Die OROS Technologie ist ebenfalls nicht geeignet für Patienten mit Kurzdarmsyndrom oder mit hohem Anus praeter, da die Kontaktzeit mit dem Darm meist nicht zur Entleerung der Kapsel ausreicht.

Inzwischen sind auch weitere Retardtabletten auf dem Markt, die nur 1 × pro Tag genommen werden müssen. Diese sind gepresste Micropellets, die selbstverständlich nicht gemörsert werden dürfen. Allerdings können sie ab einer Tablettenstärke von 8 mg geteilt werden (gilt nicht für die 4-mg-Tablette).

Unretardierte Hydromorphonkapseln dürfen geöffnet werden und die Pellets in Joghurt o.Ä. unzerkaut oder via Sonde verabreicht werden. Allerdings ist zumindest für Palladon Retard®-Kapseln auch bekannt, dass diese geöffnet werden können und die retardierten Micropellets über Sonde gegeben werden können. Dabei ist zu beachten, dass sich die Pellets in Wasser nur schlecht suspendieren lassen. Günstiger ist die Gabe vermischt in Sondenlösung.

Spezielle Fragestellungen Hydromorphon wird durch unspezifische Glucuronidierung metabolisiert. Die Metabolite von Hydromorphon sind im Gegensatz zu Morphin nicht aktiv. Deshalb empfiehlt sich Hydromorphon als gute Alternative bei Patienten mit Nieren- und/oder Leberfunktionsstörungen. Dennoch muss berücksichtigt werden, dass bei Patienten mit schweren renalen und/oder hepatischen Funktionsstörungen die Elimination der Substanz beeinträchtigt sein kann. Die Konzentration kann bei eingeschränkter hepatischer Funktion auf das 4-fache ansteigen, vermutlich aufgrund des verminderten First-Pass-Effekts. Bei renaler Insuffizienz können die Plasma-AUC 2–4-fach höher und die Eliminationshalbwertszeit bis auf das 3-fache ansteigen. Eine vorsichtige Dosistitration ist empfehlenswert, zudem sollte gelegentlich bei schwerer Niereninsuffizienz eine Verlängerung des Dosisintervalls erwogen werden.

Wie bei anderen Opioiden besteht auch bei Hydromorphon ein Sucht- und Missbrauchspotenzial. Für das Risiko bei Opioiden sind einerseits die Anflutungsgeschwindigkeit und andere pharmakologische Eigenschaften (Lipophilie) sowie Persönlichkeitsfaktoren andererseits der euphorisierende Effekt der Substanzen verantwortlich. Das Risiko für eine psychische Abhängigkeit scheint aufgrund des geringeren euphorisierenden Effekts beim Hydromorphon gegenüber anderen Opioiden reduziert zu sein. Dennoch ist es wichtig, lang wirksame galenische Zubereitungen zu verwenden, um der physischen Toleranz/Abhängigkeit vorzubeugen, sowie regelmäßige klinische Kontrollen durchzuführen.

Literatur

1. Lindena G, Arnau H, Liefhold J (1998) Hydromorphon – pharmakologische Eigenschaften und therapeutische Wirksamkeit. Schmerz, 12(3):195–204
2. Richarz U, Waechter S, Sabatowski R, Szczepanski L, Binsfeld H (2013) Sustained safety and efficacy of once-daily hydromorphone extended-release (OROS® hydromorphone ER) compared with twice-daily oxycodone controlled-release over 52 weeks in patients with moderate to severe chronic noncancer pain. Pain Pract, 13(1):30–40
3. Ritchel WA (1987) Absolute bioavailability of hydromorphone after oral and rectal administration in humans. J Clin Pharmacol, 27:647–653
4. Steinberg SK, Komijenko M (1988) The role of hydromorphone in the treatment of cancer pain. Can Pharm J, 182:6.

I

Inhaltsverzeichnis

Ibuprofen

Def. Nicht-steroidales Analgetikum, Antipyretikum und Anti-rheumatikum (NSAR) aus der Gruppe der Arylpropionsäuren.

Wirkmechanismus Ibuprofen ist ein nicht-selektiver Inhibitor beider Isoformen der Cyclooxygenase (COX) mit tendenziell stärkerer COX-1-Hemmung, wodurch die Prostaglandinbildung reduziert wird. Prostaglandine spielen bei der peripheren Sensibilisierung der Nozizeptoren eine wesentliche Rolle. Ibuprofen liegt als Racemat vor mit den Enantiomeren (S)-(+)-Ibuprofen (= Dexibuprofen; pharmakologisch wirksam) und (R)-(-)-Ibuprofen (wird zum aktiven Isomer umgewandelt) vor.

Indikationen
- Muskuloskelettaler Schmerz
- Rheumatoide Arthritis
- Dysmenorrhoe
- Fiebersenkung ab dem 6. Lebensmonat

© Springer-Verlag GmbH Deutschland,
ein Teil von Springer Nature 2020
J. Artner et al., *Medikamente in der Schmerztherapie*,
https://doi.org/10.1007/978-3-662-61692-5_13

- Induktion des Verschlusses eines persistierenden Ductus arteriosus bei Neugeborenen

Nebenwirkungen
- Gastritis, gastrointestinale Ulcera
- Sodbrennen
- Transaminasenanstieg
- Wasserretention
- Ödeme
- Kopfschmerz
- Kardio- und zerebrovaskuläre Komplikationen bis zum Herzinfarkt/Apoplex
- Bauchschmerz
- Diarrhoe
- Tinnitus
- Reversible reduzierte Plättchenaggregationshemmung
- Niereninsuffizienz bis Nierenversagen
- Auslösung eines Schubs chronisch-entzündliche Darmerkrankung
- Hautreaktionen bis Stevens-Johnson-Syndrom

Pharmakokinetik Ibuprofen kann oral, rektal oder topisch verabreicht werden. Nach oraler Einnahme werden innerhalb von 1–2 h Plasmahöchstkonzentrationen erreicht, die Resorption ist vollständig. Ibuprofen ist im Blut zu 99 % an Plasmaproteine gebunden. Die Halbwertszeit beträgt 2–2,5 h nach einer Einzeldosis, bei kontinuierlicher Einnahme steigt diese auf 4–8 h. Die Exkretion von hepatischen Metaboliten und Konjugaten erfolgt über den Urin.

Kontraindikationen/besondere Warnhinweise
- Magen-Darm-Ulcera
- Nierenfunktionsstörung
- Magenblutungen
- ASS-Asthma
- Angioödem
- Allergie gegen den Wirkstoff
- Leberfunktionsstörung

- Herzinsuffizienz
- Kardiovaskuläre/zerebrovaskuläre Vorerkrankungen, Z.n. Koronarchirurgie
- Akute intermittierende Porphyrie
- Entzündliche Darmerkrankungen
- Schwangerschaft im letzten Drittel
- Stillzeit

Dosierung
Erwachsene: Einzeldosis: 400 – 800 mg; Tageshöchstdosis: 2400 mg (3 × 800 mg).
Kinder (ab 5 kg KG bzw. 6 Monate): Einzeldosis: 10 mg/kg; Tageshöchstdosis: 30 mg/kg.

Handelsnamen z. B. Ibuflam®, Ibuhexal®, Dolormin®, Nurofen®, zahlreiche Generika.

Interaktionen Ibuprofen reduziert den Effekt von ACE-Hemmern und Furosemid- und Thiaziddiuretika. Zudem steigt darunter das nephrotoxische Potential dieser Medikamente. Der Plasmaspiegel von Lithium kann erhöht werden, die Toxizität von Methotrexat kann erhöht werden.
Ibuprofen zeigte in experimentellen Studien, dass es die thrombozytenaggregationshemmende Wirkung von Acetylsalicylsäure vermindern kann. Inwieweit dies klinisch relevant ist, ist unklar, sollte aber wahrscheinlich bei gelegentlicher Einnahme keine Rolle spielen. Bei regelmäßiger Einnahme von Ibuprofen ist jedoch ein negativer Effekt auf die ASS-bedingte Thrombozytenaggregationshemmung nicht auszuschließen. Somit erscheint diese Kombination ungünstig. Ggf. sollte Ibuprofen entweder 30–120 min nach oder mindestens 8 h vor Acetylsalizylsäureeinnahme verabreicht werden. Allerdings wurde dieser Effekt auch bei anderen Substanzen inkl. Metamizol bei in-vitro-Untersuchungen gefunden.

Für die Praxis Ibuprofen scheint ein höheres nephrotoxisches Potential als COX-2-selektivere Substanzen zu besitzen.

Für Ibuprofen wird oftmals ein geringeres Risiko für gastro-duodenale Nebenwirkungen angenommen. Dies scheint aber eher unter niedriger Dosierung der Fall zu sein. Bei Einnahme der Äquivalenzdosierungen von 2400 mg Ibuprofen/Tag versus 150 mg Diclofenac/Tag fand sich kein relevanter Unterschied in der Inzidenz gastroduodenaler Ulzera.

Ibuprofen steht als wohlschmeckender Saft auch für Klein-kinder zur Verfügung. Im Allgemeinen ist Ibuprofen bei dieser Patientengruppe auch sicher anzuwenden. Allerdings besteht bei Exsikkose (bspw. i.r. einer fiebrigen Durchfallerkrankung) ein erhöhtes Risiko für ein Nierenversagen.

Das Pharmakovigilanz-Komitee der EU (PRAC) hat bei einer maximalen Dosis von 1200 mg/Tag kein erhöhtes kardio-vaskuläres Risiko festgestellt.

Spezielle Fragestellungen Bei Einnahme in der Schwanger-schaft im 2. Trimester hatten die Kinder ein geringeres Geburtsgewicht, Ibuprofen im 2. und 3. Trimester führte zu einer erhöhten Inzidenz von Asthma der Kinder im Alter von 18 Monaten. Zudem könnte die Rate an Spontanaborten, wie bei anderen NSAR und Coxiben, unter Ibuprofen erhöht sein.

Literatur

1. Beaver WT (2003) Review of the analgesic efficacy of ibuprofen. Int J Clin Pract Suppl, (135):13–17
2. Europeans Medicines Agency: PRAC recommends updating advice on use of high-dose ibuprofen vom 13.04.2015 (www.ema.europa.eu/en/documents/press-release/prac-recommends-updating-advice-use-high-dose-ibuprofen_en.pdf). Zugegriffen: 22. März 2020
3. Lafrance JP, Miller DR (2009) Selective and non-selective non-steroidal anti-inflammatory drugs and the risk of acute kidney injury. Pharmacoepidemiol Drug Saf, 18(10):923–931
4. Nakhai-Pour HR1, Broy P, Sheehy O, Bérard A (2011) Use of nonaspirin nonsteroidal anti-inflammatory drugs during pregnancy and the risk of spontaneous abortion. CMAJ, 183(15):1713–1720

5. Nezvalová-Henriksen K, Spigset O, Nordeng H (2013) Effects of ibuprofen, diclofenac, naproxen, and piroxicam on the course of pregnancy and pregnancy outcome: a prospective cohort study. BJOG, 120(8):948–959

6. Sikes DH, Agrawal NM, Zhao WW, Kent JD, Recker DP, Verburg KM (2002) Incidence of gastroduodenal ulcers associated with valdecoxib compared with that of ibuprofen and diclofenac in patients with osteoarthritis. Eur J Gastroenterol Hepato, 14(10):1101–1111

Indometacin

Def. Nicht-steroidales Antirheumatikum (NSAR) und Analgetikum mit vorrangig COX-1-inhibitorischer Wirkung.

Wirkmechanismus Ähnlich den anderen NSAR hemmt Indometacin die Cyclooxygenasen (prädominant COX-1), wodurch es zu einer Reduktion von proinflammatorischen Prostaglandinen kommt. Diese spielen bei der peripheren Sensibilisierung von Nozizeptoren im Gewebe eine wichtige Rolle.

Indikationen
- Akute und chronische muskuloskelettale Schmerzen wie akute Arthritis, rheumatoide Arthritis, Gichtanfall, ankylosierende Spondylitis etc.
- Prophylaxe bei episodischer und chronischer paroxysmaler Hemikranie sowie Hemicrania continua
- Dysmenorrhoe
- Nach Augenoperationen (als Tropfen)

Nebenwirkungen
- Gastritis
- Gastroduodenale Ulcera und Perforationen
- Übelkeit
- Erbrechen
- Schwindel

- Ödeme
- Wasserretention
- Niereninsuffizienz bis zum Nierenversagen
- Herzinsuffizienz
- Herzkreislaufkomplikationen bis zum Herzinfarkt oder Apoplex
- Auslösung eines Schubs chronisch-entzündliche Darmerkrankung
- Diarrhoe
- Anämie
- Transaminasenanstieg bis Hepatitis
- Kopfschmerzen
- Schläfrigkeit
- Hyperglykämie
- Haarausfall
- Verstärkung der Symptome bei Epilepsie und M. Parkinson
- Verschlechterung psychiatrischer Erkrankungen
- Allergische Reaktionen
- Störung der Blutbildung bis Panzytopenie

Pharmakokinetik Indometacin weist eine 100 %ige orale und auch rektale Bioverfügbarkeit auf. Im Plasma ist es zu über 90 % an Plasmaproteine gebunden. Die Plasmahalbwertszeit beträgt 2–4 h. Die Elimination erfolgt renal (60 %) und fäkal (33 %) nach minimaler hepatischer Metabolisierung.

Kontraindikationen/besondere Warnhinweise
- Gastrointestinale Ulcera
- Blutungsneigung
- Aktive Blutungen
- Analgetika-Asthma
- Herzinsuffizienz
- Kardiovaskuläre und zerebrovaskuläre Vorerkrankungen
- Niereninsuffizienz
- Leberinsuffizienz
- Schwangerschaft, v. a. im 3. Trimenon

Dosierung
p.o.: 50-150 mg/d; Tageshöchstdosis 150 mg/d, kurzzeitig bis 200 mg/d.

Handelsnamen Indomet®, Generika.

Interaktionen Einnahme von Indometacin in Kombination mit Kortikoiden, Alkohol, Bisphosphonaten, NSAR, SSRI oder Antikoagulantien erhöht erheblich das gastrointestinale Blutungsrisiko.

In Kombination mit Cyclosporinen, ACE-Hemmern, Diuretika etc. wird deren Nephrotoxizität erhöht. Die Wirkung von Diuretika und Antidepressiva wird herabgesetzt. Die Plasmaspiegel von Lithium, Phenytoin und Digoxin können erhöht werden.

Für die Praxis Bei bestimmten trigeminoautonomen Kopfschmerzformen, wie z. B. der paroxysmalen Hemikranie, ist das sichere Ansprechen auf die Gabe von Indometacin wegweisend und wird zur Diagnosesicherung als obligat angesehen. In der Folge wird die Substanz als Prophylaxe über einen längeren Zeitraum angewendet. Dosierung als Prophylaxe bei episodischer und chronischer paroxysmaler Hemikranie sowie Hemicrania continua: Initial 3×50 mg/d, ggf. erhöhen bis auf 3×100 mg/d, aufgrund der kurzen Halbwertszeit auf kurze Einnahmeintervalle verteilen. Es gilt zu beachten, dass die Dosis von 300 mg/d zwar in den Leitlinien empfohlen werden, die zugelassene Höchstdosis mit 200 mg/d jedoch niedriger ist. Innerhalb weniger Tage, spätestens nach einer Woche, sollte eine deutliche Besserung der Kopfschmerzen eintreten. Falls sich unter diesen Dosierungen keine Besserungstendenz des Kopfschmerzes zeigt, sollte die Einnahme des Präparates beendet werden. Zudem können diese Diagnosen somit als ausgeschlossen gelten. Bei Cluster-Kopfschmerz ist Indometacin meist nicht wirksam, wobei in Fallberichten auch bei dieser Diagnose ein erfolgreicher Einsatz beschrieben wurde.

Indometacin hat ein deutlich höheres gastrales Risiko als andere NSAR. Eine Kombination mit einem Magenschutz (Protonenpumpeninhibitor) ist obligat. Insgesamt sollte diese Substanz zurückhaltend eingesetzt werden. Ausnahmen von dieser Empfehlung sind wie oben beschrieben die paroxysmale Hemikranie und die Hemicrania continua, bei denen Indometacin die wirksamste Substanz ist und Alternativen (vorrangig andere NSAR wie bspw. Naproxen oder Diclofenac) oftmals deutlich weniger wirksam sind.

Inzwischen sind die Indometacin-Präparate der meisten Hersteller aus dem Vertrieb genommen worden.

Spezielle Fragestellungen Ein längerfristiger Gebrauch sollte den o.g. trigeminoautonomen Kopfschmerzen vorbehalten sein. Laborchemische Kontrollen der Leber- und Nierenwerte und des Blutbilds sollten regelmäßig erfolgen. Auch sollte ein besonderes Augenmerk auf der gastralen Verträglichkeit liegen.

Literatur

1. Gaul C, Holle D, May A (2013) Neues zu trigeminoautonomen Kopfschmerzen. Nervenarzt, 84(12):1451–1459
2. May A et al (2015) Clusterkopfschmerz und trigeminoautonome Kopfschmerzen; Leitlinie der Deutschen Gesellschaft für Neurologie. (www.dgn.org/leitlinien/3051-ll-54-ll-clusterkopfschmerz-und-trigeminoautonome-kopfschmerzen). Zugegriffen: 23. März 2020
3. Prakash S, Shah ND, Chavda BV (2010) Cluster headache responsive to indomethacin: Case reports and a critical review of the literature. Cephalalgia, 30(8):975–982
4. VanderPluym J (2015) Indomethacin-responsive headaches. Curr Neurol Neurosci Rep, 15(2):516

K

Inhaltsverzeichnis

Ketamin/Esketamin

Def. Anästhetikum/Analgetikum mit NMDA-Rezeptor antagonistischer Wirkung.

Wirkmechanismus Ketamin ist ein nicht-kompetitiver Antagonist am NMDA-Rezeptor auf spinaler und supraspinaler Ebene (Kortex, limbisches System). Weitere Mechanismen beinhalten Interaktionen mit Opioidrezeptoren sowie cholinergen, serotonergen und noradrenergen Rezeptoren. Am NMDA-Rezeptor führt Ketamin zu einer Konformationsänderung, womit das Andocken des exzitatorisch wirkenden Glutamats behindert wird. Die analgetischen Effekte werden über eine Modulation der zentralen Sensibilisierung und Hyperalgesie sowie ggf. einer Reduktion einer bestehenden Opioidtoleranz entfaltet. Durch die zentralvenöse Wirkung am Kortex und dem limbischen System führt hochdosiertes Ketamin zu einem Katalepsie-ähnlichen Zustand der sogenannten dissoziativen Anästhesie.

© Springer-Verlag GmbH Deutschland,
ein Teil von Springer Nature 2020
J. Artner et al., *Medikamente in der Schmerztherapie*,
https://doi.org/10.1007/978-3-662-61692-5_14

Der analgetische Effekt wird im Wesentlichen über Esketamin (= S-Ketamin) vermittelt. Das Razemat aus S- und R-Ketamin sollte nicht verwendet werden, da dieses deutlich mehr Nebenwirkungen v. a. auch hinsichtlich psychomimetischer Probleme aufweist.

Indikationen
- Therapierefraktäre neuropathische Schmerzen
- Therapierefraktärer Tumorschmerz
- Opioid-induzierte Hyperalgesie
- Postherpetische Neuropathie
- Diabetische Neuropathie
- CRPS
- Phantomschmerz
- Ischämieschmerzen
- Zentrale Schmerzen
- Verbrennungsschmerzen
- Schwer zu beherrschende post-/perioperative Schmerzen
- Analgosedierung
- Ataranalgesie

Nebenwirkungen
- Hypertonie
- Tachykardie
- Anorexie
- Übelkeit
- Vermehrte Schleimsekretion
- Myoklonien
- Halluzinationen
- Hyperakusis
- Anstieg des Augeninnendrucks
- Missbrauch/Abhängigkeit
- Inkontinenz
- Exanthem

Pharmakokinetik Oral zugeführtes Ketamin besitzt eine Bioverfügbarkeit von nur 16 %. Im Plasma ist Ketamin zu 47 % an Proteine gebunden. Ketamin verteilt sich sehr schnell in gut perfundierte Gewebe und erreicht dort fast die 5-fache Konzentration im Vergleich zur Plasmakonzentration. Der Wirkeintritt wird bei intramuskulärer Applikation innerhalb von 3–5 min, bei i.v.- Anwendung in weniger als einer Minute und bei oraler Applikation in 30 min erreicht. Ketamin unterliegt einer ausgeprägten hepatischen Metabolisierung (Hydroxylierung und N-Demethylierung) über Cytochrom CYP2B6, CYP2C9 und CYP3A4. Der Hauptmetabolit ist Norketamin, welches selbst etwa ein Drittel der Wirksamkeit des Ketamins besitzt. Die Ausscheidung erfolgt renal. Weniger als 10 % des Ketamins werden unverändert über Urin und Faeces ausgeschieden. Die Eliminationshalbwertszeit beträgt etwa 3 h.

Kontraindikationen/besondere Warnhinweise
- Erhöhter intrakranieller Druck
- Epilepsie
- Psychosen
- Schwere Hypertonie
- Respiratorische Insuffizienz
- Myokardischämie
- Akute Alkoholintoxikation
- Glaukom
- Suchtpersönlichkeit

Dosierung Esketamin (im Falle von Ketamin-Razemat sind die doppelten Dosen notwendig).
i.v. Einzelgabe (i.m. doppelte Dosis): 0,125–0,25 mg/kg KG (d. h. 10–15 mg).
i.v. kontinuierlich: 0,5–2 mg/kg KG/d.
Oral (Off-label): beginnen mit 5–10 mg 3-4x/d, Steigerung bis 4x 25 mg, Maximaldosis bis zu 4 × 100 mg.

Handelsnamen Ketanest S®, Generika.

Interaktionen Ketaminlösung bildet bei Mischung mit Barbituraten oder Diazepam Präzipitate. Ketamin kann den Effekt von anderen sedierenden Substanzen potenzieren. Die Plasmakonzentration von Ketamin wird durch CYP3A4-

Inhibitoren   (Clarithromycin,   Ketokonazol)   sowie   durch
Diazepam erhöht.

Für die Praxis Bei Verwendung von Esketamin kann
oftmals auf die Gabe von Komedikamenten zur Kontrolle/
Vermeidung psychomimetischer und anticholinerger Nebenwirkungen verzichtet werden. Sollte dies nicht der Fall sein
bzw. Ketamin-Razemat zum Einsatz kommen, empfiehlt
sich ggf. die gleichzeitige Gabe von Benzodiazepinen und/
oder Anticholinergika gegen die psychomimetischen Nebenwirkungen und die Hypersalivation.

Die Anwendung beschränkt sich meist auf eine parenterale
Gabe. In Ausnahmefällen (v. a. in Palliativsituationen) können
die Ampullen auch oral appliziert werden. Da die Lösung einen
bitteren Geschmack aufweist, kann der Patient zusätzliche
Geschmackskomponenten (Fruchtsaft, Cola) beimischen.

Ketamin scheint zudem bei therapierefraktären Depressionen
wirksam zu sein. Seit 2019 ist in den USA ein nasales
Esketaminpräparat (Spravato®) zugelassen (nur in Kombination
mit einem SSRI oder SNRI), die Zulassung in der EU steht
bevor. Aufgrund des Missbrauchspotentials hat die Applikation
unter ärztlicher Aufsicht zu erfolgen, an Tagen der Anwendung
dürfen die Patienten nicht Auto fahren oder Maschinen bedienen.

Literatur

1. Daly EJ, Singh JB, Fedgchin M, Cooper K, Lim P, Shelton
   RC, Thase ME, Winokur A, Van Nueten L, Manji H, Drevets
   WC (2018) Efficacy and safety of intranasal esketamine
   adjunctive to oral antidepressant therapy in treatment-
   resistant depression: a randomized clinical trial. JAMA
   Psychiatry. 75(2):139–148
2. Friedmann R, Jallo J, Young WF (2001) Oral ketamine for
   opioid- resistant acute pain. J Pain, 2(1):75–76
3. Jaksch W, Likar R, Aigner M (2019) Ketamin: Einsatz
   bei chronischen Schmerzen und Depression. Wien Med
   Wochenschr, 169(15–16):367–376

4. Laskowski K, Stirling A, McKay WP, Lim HJ (2011) A systematic review of intravenous ketamine for postoperative analgesia. Can J Anaesth, 58(10):911–923
5. Schwartzmann RJ, Alexander GM, Grothusen JR (2011) The use of ketamine in complex regional pain syndrome: possible mechanisms. Expert Rev Neurother, 11(5):719–734
6. Zimmer C, Trschan TA, Meier S, Nosch M (2009) Langzeitbehandlung mit oralem Ketamin. Fallbericht einer Patientin mit therapieresistenter postzosterischer Neuralgie. Schmerz, 23:525–527

L

Inhaltsverzeichnis

Lactulose

Def. Osmotisches Laxans.

Wirkmechanismus Lactulose kann als synthetisches Disaccharid aus Fructose und Galactose im Darm nicht aufgespalten und resorbiert werden. Durch bakterielle Enzyme wird Lactulose im Dickdarm zu organischen Säuren (v. a. Milchsäure und Essigsäure), Methan sowie Wasserstoff abgebaut. Die laxierende Wirkung entfaltet sich einerseits durch eine osmotische Wasserretention, die das Volumen des Darminhalts erhöht und so indirekt die Peristaltik erhöht. Andererseits sollen die Säuren direkt die Darmtätigkeit stimulieren. Hier entfaltet es seine osmotische Wirkung und zieht Wasser ins Darmlumen.

© Springer-Verlag GmbH Deutschland,
ein Teil von Springer Nature 2020
J. Artner et al., *Medikamente in der Schmerztherapie,*
https://doi.org/10.1007/978-3-662-61692-5_15

Daneben wirkt es probiotisch (Verbesserung der Darmflora). Jedoch ist der genaue Grund, der zur Reduktion von Ammoniak führt, letztlich nicht geklärt.

Indikationen
- Obstipation (auch opioidbedingt)
- Hepatische Enzephalopathie

Nebenwirkungen
- Diarrhoe
- Meteorismus/Flatulenz
- Übelkeit
- Abdominelle Krämpfe
- Dehydratation
- Hypokaliämie

Pharmakokinetik Lactulose weist keine systemische Verfügbarkeit bzw. Wirkung auf. Sie wird als nicht-resorbierbares Disaccharid oral eingenommen und übt eine osmotische Wirkung im Darmlumen aus. Im Coecum und proximalen Kolon wird die Lactulose durch die Darmbakterien anaerob fermentiert, wobei Methan, Lactat sowie kurzkettige Fettsäuren entstehen. Zudem kommt es auch zur Reduktion von Ammoniak. Lactulose wird durch enterale Bakterien vollständig metabolisiert.

Kontraindikationen/besondere Warnhinweise
- Ileus
- Galaktoseintoleranz
- Laktoseintoleranz
- Hereditäre Fruktoseintoleranz
- Ikterus
- Störungen des Elektrolythaushaltes

Dosierung 7,5–15 ml (= 5–10 g) 1–3 × täglich.

Handelsnamen z. B. Bifiteral®, Lactulose®, Eugalac®, Generika.

Für die Praxis In einer Metaanalyse von randomisierten Studien, in denen Lactulose mit Polyethylenglykol/Macrogol bei Obstipation verglichen wurde, war Polyethylenglykol im Hinblick auf Stuhlfrequenz, Konsistenz und Notwendigkeit von Komedikation der Lactulose überlegen.

Wenngleich Lactulose nicht mit Lactose gleichzusetzen ist, kommt es bei der Synthese zur Bildung von Laktose und Galaktose und ist somit bei Patienten mit Laktoseintoleranz problematisch.

Laxantien sind bei Opioideinnahme erstattungsfähig, wenn dies auf dem Rezept ersichtlich ist (siehe auch Macrogol).

Literatur

1. Huchzermeyer H, Schumann C (1997) Lactulose- a multifaceted substance. Z Gastroenterol 35(10):945–955
2. Lee-Robichaud H, Thomas K, Morgan J, Nelson RL (2010) Lactulose versus polyethylene glycol for chronic constipation. Cochrane Database Syst Rev 7(7):CD007570
3. Uribe M, Campollo O, Cote C (1990) Effect of lactulose on the metabolism of short-chain fatty acids. Hepatology 12:1251–1252

Lamotrigin

Def. Antikonvulsivum.

Wirkmechanismus Ähnlich anderen Antikonvulsiva blockiert Lamotrigin spannungsabhängige Na^+-Kanäle, indem es mit der α-Untereinheit interagiert. Die Ausschüttung von Glutamat wird zusätzlich durch die Blockade spannungsabhängiger Ca^{++}-Kanäle gehemmt. Ein weiterer Mechanismus könnte die Hemmung neuronaler $\alpha 4\beta 2$-cholinerger Rezeptoren sein.

Indikationen

- Trigeminusneuralgie
- Prophylaxe bei schwerwiegender Aura im Rahmen einer Migräne mit Aura

- Neuropathische Schmerzen
- SUNCT-Syndrom
- Epileptische Anfälle
- Bipolare Störung

Nebenwirkungen
- Schwindel
- Benommenheit
- Doppelbilder
- Exanthem
- Reizbarkeit/Aggressivität
- Stevens-Johnson-Syndrom, toxische epidermale Nekrolyse
- Ataxie
- Agranulozytose
- Hepatopathie
- Kopfschmerz
- Pharyngitis

Pharmakokinetik Die orale Bioverfügbarkeit beträgt bei oraler Einnahme 98 %. Die Eliminationshalbwertszeit liegt bei ca. 33 h, wobei interindividuell relevante Unterschiede beschrieben sind, v. a. bei Dauereinnahme. Zu beachten ist weiterhin die teils erhebliche Veränderung der Plasma-Halbwertszeit durch Wechselwirkungen mit Komedikationen (siehe Interaktionen). Nach hepatischer Glukuronidierung (nicht CYP450) wird der inaktive Metabolit renal ausgeschieden.

Dosierung Zieldosis 100–200 mg/Tag.

Beginn mit 25 mg/Tag für 2 Wochen, im Weiteren alle 2 Wochen Tagesdosis schrittweise um 25 mg steigern bis auf 100 mg/Tag verteilt auf ein bis zwei Tagesdosen. Ggf. weitere langsame Steigerung.

Bei Komedikation mit Induktoren der Glukuronidierung von Lamotrigin (siehe unten), sind teilweise Dosen bis 400 mg/Tag nötig.

Handelsnamen z. B. Lamictal®, Generika.

Interaktionen Carbamazepin, Phenytoin, Primidon, Rifampicin, Lopinavir/Ritovir und Phenobarbital können das abbauende hepatische Enzymsystem von Lamotrigin induzieren, was zu erniedrigten Wirkspiegeln führt. Im Gegensatz dazu hemmt Valproat das Enzym, wodurch es zu einem Spiegelanstieg von Lamotrigin kommen kann. Die gleichzeitige Anwendung oraler Antikonzeptiva (Ethinylestradiol/Levonorgestrel-Kombinationen) kann die Plasmaspiegel von Lamotrigin deutlich (um bis zu 50 %) reduzieren. Umgekehrt wird auch die Clearance des Levonorgestrel-Anteils mäßig erhöht. Lamotrigin inhibiert geringfügig die Dihydrofolat-Reduktase und kann somit den Folsäurespiegel erniedrigen.

Für die Praxis Wichtig ist die sehr langsame Aufdosierung (s. o.), da eine zu schnelle Steigerung das Risiko schwerer Hautreaktionen erheblich erhöht. Diese treten in der Regel in den ersten Behandlungswochen auf.

Lamotrigin hat sich bei schwerwiegenden Migräneauren als wirksam erwiesen und kann auch die Attackenfrequenz reduzieren. Steht die Behandlung der beeinträchtigenden Migräneaura im Vordergrund, ist eine Prophylaxe mit Lamotrigin empfehlenswert.

Eine ältere Cochrane Analyse konnte für Lamotrigin keine hinreichende Wirkung bei neuropathischen Schmerzen oder dem Fibromyalgiesyndrom finden. Dagegen beschrieb eine neuere Übersichtsarbeit eine Wirkung bei therapierefraktärer Trigeminusneuralgie, bei anderen neuropathischen Schmerzen wurde auch in dieser Arbeit keine hinreichenden Wirknachweise gefunden werden. Generell ist Lamotrigin bei Neuropathien allenfalls als Mittel der 2. Wahl anzusehen, insbesondere auch aufgrund der potentiellen Nebenwirkungen v. a. bei zu schneller Aufdosierung und Interaktionen.

Es existieren Berichte hinsichtlich guter Wirksamkeit von Lamotrigin bei den sehr seltenen trigeminoautonomen Kopfschmerzerkrankungen SUNCT (Short-lasting unilateral neuralgiform headache attacks with conjunctival injection and tearing) und SUNA (short-lasting unilateral neuralgiform headache attacks with cranial autonomic symptoms).

Literatur

1. Buch D, Chabriat H (2019) Lamotrigine in the prevention of migraine with aura: a narrative review. Headache 59(8):1187–1197

2. Dosenovic S, Jelicic Kadic A, Miljanovic M, Biocic M, Boric K, Cavar M, Markovina N, Vucic K, Puljak L (2017) Interventions for neuropathic pain: an overview of systematic reviews. Anesth Analg 125(2):643–652

3. Eisenberg E, Skifrin A, Krivoy N (2005) Lamotrigine for neuropathic pain. Expert Rev Neurother 5(6):729–735

4. Lampl C, Katsarava Z, Diener HC, Limmroth V (2005) Lamotrigine reduces migraine aura and migraine attacks in patients with migraine with aura. J Neurol Neurosurg Psychiatry 76(12):1730–1732

5. Titlik M, Junk I, Tonkic A et al (2009) Lamotrigine therapy for resistant pain in radicular lesions. Acta Clinica Croat 48:157–160

6. Weng HY, Cohen AS, Schankin C, Goadsby PJ (2018) Phenotypic and treatment outcome data on SUNCT and SUNA, including a randomised placebo-controlled trial. Cephalalgia 38(9):1554–1563

7. Wiffen PJ, Derry S, Moore RA (2013) Lamotrigine for chronic neuropathic pain and fibromyalgia in adults. Cochrane Database Syst Rev 12:CD006044

Levetiracetam

Def. Antikonvulsivum.

Wirkmechanismus Der Wirkmechanismus von Levetiracetam ist nicht vollständig geklärt. Es soll die intraneuronale Freisetzung von Ca^{++} vermindern und zudem N-Typ-Kanäle zum Teil inhibieren. Daneben scheint es an das synaptische Vesikelprotein 2a (SV2A) zu binden, das vermutlich an der Vesikelfusion und Exozytose von Neurotransmittern in den synaptischen Spalt beteiligt ist und so zu einer verminderten exzitatorischen Weiterleitung zu führen.

Indikationen
- Neuropathische Schmerzen
- Migräneprophylaxe
- Partielle oder generalisierte epileptische Anfälle

Nebenwirkungen
- Anorexie
- Depression
- Aggression
- Insomnie
- Nervosität
- Somnolenz
- Gangstörung
- Kopfschmerzen
- Schwindel
- Nasopharyngitis
- Rhabdomyolyse
- Leberschäden
- Hepatitis
- Schwere Hautreaktionen
- Leukopenie bis Agranulozytose
- Thrombozytopenie
- Hyponatriämie

Pharmakokinetik Levetiracetam wird rasch und vollständig resorbiert mit einer absoluten oralen Bioverfügbarkeit von nahezu 100 %. Plasmaspitzenkonzentrationen werden nach ca. 1,3 h erreicht, ein Steady-State ist nach 2 Tagen zu erwarten. Die Plasmaeiweißbindung ist gering. Es findet nur eine geringe Metabolisierung über eine enzymatische Hydrolyse der Acetamidgruppe statt. Die Plasmahalbwertszeit liegt bei ca. 7 h. Die Elimination erfolgt zu über 90 % renal.

Kontraindikationen/besondere Warnhinweise
- Überempfindlichkeit gegen den Wirkstoff oder sonstige Pyrrolidon-Derivate
- Suizidalität
- Stillzeit

Dosierung

Erwachsene und Jugendliche über 50 kg KG:
Primäre Zieldosis 2 × 500 mg, schrittweise Eindosierung beginnend mit 2 × 250 mg; Maximale Tagesdosis 3000 mg;

Kinder und Jugendliche unter 50 kg:
Primäre Zieldosis 2 × 10 mg/kg KG; Maximale Tagesdosis 60 mg/kg KG pro Tag; Zulassung ab dem 1. Lebensmonat.
Bei Nierenfunktionsstörungen sollte eine Dosisanpassung erfolgen.

Verfügbare Applikationsformen:
Filmtabletten, Granulat, Lösung 100 mg/ml, Konzentrat 100 mg/ml zur Herstellung einer Infusionslösung.

Handelsnamen Keppra®, Generika.

Interaktionen Levetiracetam weist bei geringer Metabolisierung und Plasmaeiweißbindung ein geringes Wechselwirkungsrisiko auf. Interaktionen mit anderen Antiepileptika treten nicht auf, ebenso wird die Wirksamkeit von Kontrazeptiva und Antikoagulantien nicht beeinflusst. Levetiracetam kann zu einem Anstieg der Methotrexat-Serumkonzentration führen.

Für die Praxis Aufgrund des Wirkansatzes mit verminderter Freisetzung exzitatorischer Neurotransmitter lässt sich eine Wirkung auf neuropathische Schmerzen vermuten, tierexperimentelle Studien konnten auch eine Wirkung nachweisen. Dagegen zeigt die Mehrheit der Humanstudien keine hinreichende Wirksamkeit. Lediglich bei neuropathischen Schmerzen im Rahmen einer Multiplen Sklerose konnte in 2 Studien eine Wirksamkeit (bei einer nur in der Subgruppenanalyse) nachgewiesen werden. Eine Cochrane-Untersuchung sieht (bei insgesamt schlechter Datenlage) keine Indikation für Levetiracetam bei neuropathischen Schmerzen. Allerdings kann die Anwendung insbesondere dann erwogen werden, wenn eine parenterale Zufuhr notwendig ist. Das Nebenwirkungsprofil ist erheblich günstiger als bspw. das von Phenytoin.

Dagegen scheint Levetiracetam eine Effektivität bei der Prophylaxe der episodischen Migräne zu haben, wobei auch hier die Studienlage schlecht ist. Eine neuere randomisierte Doppel-Blind-Studie konnte zudem die Wirkung und Verträglichkeit bei pädiatrischen Patienten zwischen 4 und 17 Jahren nachweisen.

Spezielle Fragestellungen Bei der Levetiracetam-Lösung 100 mg/ml ist darauf zu achten, dass die enthaltenen Applikationsspritzen je nach rezeptiertem Präparat unterschiedliche Skalierungsschritte aufweisen. So sind 150 ml Flaschen mit Dosierspritzen à 1 ml, Skalierungsschritte 0,05 ml (Lebensalter 1 bis unter 6 Monate), 150 ml Flaschen mit Dosierspritzen à 3 ml, Skalierungsschritte 0,1 ml (Lebensalter 6 Monate bis unter 4 Jahre) und 300 ml Flaschen mit Dosierspritzen à 10 ml, Skalierungsschritte à 0,25 ml (Erwachsene, Kinder und Jugendliche älter als 4 Jahre und über 50 kg KG) verfügbar. Bei Verordnung ist neben der Flaschengröße die gewünschte Größe der Applikationsspritze anzugeben.

Levetiracetam gilt neben Lamotrigin als Antiepileptikum der Wahl im Falle einer (gewünschten) Schwangerschaft. Jedoch ist Levetiracetam planzentagängig, postpartale Spiegel beim Kind können sogar höher sein. Die Entbindung sollte somit in einer Klinik mit einer Abteilung für Neonatologie erfolgen, um etwaige Anpassungsstörungen des Kindes behandeln zu können.

Literatur

1. Ardid D, Lamberty Y, Alloui A, Coudore-Civiale MA, Klitgaard H, Eschalier A (2003) Antihyperalgesic effect of levetiracetam in neuropathic pain models in rats. Eur J Pharmacol 473(1):27–33
2. Brighina F, Palermo A, Aloisio A, Francolini M, Giglia G, Fierro B (2006) Levetiracetam in the prophylaxis of migraine with aura: a 6-month open-label study. Clin Neuropharmacol 29:338–342
3. Embryotox (Pharmakovigilanz- und Beratungszentrum für Embryonaltoxikologie Charité, Berlin) zu Levetiracetam: www.embryotox.de/arzneimittel/details/levetiracetam. Zugegriffen: 1. Apr. 2020

4. Falah M, Madsen C, Holbech JV, Sindrup SH (2012) A randomized, placebo-controlled trial of levetiracetam in central pain in multiple sclerosis. Eur J Pain 16(6):860–869
5. Finnerup NB, Grydehøj J, Bing J, Johannesen IL, Biering-Sørensen F, Sindrup SH, Jensen TS (2009) Levetiracetam in spinal cord injury pain: a randomized controlled trial. Spinal Cord 47(12):861–867
6. Holbech JV, Otto M, Bach FW, Jensen TS, Sindrup SH (2011) The anticonvulsant levetiracetam for the treatment of pain in polyneuropathy: a randomized, placebo-controlled, cross-over trial. Eur J Pain 15(6):608–614
7. Jungehulsing GJ, Israel H, Safar N, Taskin B, Nolte CH, Brunecker P, Wernecke KD, Villringer A (2013) Levetiracetam in patients with central neuropathic post-stroke pain – a randomized, double-blind, placebo-controlled trial. Eur J Neurol 20(2):331–337
8. Montazerlotfelahi H, Amanat M, Tavasoli AR, Agah E, Zamani GR, Sander JW, Badv RS, Mohammadi M, Dehghani M, Heidari M, Hosseini SA, Salehi M, Ashrafi MR (2019) Levetiracetam for prophylactic treatment of pediatric migraine: a randomized double-blind placebo-controlled trial. Cephalalgia 39(12):1509–1517
9. Reda HM, Zaitone SA, Moustafa YM (2016) Effect of levetiracetam versus gabapentin on peripheral neuropathy and sciatic degeneration in streptozotocin-diabetic mice: Influence on spinal microglia and astrocytes. Eur J Pharmacol 771:162–172
10. Rossi S, Mataluni G, Codecà C, Fiore S, Buttari F, Musella A, Castelli M, Bernardi G, Centonze D (2009) Effects of levetiracetam on chronic pain in multiple sclerosis: results of a pilot, randomized, placebo-controlled study. Eur J Neurol 16(3):360–366
11. Rote-Hand-Brief Levetiracetam der Arzneimittelkommission der deutschen Ärzteschaft vom 11.11.2016. www.akdae.de/Arzneimittelsicherheit/RHB/Archiv/2016/20161111.pdf. Zugegriffen: 1. Apr. 2020

12. Sadeghian H, Motiei-Langroudi R (2015) Comparison of Levetiracetam and sodium Valproate in migraine prophylaxis: a randomized placebo-controlled study. Ann Indian Acad Neurol 18(1):45–48

13. Tsaousi G, Pourzitaki C, Siafis S, Kyrgidis A, Grosomanidis V, Kouvelas D, Papazisis G (2020) Levetiracetam as preventive treatment in adults with migraine: an up-to-date systematic review and quantitative meta-analysis. Eur J Clin Pharmacol 76(2):161–174

14. Wiffen PJ, Derry S, Moore RA, Lunn MP (2014) Levetiracetam for neuropathic pain in adults. Cochrane Database Syst Rev 7:CD010943

15. Watkins AK, Gee ME, Brown JN (2018) Efficacy and safety of levetiracetam for migraine prophylaxis: a systematic review. J Clin Pharm Ther 43(4):467–475

16. Vilholm OJ, Cold S, Rasmussen L, Sindrup SH (2008) Effect of levetiracetam on the postmastectomy pain syndrome. Eur J Neurol 15(8):851–857

Levomethadon

Def. Potenter μ-, κ- und δ-Opioid-Rezeptoragonist mit NMDA-Rezeptor antagonistischer Wirkung.

Wirkmechanismus Levomethadon gehört zu den synthetischen Opioiden und stellt das aktive, linksdrehende L-Enantiomer des Razemats von D-,L-Methadon dar. Da Dextromethadon analgetisch kaum Effekte hat, ist Levomethadon im Vergleich zum Razemat etwa doppelt so stark. Neben dem μ-Agonismus werden dem Levomethadon, ähnlich wie dem Razemat Methadon, zusätzlich κ- und δ-agonistische, NMDA-Rezeptor antagonistische und Serotonin-Wiederaufnahme hemmende Effekte zugeschrieben.

Die Äquivalenzdosis von Levomethadon zu oralem Morphin ist sehr variabel und u. a. von der Morphin-Ausgangsdosis abhängig.

Indikationen
- Sehr starke (therapierefraktäre) Schmerzen, v. a. auch neuropathischer Art
- Substitutionsbehandlung

Nebenwirkungen
- Abhängigkeit
- Schwindel
- Verwirrtheit
- Kopfschmerzen
- Stimmungsveränderungen (Dysphorie/Euphorie)
- Atemdepression
- Miosis
- Übelkeit
- Hypotonie
- Bradykardie
- Schwitzen
- Obstipation
- QT-Zeit-Verlängerung (Torsades de pointes), mehrheitlich beim Methadon-Razemat problematisch

Pharmakokinetik Levomethadon besitzt mit 70–90 % eine sehr hohe orale Bioverfügbarkeit (durchschnittlich 82 %). Es wird schnell resorbiert und ist innerhalb von 30 min nach oraler Einnahme im Plasma nachweisbar. Im Plasma erfolgt mit hoher Affinität die Bindung an Proteine (Plasmaproteinbindung liegt bei ca. 85 %). Die hepatische Metabolisierung erfolgt über das Isoenzym CYP3A4 in zwei inaktive Hauptmetaboliten, nur 2 % der Dosis werden zu aktiven Metaboliten abgebaut. Die Ausscheidung erfolgt zu etwa gleichen Anteilen biliär und renal. Nach Einmalgabe beträgt die Wirkdauer zwischen 4 und 6 h und verlängert sich unter Langzeittherapie auf 8–24 h. Meist ist eine 3 bis 4-malige tägliche Gabe zur Analgesie nötig. Die terminale Plasmahalbwertszeit unterscheidet sich hiervon und ist sehr variabel. Sie beträgt zwischen 14 und 55 h. Ein Steady-state des Plasmaspiegels stellt sich erst nach 4–5 Tagen ein. Auf Grund der hohen Lipophilie und des großen Verteilungsvolumens (initial 50–100 L, im Steady-state 500 L) besteht eine Kumulationsgefahr.

Levomethadon wird nicht dialysiert, bei Anurie erfolgt die Ausscheidung allerdings komplett über die Faeces, ein Kumulationsrisiko besteht somit nicht.

Dosierung 1 ml (= 20 Tropfen) Levomethadon 0,5 % enthält 5 mg Levomethadon-HCL. Beginn mit 2,5 bis 5 mg als Einzeldosis 3 × pro Tag.

In der Dosisfindungszeit kann eine Repetition nach 4–6 h notwendig sein. Eine Verlängerung der Dosisintervalle auf 8 h sollte angestrebt werden. Wegen des Kumulationsrisikos ist nach 4–7 Tagen oftmals eine Dosisreduktion um 20–30 % notwendig.

Handelsnamen L-Polamidon®, Generika.

Interaktionen Da Levomethadon über das CYP3A4-Isoenzym verstoffwechselt wird, kann dessen Wirkspiegel durch die gleichzeitige Anwendung von Cimetidin, Antimykotika, Antiarrhythmika oder Kontrazeptiva erhöht werden. Die Plasmakonzentration bzw. die Wirkdauer von Levomethadon wird verringert durch Substanzen, die den enzymatischen Abbau in der Leber fördern. Hierzu zählen u. a. Carbamazepin, Phenytoin, Rifampicin und Flunitrazepam.

Für die Praxis Levomethadon kann als Reservesubstanz angesehen werden und erfordert Erfahrung in der Anwendung. Insbesondere die lange, individuell sehr unterschiedliche Halbwertszeit kann zu Überdosierungen führen.

Levomethadon hat eine große interindividuelle Wirkstärke, somit muss die Eindosierung individuell und vorsichtig erfolgen. Es gibt keine feste Umrechnung zwischen Morphin und Levomethadon, insbesondere in höherer Dosierung von Morphin ist der Umrechnungsfaktor sehr variabel. Hilfreich ist u. a. folgendes Umrechnungsschema, wobei es noch alternative Umstellungsempfehlungen gibt:

Umrechnung nach Mercadante & Ripamonti

Bis 80 mg	Morphin oral	4:1 = Methadon oral = 8:1 = Levomethadon oral
81–300 mg	Morphin oral	8:1 = Methadon oral = 16:1 = Levomethadon oral
Über 300 mg	Morphin oral	12:1 = Methadon oral = 24:1 = Levomethadon oral

Bei geplantem Opioidwechsel zu Levomethadon sollte bei hoher Ausgangsopioiddosis (z. B. Morphin) aufgrund der hohen Schwankungsbreite der Äquivalenzdosis erwogen werden, dies unter stationären Bedingungen durchzuführen.

Manchmal empfiehlt es sich alternativ zu einem Opioidwechsel, v. a. bei vorbestehender hochdosierter Opioidtherapie im Rahmen von fortgeschrittenen hochpalliativen Tumorerkrankungen die bestehende Opioiddosis (bspw. Fentanyl-Pflaster) beizubehalten und diese mit Levomethadon zu supplementieren (2,5–5 mg bei Bedarf bzw. 3-mal pro Tag). Eine ggf. nötige weitere Steigerung um 2,5 mg je Einnahme kann abhängig von der Wirkung erwogen werden.

EKG-Kontrollen (QT-Zeit) sollten regelmäßig durchgeführt werden, wobei QT-Veränderungen stärker durch Dextromethadon hervorgerufen werden.

Bei der Rezeptierung von Levomethadon muss darauf geachtet werden, ein Präparat mit Zulassung „Schmerztherapie" zu verordnen, da eine Substitutionsmedikation nur durch Suchttherapeuten verschrieben werden darf. Inzwischen sind auch Tabletten mit der Indikation Schmerztherapie (nicht nur zur Substitution bei Opiatabhängigkeit) zugelassen. Diese sind bei stabiler Einstellung eine sinnvolle Alternative zur Lösung.

Spezielle Fragestellungen Levomethadon wird oftmals zur Substitution Opiatabhängiger eingesetzt. Während mit einer einmaligen Gabe am Tag der Suchtdruck und die Entzugssymptome in aller Regel kontrolliert sind, reicht eine tägliche Einmalgabe zur Analgesie nicht aus. Normalerweise ist hierfür trotz der langen Halbwertszeit eine 3- oder ggf. 4-mal tägliche Gabe notwendig.

Bei Substitutionspatienten wird zumeist empfohlen, bei notwendiger zusätzlicher Opioidtherapie (z. B. postoperativ) die Substitutionsdosis beizubehalten und die Analgesie vorübergehend über ein anderes Opioid zu erreichen.

Literatur
1. Blume HH, Wedemeyer RS, Donath F, Roscher K, Elvert G, Wagner D, Bley O, Vuia A, Todorova-Sanjari M, Villalobos R, Schug B (2015) Relative bioavailability of a newly developed 5-mg levomethadone hydrochloride IR tablet (L-Polamidon® 5 mg tablets) in comparison with the 5-mg levomethadone hydrochloride oral solution (L-Polamidon® solution for substitution) as reference product. Int J Clin Pharmacol Ther 53(4):335–344
2. Freye E (2016) Opioide in der Medizin, 9. Aufl. Pabst Science Publishers, Lengerich
3. Krantz MJ, Martin J, Stimmel B et al (2009) Qtc intervall screening in methadone treatment. An Intern Med 150(6):387–395
4. Mercadante S, Casuccio A, Fulfaro F, Groff L, Boffi R, Villari P, Gebbia V, Ripamonti C (2001) Switching from morphine to methadone to improve analgesia and tolerability in cancer patients: a prospective study. J Clin Oncol 19(11):2898–2904
5. Michel-Lauter B, Maier C, Schwarzer A (2012) Accidental levomethadone intoxication in a palliative patient. Schmerz 26(6):721–723
6. Schoofs N, Riemer T, Bald LK, Heinz A, Gallinat J, Bermpohl F, Gutwinski S (2014) Methadone and levomethadone – dosage and side effects. Psychiatr Prax 41(2):82–87

Lidocain

Def. Lokalanästhetikum vom Säureamid-Typ, Antiarrhythmikum Klasse IB.

Wirkmechanismus Die Blockade spannungsabhängiger Na^+-Kanäle führt zu einer Verlangsamung bzw. Aufhebung der neuronalen Übertragung am Neuron. Weiterhin scheinen bei systemischer Gabe u. a. antagonistische Effekte am NMDA-Rezeptor vorzuliegen. Bei perioperativer i.v.-Gabe von Lidocain (v. a. bei abdominellen Eingriffen) kann die (v. a. auch postoperative) Analgesie verbessert und der Opioidbedarf reduziert werden. Ursächlich ist vermutlich eine zusätzlich anti-inflammatorische Wirkung.

Indikationen
- Postherpetische Neuralgie und sonstige oberflächliche Neuropathien (topisch)
- Akuttherapie einer Clusterkopfschmerzattacke (nasal)
- Lokalanästhesie
- Therapieresistente neuropathische Schmerzen
- Zentrale Schmerzen
- Lipomatosis dolorosa
- Perioperative Schmerzen bei Abdominaleingriffen
- Ventrikuläre Arrhythmien

Nebenwirkungen
- Allergische Reaktionen
- Schwindel
- Parästhesien oral
- Metallischer Geschmack
- Hypertonie
- Konvulsion
- Koma
- Hypotonie
- Verwaschene Sprache
- Arrhythmien
- Asystolie
- Übelkeit
- Tremor
- Halluzinationen
- Brennen an der Einstichstelle (i.v.)

Pharmakokinetik Lidocain wird topisch kutan, transmucosal, i.v., s.c. und epidural verabreicht. Systemisch verfügbares Lidocain ist im Plasma zu 65–70 % an Eiweiße gebunden (30 % an Albumin, 70 % an α-1-Glykoprotein). Lidocain unterliegt zu über 90 % einer hepatischen Metabolisierung über

Monooxygenasen. Lidocain und seine Metabolite werden renal ausgeschieden. Die Eliminationshalbwertszeit beträgt 1–1,5 h. Bei lokaler Injektion setzt die Wirkung nach 5–7 min ein. Bei transdermaler Applikation werden ca. 3 % der Dosis systemisch resorbiert. Im Plasma sind bei regelrechter Anwendung ca. 0,125 ng/ml als Höchstkonzentration messbar.

Kontraindikationen/besondere Warnhinweise
- Komedikation mit Beta-Blockern (bei i.v.-Gabe)
- Herzinsuffizienz (bei i.v.-Gabe)
- Hepatische Insuffizienz (bei i.v.-Gabe)
- Renale Insuffizienz (bei i.v.-Gabe)
- Bekannte Allergie

Dosierung (abhängig vom Krankheitsbild und Applikationsweg):
Postzoster-Neuralgie: Bis zu 3 Pflaster mit 5 %igem Lidocain-Pflaster 12 h im schmerzhaften Bereich kleben lassen, anschließend 12 h keine Applikation.
Oberflächliche Neuropathie: Lokale Applikation von Lidocain-Gel 4 % bzw. 5 % mehrfach pro Tag.
Cluster-Attacke: 4 % bis 10 %-Lidocain-Lösung mit Pumpspray 1 ml ins ipsilaterale Nasenloch bei zur betroffenen Seite gedrehtem und rekliniertem Kopf (40 Grad) applizieren (Responderrate ca. 30 %).
Perioperative Gabe: Initialbolus 1,5 mg/kg 30 min vor Hautschnitt und dann Infusion mit 1,5 mg/kg/h bis 1 h nach Hautnaht.
Therapieresistenter neuropathischer Schmerz: Therapieversuch mit 5 mg/kg i.v. über 60 min.
Lipomatosis dolorosa: Therapieversuch mit 5 mg/kg i.v. über 60 min.

Handelsnamen z. B. Xylocain®, Versatis 5 % Pflaster®, Generika.

Für die Praxis Das 5 %-ige Lidocain-Pflaster (Versatis 5 % Pflaster®) hat sich auch bei anderen oberflächlichen Neuropathien bewährt, leider ist die Zulassung auf die

Postzoster-Neuralgie beschränkt. Es droht somit eine Regress-forderung. Das Pflaster soll nach 12-stündiger Klebezeit für die andere Hälfte des Tages nachwirken, was meist nicht der Fall ist. Einerseits hat es sich bewährt, das Pflaster 2–3 h länger kleben zu lassen, andererseits kann eine analgetische Wirklücke mit Lidocain-Gel/-Creme überbrückt werden. Gelegentlich tritt erst nach mehrtägiger Anwendung des Lidocain-Pflasters ein aus-reichender Effekt ein, so dass die Wirksamkeit erst im Verlauf beurteilt werden kann.

Zwar führt nasales Lidocain bei akuter Clusterattacke nur bei ca. 30 % der Patienten zu einer Linderung, sollte aufgrund der guten Verträglichkeit aber versucht werden.

Intravenöse Therapieanwendungen bei neuropathischem Schmerz oder Lipomatosis dolorosa sind nicht gut belegt. Während der Applikation sollte ein entsprechendes Monitoring erfolgen.

Spezielle Fragestellungen Bei Herzinsuffizienz und hepatischer Funktionsstörung kann die Eliminationshalbwerts-zeit auf bis zu 5 h ansteigen.

Die Metabolisierung kann bei Frauen, welche eine Hormon-ersatztherapie erhalten, deutlich beschleunigt sein.

Literatur

1. Ferraute FM, Paggioli J, Cherukuri S et al (1996) The analgesic response to intravenous lidocaine in the treatment of neuropathic pain. Anesth Analg 82:91–97
2. Galer BS, Rowbotham MC, Perander J, Friedman E (1999) Topical lidocaine patch relieves postherpetic neuralgia more effectively than a vehicle topical patch: results of an enriched enrollment study. Pain 80:533–538
3. Kranke P, Jokinen J, Pace NL, Schnabel A, Hollmann MW, Hahnenkamp K, Eberhart LH, Poepping DM, Weibel S (2015) Continuous intravenous perioperative lidocaine infusion for postoperative pain and recovery. Cochrane Data-base Syst Rev 7:CD009642

4. Petersen P, Kastrup J (1987) Dercum's disease (adiposis dolorosa). Treatment of the severe pain with intravenous lidocaine. Pain 28(1):77–80

5. Tremont-Lukats IW, Challapalli V, McNicol ED, Lau J (2005) Carr DB Systemic administration of local anesthetics to relieve neuropathic pain: a systematic review and meta-analysis. Anesth Analg 101(6):1738–1749

6. Wu CL, Tella P, Staats PS, Vaslav R, Kazim DA, Wesselmann U, Raja SN (2002) Analgesic effects of intravenous lidocaine and morphine on postamputation pain: a randomized double-blind, active placebo-controlled, crossover trial. Anesthesiology 96:841–848

Lithium

Def. Stimmungsstabilisator.

Wirkmechanismus Der Wirkmechanismus von Lithium ist nicht vollständig geklärt. Mehrere neurochemische Wirkansätze sind bekannt wie die Beeinflussung von Ionenkanälen (v. a. Modulation des Na^+-Transports: Während des Aktionspotenzials diffundieren Lithiumionen durch die Natriumkanäle ins Zellinnere, können jedoch durch die Natriumpumpe nur bedingt wieder herausgefördert werden) sowie die Beeinflussung von Neurotransmittersystemen (z. B. Serotonin, Noradrenalin, Dopamin) und sekundärer Messenger-Systeme wie cAMP oder Inositolphosphat. Zusätzlich gibt es Hinweise auf eine Wirkung über Erhöhung von Endorphinen zentral sowie einer gesteigerten Aktivierung zentraler Opioidrezeptoren.

Indikationen
- (Chronischer) Cluster-Kopfschmerz (Prophylaxe)
- Bipolare affektive Störungen
- Manie
- Therapieresistente akute Depressionen

Nebenwirkungen

- Tremor
- Hyperreflexie
- Hyperthyreose
- Arrhythmien
- Hyponatriämie
- Hyperkalzämie
- Krampfanfälle
- Polyurie und Polydipsie
- Struma
- Übelkeit
- Erbrechen
- Mundtrockenheit
- Muskelschwäche/-schmerzen
- Arthralgien
- Müdigkeit
- Hautausschläge
- Gewichtszunahme
- Leukozytose
- Ödeme
- Kognitive Störungen
- Hyperparathyreoidismus
- Hyperglykämie
- Alopezie
- Harninkontinenz
- Nephropathie
- Impotenz, sexuelle Dysfunktion

Pharmakokinetik Die enterale Resorption von Lithium erfolgt schnell und nahezu vollständig. Die Serumspitzenkonzentrationen werden 0,5 bis 3 h (Lithiumacetat) bzw. 4 bis 4,5 h (Lithiumcarbonat) nach Einnahme erreicht. Lithium bindet nicht an Plasmaproteine. Die Elimination erfolgt unverändert mit einer Halbwertszeit von 18–30 h weitgehend renal. 70–80 % werden rückresorbiert. Ein therapeutischer Lithiumspiegel wird nach 4–7 Tagen erreicht.

Kontraindikationen/besondere Warnhinweise

- Schwere Niereninsuffizienz
- Schwere Herz-Kreislauferkrankungen
- Morbus Addison
- Brugada-Syndrom bzw. familiärer Hintergrund mit Brugada-Syndrom
- Schwangerschaft
- Stillzeit
- Dehydratation
- Überempfindlichkeit gegen den Wirkstoff
- Ausgeprägte Hyponatriämie, Vorsicht bei Zuständen mit gestörtem Natriumhaushalt
- Myasthenia gravis
- Myeloische Leukämie

Dosierung p.o. 600–1500 mg/Tag (Ziel-Serumspiegel 0,6–0,8 mmol/l, toxische Grenze liegt bei 1,5 mmol/).

Beginn mit 1 Tbl. mit 450 mg (= ca. 12,2 mmol) eines retardierten Präparates pro Tag, nach 5 Tagen auf 2 Tbl. pro Tag steigern, wöchentliche Serumspiegelbestimmung (möglichst genau 12 h nach der letzten Einnahme).

Handelsnamen z. B. Quilonum retard® (einziges Präparat mit Zulassung zur Cluster-Kopfschmerz-Prophylaxe), Hypnorex®

Interaktionen NSAR können zu einer Erhöhung der Plasmaspiegel von Lithium führen. Ähnlich kann auch die gleichzeitige Verabreichung von ACE-Hemmern, Diuretika, Metronidazol, Methyldopa, trizyklischen Antidepressiva und Antiepileptika den Plasmaspiegel von Lithium erhöhen. In Kombination mit Substanzen, die den Serotoninspiegel erhöhen, kann es zum Auftreten eines Serotonin-Syndroms kommen. Vorsicht ist geboten bei Kombination mit Substanzen, die ebenfalls die QT-Zeit verlängern.

Für die Praxis Regelmäßige Kontrollen des Lithiumspiegels sowie der Elektrolyt-, Leber-, Nieren- und Schilddrüsenfunktion sind ebenso notwendig wie EKG-Kontrollen.

Spezielle Fragestellungen Die Verträglichkeit von Lithium bei Cluster-Kopfschmerz ist der des Verapamils unterlegen. Lithium bietet sich aber als Alternative zur Prophylaxe des Cluster-Kopfschmerzes dann an, wenn andere Substanzen nicht wirksam oder kontraindiziert sind. Zudem erweist es sich oftmals als bessere Prophylaxe bei chronischem Cluster-Kopfschmerz. Nach einer Lithiumbehandlung besteht die Möglichkeit, eine chronische wieder in eine episodische Verlaufsform mit freien Intervallen zu überführen. Eine Kombination mit Verapamil ist möglich. Bei Migräne ist Lithium unwirksam.

Literatur

1. Banafshe HR, Mesdaghinia A, Arani MN, Ramezani MH, Heydari A, Hamidi GA (2012) Lithium attenuates pain-related behavior in a rat model of neuropathic pain: possible involvement of opioid system. Pharmacol Biochem Behav 100(3):425–430
2. Becker WJ (2013) Cluster headache: conventional pharmacological management. Headache 53(7):1191–1196
3. Brandt RB, Doesborg PGG, Haan J, Ferrari MD, Fronczek R (2020) Pharmacotherapy for cluster headache. CNS Drugs 34(2):171–184
4. Grandjean EM, Aubry JM (2009) Lithium: updated human knowledge using an evidence-based approach: part III: clinical safety. CNS Drugs 23(5):397–418
5. Weinsanto I, Mouheiche J, Laux-Biehlmann A, Aouad M, Maduna T, Petit-Demoulière N, Chavant V, Poisbeau P, Darbon P, Charlet A, Giersch A, Parat MO, Goumon Y (2018) Lithium reverses mechanical allodynia through a mu opioid-dependent mechanism. Mol Pain 14:1744806917754142

M

Inhaltsverzeichnis

Macrogol

Syn. Polyethylenglycol.

Def. Osmotisch wirksames Laxans.

Wirkmechanismus Durch die osmotische Wirkung des Polyethylenglycols wird Wasser intestinal ins Darmvolumen gezogen, wodurch es zu einer Erhöhung des Stuhlvolumens mit konsekutiv verstärkter Darmmotilität kommt. Da im Präparat auch Elektrolyte enthalten sind, kommt es zu keiner nennenswerten Elektrolytverschiebung zwischen intra- und extraluminal.

© Springer-Verlag GmbH Deutschland,
ein Teil von Springer Nature 2020
J. Artner et al., *Medikamente in der Schmerztherapie*,
https://doi.org/10.1007/978-3-662-61692-5_16

Indikationen
- Obstipation (auch opioid-bedingt)
- Koprostase

Nebenwirkungen
- Überblähung
- Abdominelle Schmerzen
- Übelkeit
- Ödeme (selten)
- Allergische Reaktion

Pharmakokinetik Macrogol wird enteral weder nennenswert resorbiert noch metabolisiert. Der minimal systemisch absorbierte Anteil wird renal ausgeschieden.

Kontraindikationen/besondere Warnhinweise
- Darmobstruktionen/-perforationen
- Schwere entzündliche Darmerkrankung

Dosierung 1–3 Beutel/Tag, bei Koprostase bis zu 8 Beutel/Tag. Der Beutel muss mit mindestens 125 ml Wasser gemischt eingenommen werden.

Handelsnamen z. B. Movicol®, Generika.

Für die Praxis Der laxierende Effekt von Macrogol ist an eine ausreichende Hydratation des Patienten gebunden. Daher sollte der Patient generell viel Flüssigkeit zu sich nehmen. Auch ist die Wirkung erst nach einigen Tagen zu erwarten, da eine laxierende Wirkung auf eingedickten Stuhl in Dick- und Enddarm nicht zu erwarten ist.

Der Effekt von Macrogol ist üblicherweise besser als der von Lactulose.

Für Patienten mit Natriummangel sind neben den üblichen isotonischen Zubereitungen auch Macrogol Beutel mit einer erhöhten Menge an Natriumchlorid (ca. 0,35 g) erhältlich.

Spezielle Fragestellungen Laxantien sind bei bestehender Opioidmedikation erstattungsfähig. Hierfür können sie zusammen mit dem Opioid auf dem BtM-Rezept verordnet werden. Alternativ reicht das „normale" rosa Rezept (Muster 16), wenn entweder ein niederpotentes Opioid auf selbigem Rezept verordnet wird oder neben dem Laxans der Zusatz „bei Opioidtherapie" vermerkt wird.

Literatur
1. Lee-Robichaud H, Thomas K, Morgan J, Nelson RL (2010) Lactulose versus polyethylene glycol for chronic constipation. Cochrane Database Syst Rev 7(7):CD007570

Magnesium

Wirkmechanismus Magnesium gilt als wichtiger Kofaktor in zahlreichen Enzymsystemen mit u. a. muskelrelaxierender Eigenschaft. Daneben ist eine klinisch fraglich relevante Hemmung am NMDA-Rezeptor bekannt. Schwer resorbierbare Mg^{++}-Salze werden als Laxanzien und Antazida eingesetzt.

Indikationen
- Migräneprophylaxe
- Muskelkrämpfe
- Hypomagnesiämie
- Präklampsie
- Obstipation
- Refluxbeschwerden (z. B. in Kombination mit Calciumcarbonat)

Nebenwirkungen
- Diarrhoe
- Übelkeit
- Hypotonie
- Arrhythmie (Überdosis)

- Verzögerte Resorption mancher Begleitmedikation (u. a. Eisen, Tetracycline)
- Bradykardie

Pharmakokinetik Je nach Galenik (Magnesiumcitrat, -sulfat, -hydroxid, -borat, -salicylat und andere sowie Chelate) findet sich eine unterschiedliche Bioverfügbarkeit. Die höchste Bioverfügbarkeit weist Magnesiumcitrat auf. Die Elimination erfolgt fast ausschließlich durch renale Exkretion, wobei 95–100 % rückresorbiert werden. Bei osmotischer Diurese (z. B. im Rahmen einer diabetischen Stoffwechsellage) oder Verwendung von verschiedenen Medikamenten (z. B. Schleifendiuretika) kann die Ausscheidung deutlich erhöht sein.

Kontraindikationen/besondere Warnhinweise
- Niereninsuffizienz
- Myasthenia gravis
- AV-Block
- Dehydratation

Dosierung Zur Migräneprophylaxe wird eine Tagesdosis von 600 mg pro Tag empfohlen.

Mittlere Tagesdosis bei Magnesiumdefizit: 0,185 mmol Mg^{++} (= 4,5 mg) pro kg KG, bei schweren Mangelzuständen ggf. doppelte Dosis unter Beachtung der Kontraindikationen.

Handelsnamen z. B. Magnesium-verla®, Magnesium 500 mg CT®, Generika.

Interaktionen Durch Bildung von Salzen kann die Resorption von diversen Medikamenten verzögert oder beeinträchtigt werden. So kann die intestinale Resorption von Calcium durch Kompetition mit Magnesium reduziert sein. Ebenso können die Absorption und der Effekt von Eisen, Natriumfluorid und Tetracyclinen reduziert sein.

Magnesium kann bei gleichzeitiger Verabreichung von Aminoglykosiden neuromuskuläre Schwäche hervorrufen.

Für die Praxis Magnesium bietet sich als nebenwirkungsarme Migräneprophylaxe bei weniger schweren Fällen an. Der Einsatz wird jedoch gelegentlich durch die Auslösung von Durchfällen in der notwendigen Dosierung von 600 mg pro Tag limitiert. Es wird zudem in Kombination mit Vitamin B2 als weiterem Migräneprophylaktikum (z. B. in Migravent Classic®) sowie mit weiteren Bestandteilen wie Coenzym Q10 (z. B. Migravent®, Migra 3®) angeboten.

Einzelne Studien berichten über Effekte von Magnesium bei neuropathischen Schmerzen. So wurde nach repetitiven intravenösen Gaben von 500–1000 mg Magnesiumsulfat eine schnelle und wirksame Analgesie bei maligner Infiltration des Plexus brachialis oder lumbosacralis beschrieben. Insgesamt ist die Studienlage trotz geringer Nebenwirkungsproblematik nicht hinreichend, um einen Einsatz zu empfehlen.

Spezielle Fragestellungen Es existieren Hinweise zur Korrelation von Depression mit niedrigen Magnesium-Plasmaspiegeln, die Studienlage ist aber zu ungenügend für eine genauere Aussage.

Literatur

1. Crosby V, Wilcock A, Coran R (2000) The safety and efficacy of a single dose (500mg or 1g) of intravenous magnesium sulfate in neuropathic pain poorly responsive to strong opioid analgesics in patients with cancer. J Pain Symptom Manag 19(1):35–39
2. Demirkaya S, Vural O, Dura B, Topcuoglu MA (2001) Efficacy of intravenous magnesium sulfate in the treatment of acute migraine attacks. Headache 41(2):171–177
3. Liu HT, Hollmann MW, Liu WH, Hoenemann CW, Durieux ME (2001) Modulation of NMDA receptor function by ketamine and magnesium: part I. Anesth Analg 92(5):1173–1181
4. You HJ, Cho SE, Kang SG, Cho SJ, Na KS (2018) Decreased serum magnesium levels in depression: a systematic review and meta-analysis. Nord J Psychiatry 72(7):534–541

Meloxicam

Def. Nichtsteroidales Analgetikum und Antirheumatikum (NSAR), welches leicht bevorzugt die Cyclooxygenase-2 (COX-2) hemmt.

Wirkmechanismus Meloxicam wird in der Literatur gelegentlich als „partiell selektiver COX-2- Inhibitor" bezeichnet. Im Gegensatz zu den unselektiven NSAR weist die Substanz durch die geringe Präferenz der COX-2 (Cyclooxygenase-2) weniger gastrointestinale und thrombozytenaggregationshemmende Nebenwirkungen auf. Dennoch hemmt Meloxicam auch die COX-1, wodurch es nicht zu der Gruppe der selektiven COX-2-Inhibitoren gerechnet werden kann. Die Präferenz von COX-2 tritt bei niedriger Dosis (7,5 mg/d) auf.

Indikationen
- Muskuloskelettale Schmerzen wie Arthrose und Arthritis
- Rheumatoide Arthritis

Nebenwirkungen
- Dyspepsie, Übelkeit
- Gastrointestinale Ulcera und Blutungen
- Risiko von arteriellen thrombotischen Ereignissen (z. B. Herzinfarkt oder Schlaganfall) in der Langzeitanwendung
- Nierenfunktionsstörung
- Diarrhoe
- Anämie
- Kopfschmerzen
- Ödeme
- Anstieg hepatischer Transaminasen
- Grippe-ähnliche Symptome
- Pruritus
- Leichte Inhibition der Plättchenaggregation
- Lebensbedrohliche Hautreaktionen (Stevens-Johnson-Syndrom (SJS), exfoliative Dermatitis und toxisch epidermale Nekrolyse (TEN))

Pharmakokinetik Meloxicam wird oral schnell resorbiert. Die Bioverfügbarkeit beträgt etwa 89 %. Die Plasmaeiweißbindung ist sehr hoch, das Verteilungsvolumen mit durchschnittlich 11 l gering. Meloxicam wird hepatisch v. a. über Cytochrom CYP2C9 in inaktive Metaboliten abgebaut. Die Plasmahalbwertszeit von 15–20 h erlaubt eine einmal-tägliche Gabe des Präparats. Die Ausscheidung der Metaboliten erfolgt etwa zu gleichen Anteilen renal und über die Galle (Faeces).

Kontraindikationen/besondere Warnhinweise
- Drittes Trimester der Schwangerschaft
- Rezidivierende Ulcuskrankheit bzw. Z.n. Ulcus nach NSAR-Einnahme
- Niereninsuffizienz
- Schwere Leberinsuffizienz
- Schwere Herzinsuffizienz
- Vorsicht bei kardiovaskulären Erkrankungen
- Asthma bronchiale

Interaktionen
- Erhöhtes Blutungsrisiko in Kombination mit Antikoagulantien, Kortikosteroiden, Thrombozytenaggregationshemmern, selektiven Serotonin-Wiederaufnahmehemmern (SSRI)
- Verringerte Wirkung von Antihypertensiva (ACE-Hemmer, AT-II-Antagonisten, Diuretika, Beta-Blocker)
- Erhöhte Nephrotoxizität von Calcineurininhibitoren (z. B. Ciclosporin, Tacrolimus)
- Steigerung der Lithiumserumkonzentration
- Erhöhung der Plasmaspiegel von Methotrexat durch Reduktion der tubulären Sekretion von Methotrexat
- Beschleunigte Elimination durch Cholestyramin

Dosierung Tablette 7,5 mg bis 15 mg als Einmalgabe pro Tag.

Handelsnamen z. B. Mobec®, Generika.

Spezielle Fragestellungen Die analgetische Potenz scheint niedriger zu sein als die von Diclofenac. Der Vorteil ist die einmal tägliche Gabe. Eine Linderung der Allodynie bei diabetischer Polyneuropathie wie bei Mäusen ist bislang für Menschen nicht nachgewiesen, zudem ist das Patientenkollektiv aufgrund der Komorbiditäten selten für den Einsatz dieser Substanz geeignet.

Die Langzeitanwendung von Meloxicam sollte vermieden werden.

Literatur

1. Pamara M, Giulia R, Scinlli M (1999) Dose-dependent inhibition of platelet cyclooxygenase- 1 and monocyte cyclooxygenase- 2 by meloxicam in healthy subjects. J Pharmacol Exp Ther 290:1
2. Kimura S, Kontani H (2009) Demonstration of antiallodynic effects of the cyclooxygenase- 2 inhibitor meloxicam on established diabetic neuropathic pain in mice. Pharmacol Sci. The Japanese Pharmacological Society
3. Gates BJ, Nguyen TT, Setter SM, Davies NM (2005) Meloxicam: a reappraisal of pharmacokinetics, efficacy and safety. Expert Opin Pharmavother 6(12):2117–2140

Metamizol

Syn. Novaminsulfon.

Def. Analgetisch, antipyretisch, spasmolytisch und schwach antiphlogistisch wirksames Analgetikum.

Wirkmechanismus Der genaue Wirkmechanismus ist bislang nicht vollständig geklärt. Als gesichert gilt, dass Metamizol (wirkt vermutlich hauptsächlich über den Metaboliten 4-N-Methylaminoantipyrin MAA) sowohl periphere als auch zentrale Wirkmechanismen aufweist. Die periphere Wirkung erfolgt einerseits über eine unselektive und schwache Hemmung der Cyclooxygenasen 1 und 2, andererseits über eine unabhängige Aktivierung ATP-sensitiver Kaliumkanäle. Bei den zentralen Effekten scheint eine Wirkung über endogene Opioide eine relevante Rolle zu spielen. Weiter diskutiert werden glutamaterge Mechanismen, Hemmung der Neurokinin-1-Rezeptor (NK1) -Antwort und eine Aktivierung des Proteinkinase-C-Signalwegs. Metamizol führt so zu einer Senkung der Aktivität von C-Fasern und spinalen Neuronen. Eine Verstärkung der deszendierenden serotonin- und noradrenalin-vermittelten Schmerzhemmung konnte weiterhin nachgewiesen werden. Zudem führt es zu einer Spasmolyse der glatten Muskulatur.

Indikationen
- Krampfartige viszerale Schmerzen (Koliken)
- Postoperative und posttraumatische Schmerzen
- Tumorschmerzen (längerer Einsatz bei guter Verträglichkeit möglich)
- Sonstige akute und chronische Schmerzen, die auf andere Maßnahmen nicht ansprechen
- Sonstige Schmerzzustände, z. B. Kopfschmerz, Arthralgien, Dysmenorrhoe (häufig im Off-Label Bereich)
- Hohes Fieber, das auf andere Maßnahmen nicht anspricht

Nebenwirkungen
- Hypotonieneigung mit Orthostasereaktionen (besonders bei i.v. Anwendung)
- Schwitzen (unabhängig vom Zufuhrweg)
- Anaphylaktische Reaktion
- Agranulozytose und Aplastische Anämie
- Blutbildveränderungen
- Hautreaktionen

Pharmakokinetik Metamizol wird als Prodrug eingenommen. Nach Hydrolyse entsteht der aktive Metabolit N-Methylaminoantipyrin (MAA), welcher eine ca. 90 %ige Bioverfügbarkeit aufweist. Metamizol wird hepatisch verstoffwechselt und hauptsächlich renal ausgeschieden. Bei älteren Patienten und v. a. bei Leber- und eingeschränkter Nierenfunktionsstörungen ist die Eliminationszeit verlängert, die Dosis sollte bei längerfristiger Anwendung reduziert werden.

Nach oraler Gabe ist ein Wirkeintritt nach ca. 30 min zu erwarten.

Kontraindikationen/besondere Warnhinweise
- Blutbildungsstörungen
- Hepatische Porphyrie
- Glukose-6-Phosphat-Dehydrogenase-Mangel
- Nierenfunktionsstörung
- Pyrazolonallergie
- Bekanntes Analgetika-Asthma-Syndrom
- Schwangerschaft im 3. Trimenon, davor nur nach strenger Indikationsstellung
- Stillzeit (48 h Stillpause)
- Säuglinge <3 Monate
- Gleichzeitige Anwendung von Methotrexat (erhöhte Inzidenz von Agranulozytosen)

Dosierung

Einzeldosis bei Erwachsenen: 500–1000 mg, Wirkdauer 4–6 h (Einnahme 4 × pro Tag), Tageshöchstdosis 4 g.

Dosierung bei Kindern (ab 4. Lebensmonat bzw. >5 kg KG): Einzeldosis 10–15 mg/kg, Maximaldosis 60 mg/kg pro Tag.

Applikationsformen: Tabletten, Brausetabletten à 500 mg, Tropfen (20 Tropfen = 500 mg), Ampullen à 1000 mg und 2500 mg (zahlreiche Inkompatibilitäten bei Mischungen mit anderen Medikamenten), Suppositorien à 300 mg und 1000 mg.

Handelsnamen z. B. Berlosin®, Novalgin®, Novaminsulfon...®, Generika.

Für die Praxis Als „Spasmoanalgetikum" findet Metamizol Anwendung vor allem bei Schmerzen des Gastrointestinal- oder Urogenitaltraktes. Kombinationen mit Opioiden sind sinnvoll, die Kombination mit NSAR oder Coxiben ist durchaus verbreitet, letztere wird aber kontrovers diskutiert. Die Kombination mit Paracetamol ist nicht evaluiert.

Ausgeprägte Blutdruckabfälle sind bei einer raschen i.v. Gabe möglich, Metamizol sollte daher immer als Kurzinfusion appliziert werden.

Auch Metamizol beeinträchtigt, ähnlich wie Ibuprofen und andere NSAID, die thrombozytenaggregationshemmende Wirkung von ASS, weshalb es nach Möglichkeit immer ca. 30 min vor der ASS Gabe eingenommen werden sollte.

Bei gleichzeitiger Behandlung mit Metamizol und Methotrexat ist die Hämatotoxizität deutlich erhöht, dies gilt besonders für ältere Menschen. Entsprechend der Fachinformation sollte die Kombination deshalb vermieden werden.

Spezielle Fragestellungen Das Risiko für eine Agranulozytose (Neutrophile Granulozyten $<0{,}5 \times 10^9$/l) ist in den ersten 10 Tagen nach Therapiebeginn deutlich erhöht, ca. 2/3 der Agranulozytosen finden in diesem Zeitraum statt. Allerdings kann diese schwerwiegende Komplikation auch noch nach längerer Einnahme auftreten. Die Empfehlung der „regelmäßigen" Blutbildkontrolle incl. Differenzialblutbild bietet keine Sicherheit, da zum einen der Begriff „regelmäßig" nicht spezifiziert ist und zum anderen eine Agranulozytose prinzipiell nach jeder Reexposition auftreten kann. Sinnvoller erscheint es daher, dass sowohl das medizinische Personal als auch die Patienten selbst die Symptome einer sich anbahnenden Agranulozytose kennen und bei deren Auftreten zeitnah eine Blutuntersuchung veranlassen. Es handelt sich dabei um eine Symptomtrias aus: Fieber, Halsschmerzen und entzündlicher Schleimhautläsionen.

Bei der Verordnung von Metamizol wird einerseits eine Risikoaufklärung empfohlen, in der die Patienten über das Nutzen-Risiko-Verhältnis, das Risiko einer Agranulozytose und mögliche Alternativen informiert werden. Zudem muss eine Sicherungsaufklärung erfolgen, die die genannte Symptomtrias und das empfohlene Verhalten beinhaltet. Idealerweise sollte die Aufklärung auch schriftlich dokumentiert werden. Ausdrücklich wird darauf hingewiesen, dass zahlreiche Präparate eine Agranulozytose auslösen können (Auflistung potentieller Medikamente: siehe Stamer UM et al. 2019). Alle weiteren Substanzen, die eine Agranulozytose hervorrufen können, müssen ebenfalls bei Verdacht auf eine Agranulozytose sofort abgesetzt werden.

Literatur

1. Andersohn F, Konzen C, Garbe E (2007) Systematic review: agranulocytosis induced by nonchemotherapy drugs. Ann Intern Med 146(9):657–665

2. Basak GW, Drozd-Sokolowska J, Wiktor-Jedrzejczak W (2010) Update on the incidence of metamizolesodium-induced blood dyscrasias in Poland. J Int Med Res 38:1374–1380

3. Blaser LS, Tramonti A, Egger P, Haschke M, Krahenbuhl S (2014) Raetz-Bravo A (2014) Hematologic safety of metamizol-analysis of pharmacovigilance data. Annual Research Meeting of the Department of Pharmaceutical Sciences. University of Basel 2013, Basel

4. Brack A, Rittner HL, Schäfer M (2004) Nichtopioid-analgetika zur perioperativen Schmerztherapie. Anaesthesist 53:263–280

5. Dannenberg S, Erschoff V, Bönner F, Gliem M, Jander S, Levkau B, Kelm M, Hohlfeld T, Zeus T, Polzin A (2016) Dipyrone comedication in aspirin treated stroke patients impairs outcome. Vascul Pharmacol 87:66–69

6. Gencer A, Gunduz O, Ulugol A (2015) Involvement of descending serotonergic and noradrenergic systems and their spinal receptor subtypes in the antinociceptive effect of dipyrone. Drug Res (Stuttg) 65(12):645–649

7. Hamerschlak N, Maluf E, Biasi Cavalcanti A, Avezum Junior A, Eluf-Neto J, Passeto Falcao R, Lorand-Metze IG, Goldenberg D, Leite Santana C, de Oliveira Werneck Rodrigues D, Nascimento da Motta Passos L, Oliveira de Miranda Coelho E, Tostes Pintao MC, Moraes de Souza H, Borbolla JR, Pasquini R (2008) Incidence and risk factors for aganulocytosis in Latin American countries – the Latin Study. Eur J Clin Pharmacol 64:921–929

8. Hassan K, Khazim K, Hassan F, Hassan S (2011) Acute kidney injury associated with metamizole sodium ingestion. Ren Fail 33:544–547

9. Hedenmalm K, Spigset O (2002) Agranulocytosis and other blood dyscrasias associated with dipyrone (metamizole). Eur J Clin Pharmacol 58:265–274

10. Hoffmann F, Bantel C, Jobski K (2020) Agranulocytosis attributed to metamizole: An analysis of spontaneous reports in EudraVigilance 1985–2017. Basic Clin Pharmacol Toxicol 126(2):116–125

11. Huber M, Andersohn F, Sarganas G, Bronder E, Klimpel A, Thomae M, Konzen C, Kreutz R, Garbe E (2015) Metamizole-induced agranulocytosis revisited: results from the prospective Berlin Case-Control Surveillance Study. Eur J Clin Pharmacol 71:219–227

12. IAAAS (1986) Risks of agranulocytosis and aplastic anemia. A first report of their relation to drug use with special reference to analgesics. The International Agranulocytosis and Aplastic Anemia Study. JAMA 256:1749–1757

13. Ibáñez L, Vidal X, Ballarín E, Laporte JR (2005) Agranulocytosis associated with dipyrone (metamizol). Eur J Clin Pharmacol 60(11):821

14. Lampl C, Likar R (2014) Metamizol: Wirkmechanismen, Interaktionen und Agranulozytoserisiko. Schmerz 28:584–590

15. Lange H, Kranke P, Steffen P, Steinfeldt T, Wulf H, Eberhart LHJ (2007) Analgetikakombinationen zur postoperativen Schmerztherapie. Anaesthesist 56:1001–1016

16. Lenzen-Schulte M (2020) Metamizol und Agranulozytose. Deutsches Ärzteblatt 117:A142–A144

17. Maj S, Centkowski P (2004) A prospective study of the incidence of agranulocytosis and aplastic anemia associated with the oral use of metamizole sodium in Poland. Med Sci Monit 10:93–95

18. Messerer B, Grögl G, Stromer W, Jaksch W (2014) Perioperative systemische Schmerztherapie bei Kindern. Österreichische interdisziplinäre Handlungsempfehlungen zum perioperativen Schmerzmanagement bei Kindern. Schmerz 28:43–64

19. Polzin A, Richter S, Schrör K, Rassaf T, Merx MW, Kelm M, Hohlfeld T, Zeus T (2015) Prevention of dipyrone (metamizole) induced inhibition of aspirin antiplatelet effects. Thromb Haemost 114:87–95

20. Stamer UM, Gundert-Remy U, Biermann E, ·Erlenwein J, Meißner W, Wirz S, Stammschulte T (2017) Metamizol. Überlegungen zum Monitoring zur frühzeitigen Diagnose einer Agranulozytose. Schmerz 31:5–13
21. Stamer UM, Stammschulte T, Erlenwein J, Koppert W, Freys S, Meißner W, Ahrens P, Brede EM, Lindig M, Dusch M, Heitfeld S, Hoffmann E, Lux EA, Müller E, Pauli-Magnus D, Pogatzki-Zahn E, Quaisser-Kimpfbeck C, Ringeler U, Rittner H, Ulma J, Wirz S (2019) Empfehlungen zur perioperativen Anwendung von Metamizol. Schmerz 33(4):287–294
22. Stammschulte T, Ludwig WD, Mühlbauer B (2015) Metamizole (dipyrone)-associated agranulocytosis. An analysis of German spontaneous reports 1990–2012. Eur J Clin Pharmacol 71:1129–1138

Methocarbamol

Def. Zentrales Muskelrelaxans.

Wirkmechanismus Methocarbamol ist ein zentrales Muskelrelaxans. Der genaue Wirkmechanismus ist bislang nicht vollständig geklärt. Angenommen wird eine Hemmung der polysynaptischen Reflexleitung im Rückenmark und in subkortikalen Zentren. Direkte Wirkungen am quergestreiften Muskel, der motorischen Endplatte oder am Nerven sind nicht bekannt.

Indikationen
- Schmerzhafte Verspannungen der Muskulatur, insbesondere Lumbago
- Myofaszialer Schmerz

Nebenwirkungen
- Fieber
- Kopfschmerzen
- Dyspepsie
- Flush

- Hypotonie
- Konzentrationsstörung (cave: Fahrtauglichkeit)
- Verschwommensehen
- Konjunktivitis
- Urtikaria
- Pruritus

Pharmakokinetik Methocarbamol wird zügig und vollständig resorbiert und ist zu 46–50 % an Plasmaproteine gebunden. Es wird mittels Alkylierung und Hydroxylierung metabolisiert und renal eliminiert. Die Plasmahalbwertszeit beträgt ca. 2 h.

Kontraindikationen/besondere Warnhinweise
- Unverträglichkeit des Wirkstoffs
- Myasthenia gravis
- Erkrankungen des ZNS
- Schwangerschaft
- Vorsicht bei schweren hepatischen oder renalen Störungen

Dosierung p.o.   Startdosis   1500 mg   3 × tgl.,   ggf.   4 × tgl., Tageshöchstdosis 10 Tbl. à 750 mg.
Verfügbare Applikationsformen:
Tabletten à 750 und 1500 mg.
Ampullen à 1000 mg/10 ml.

Handelsnamen z. B. Ortoton®, Generika.

Für die Praxis Methocarbamol kann Schmerzen und Funktionsbeeinträchtigung bei muskulär bedingten subakuten Rückenschmerzen lindern. Allerdings sind die Aussagen bei akuten Rückenschmerzen widersprüchlich: gegenüber Placebo war die Wirkung besser, aber die Kombination von Methocarbamol und Naproxen erbrachte keine verbesserte Wirkung gegenüber Naproxen als Monotherapie.
Bei Niereninsuffizienz ist die Clearance im Vergleich zu Gesunden um etwa 40 % reduziert. Bei hepatischer Insuffizienz (Zirrhose) kann die Clearance der Substanz um bis zu 70 % reduziert sein.

Spezielle Fragestellungen In einer Untersuchung des TÜV Rheinland konnte keine relevante Beeinträchtigung der Reaktionsfähigkeit gefunden werden. Dennoch berichten einzelne Patienten von Benommenheit oder anderen zentralnervösen Nebenwirkungen.

Literatur

1. Chou R, Peterson K, Helfand M (2004) Comparative efficacy and safety of skeletal muscle relaxants for spasticity and musculoskeletal conditions: a systematic review. J Pain Symptom Manage 28(2):140–175
2. Emrich OM, Milachowski KA, Strohmeier M (2015) Methocarbamol bei akuten Rückenschmerzen. MMW Fortschr Med 157(Suppl 5):9–16
3. Friedman BW, Cisewski D, Irizarry E, Davitt M, Solorzano C, Nassery A, Pearlman S, White D, Gallagher EJ (2018) A Randomized, double-blind, placebo-controlled trial of naproxen with or without orphenadrine or methocarbamol for acute low back pain. Ann Emerg Med 71(3):348-356.e5
4. Überall MA, Emrich OMD, Müller-Schwefe GHH (2017) Wirksamkeit und Verträglichkeit von Methocarbamol bei muskulär bedingten subakuten Kreuz-/Rückenschmerzen. MMW Fortschr Med 159(Suppl 7):6–17

Methylnaltrexon

Def. Peripher wirksamer μ-Opioidrezeptorantagonist.

Wirkmechanismus Die opioid-induzierte Obstipation wird über eine (Mit)aktivierung von μ-Rezeptoren im Magen-Darm-Trakt vermittelt. Methylnaltrexon ist ein kompetitiver Antagonist ohne intrinsische Aktivität an diesem Rezeptor, der klinisch nur periphere Effekte hat (kein Nachlassen der Opioidanalgesie). Als polares quartäres Amin kann es nicht die Blut-Hirnschranke überwinden. Methylnaltrexon wirkt der opioid-bedingten Reduktion der propulsiven Darmperistaltik und der verstärkten Aktivierung der segmentalen Ringmuskulatur entgegen.

Methylnaltrexon besitzt daneben eine in vitro nachgewiesene, 8-fach schwächere antagonistische Wirkung auf κ-Opioidrezeptoren sowie eine noch geringere auf σ-Rezeptoren.

Indikationen
- Opioid-induzierte Obstipation

Nebenwirkungen
- Übelkeit
- Flatulenz
- Abdominelle Schmerzen
- Diarrhoe
- Schwindel
- Lokale Reaktionen an der Injektionsstelle
- Gastrointestinale Perforationen

Pharmakokinetik Methylnaltrexon ist ein Derivat von Naltrexon, welches keine intrinsische Aktivität an den Opioidrezeptoren aufweist. Nach subkutaner Applikation werden innerhalb von 30 min Plasmahöchstkonzentrationen erreicht. Die Bioverfügbarkeit der subkutanen verglichen mit der intravenösen Gabe beträgt 82 %. Die Plasmaproteinbindung beträgt maximal 15 %. Die Metabolisierung erfolgt nur geringfügig (Demethylierung, Bildung von Methylnaltrexonsulfat und Naltrexon-6-Isomeren). Die terminale Halbwertszeit beträgt etwa 8 h. Methylnaltrexon wird größtenteils unverändert über den Urin und die Faeces ausgeschieden.

Kontraindikationen/besondere Warnhinweise
- Strukturelle Läsionen des Magen-Darm-Traktes, Z. n. (kürzlich erfolgten) Darmanastomosen
- Mechanischer Ileus
- Akutes Abdomen
- Überempfindlichkeit gegenüber dem Wirkstoff
- Leberinsuffizienz
- Niereninsuffizienz
- Dialysepatienten

- Schwangerschaft
- Personen unter 18 Jahren

Dosierung Ampulle à 12 mg/0,6 ml, subkutane Gabe.

Palliative Patienten: 8 mg (= 0,4 ml) bei einem Körpergewicht von 38–61 kg bzw. 12 mg (= 0,6 ml) bei 62–114 kg;

Dosisberechnung bei Gewicht außerhalb dieser Bereiche: Dosis (ml) = Gewicht des Patienten (kg) × 0,0075; lt. Fachinfo Anwendung üblicherweise bis jeden 2. Tag.

Chronische Schmerzpatienten: 12 mg (= 0,6 ml), lt. Fachinfo Anwendung bis zu 1 × tgl.

Handelsnamen Relistor®

Für die Praxis Der maximale Effekt ist etwa 4 h nach Methylnaltrexongabe zu erwarten. Etwa 50 % der Patienten führen in dieser Zeit ab. Andere Laxanzien sollten zumindest zu Beginn der Therapie abgesetzt werden.

Inzwischen ist auch bei chronischen Schmerzpatienten die Wirkung und vor allem auch die Sicherheit der Anwendung bei Studien bis 48 Wochen nachgewiesen. Somit ist Methylnaltrexon auch bei dieser Patentengruppe zugelassen. Bevor Methylnaltrexon angewendet wird, sollten in jedem Fall andere laxierende Maßnahmen ausgeschöpft sein. In diesem Zusammenhang ist auch der sehr hohe Preis zu berücksichtigen.

Spezielle Fragestellungen Methylnaltrexon scheint die Opioideffekte nur am Magen-Darm-Trakt zu antagonisieren. In Studien zeigte sich kein negativer Effekt auf die Qualität der Analgesie, auch Opioid-Entzugssymptome traten nicht auf.

Nach Einführung wurden mehrere Fälle von Darmperforationen bei Anwendung von Methylnaltrexon berichtet. Zwar wiesen die Patienten segmentale oder generalisierte Veränderungen in der Darmintegrität (Tumor, Ulzerationen) auf, dennoch sollte eine Anwendung speziell bei dieser Patientengruppe nur mit besonderer Vorsicht erfolgen.

Literatur

1. Chappell D, Conzen P (2009) Methylnaltrexon. Ein neuer Ansatz zur Therapie der opioidinduzierten Obstipation. Schmerz 23:471–478
2. Infobrief Arzneimittelsicherheit RELISTOR® (Methylnaltrexoniumbromid) der Arzneimittelkommission der deutschen Ärzteschaft vom 10.09.2010. www.bfarm.de/SharedDocs/Risikoinformationen/Pharmakovigilanz/DE/RHB/2010/inforelistor.pdf?__blob=publicationFile&v=7. Zugegriffen: 24. März 2020
3. Slatkin N, Thomas J, Lipman AG et al (2009) Methylnaltrexone for treatment of opioid induced constipation in advanced illness patients. J Support Oncol 7:39–46
4. Thomas J, Karver S, Cooney GA et al (2008) Methylnaltrexone for opioid-induced constipation in advanced illness. N Engl J Med 358:2332–2343

Metoclopramid

Def. Antiemetikum, Prokinetikum.

Wirkmechanismus Metoclopramid (MCP) ist zentral und peripher wirksam. MCP wirkt vorrangig als Antagonist an Dopamin-Rezeptoren (D2), daneben auch antagonistisch an Serotonin-Rezeptoren. Zudem aktiviert MCP peripher postganglionäre, cholinerge Rezeptoren. Sowohl die Wirkung an der Chemorezeptortriggerzone, als auch die Beschleunigung der Magenentleerung und Erhöhung des Ösophagus-Sphinkter-Tonus machen das MCP zu einem wirksamen Antiemetikum.

Indikationen

- Übelkeit/Erbrechen unterschiedlicher Genese, z. B.
  - Postoperativ
  - Radio- oder chemotherapieinduziert
  - Migräne-assoziiert
  - Schwangerschaftsbedingt
- Diabetische Gastroparese

Nebenwirkungen

- Müdigkeit
- Schwindel
- Somnolenz
- Extrapyramidale Störungen, Spätdyskinesien
- Kopfschmerzen
- Depression
- Menstruationsstörung
- Prolaktinerhöhung
- Gynäkomastie beim Mann
- Schlaflosigkeit
- Diarrhoe
- Mundtrockenheit
- Herzstillstand (v. a. nach schneller i.v.-Gabe)
- Bradykardie (insbesondere nach i.v.-Gabe)
- QT-Zeit-Verlängerung

Pharmakokinetik Orales MCP in nicht-retardierter Form wird rasch aus dem Intestinaltrakt resorbiert und erreicht innerhalb von einer Stunde die maximale Plasmakonzentration. Die Bioverfügbarkeit beträgt aufgrund eines hepatischen First-Pass-Effekts ca. 60–80 %. MCP ist im Plasma nur minimal an Proteine gebunden (<10 %). Die Metabolisierung erfolgt hepatisch (Glukuronidierung, CYP2D6), die Ausscheidung renal (20 % unverändert, 80 % Konjugate). Die Eliminationshalbwertszeit beträgt 2,6–4,6 h.

Kontraindikationen/besondere Warnhinweise

- M. Parkinson
- Anamnestisch MCP- oder Neuroleptika-verursachte Dyskinesien
- Epilepsie
- Mechanischer Ileus
- Herzinsuffizienz
- Kombination mit Levodopa/Dopamin-Agonisten
- Alter unter 1 Jahr (abhängig vom Präparat)
- Vorsicht bei renaler oder hepatischer Insuffizienz

Dosierung 10 mg bzw. 0,1–0,15 mg/kg (max. 30 mg/d bzw. max. 0,5 mg/kg KG/d), Anwendungsdauer maximal 5 Tage (Tbl./Retardtbl./Lösung/i.v./Zäpfchen).

Handelsnamen z. B. MCP®, Gastrosil®, Paspertin®, Generika.

Für die Praxis Bei Anwendung im Rahmen einer Migräneattacke kann MCP aufgrund der propulsiven Wirkung oftmals auch ohne bestehende Übelkeit bei möglicher Gastroparese helfen, die Rate an Therapieversagern (u. a. auch bei Triptanen) zu vermindern. Die bessere Resorption von Sumatriptan, aber auch anderen Analgetika durch MCP ist bei Migräneattacken nachgewiesen. Da es zumindest in intravenöser Applikation als eigenständig wirksame Option bei akuten Migräneattacken nachgewiesen ist, sollte es als Antiemetikum bei dieser Kopfschmerzart bevorzugt werden.

Im Falle einer Niereninsuffizienz und v. a. einer Leberinsuffizienz wird eine Dosisreduktion empfohlen. Insbesondere bei älteren Patienten sollte die Anwendung wegen des Risikos neurologischer und kardialer Nebenwirkungen mit Vorsicht erfolgen.

Zu beachten ist, dass nicht für alle Präparate als untere Altersgrenze 1 Jahr gilt. Gastrosil® ist bspw. kontraindiziert bei Kindern <9 Jahren.

Spezielle Fragestellungen Seit April 2014 ist die zugelassene Dosis Metoclopramid von der EU-Kommission auf eine maximale Tagesdosis von 30 mg über maximal 5 Tage beschränkt worden. In diesem Zusammenhang wurden auch Metoclopramidtropfen 5 mg/ml und rektale Zäpfchen mit 20 mg vom Markt genommen. Ursache war eine neue Risikobewertung des Medikaments durch die europäische Arzneimittelagentur (Auftreten von unerwünschten neurologischen und kardiovaskulären Nebenwirkungen). Inzwischen ist MCP wieder als Lösung mit einer Konzentration von 1 mg/ml und Zäpfchen mit 10 mg auf dem Markt verfügbar.

Literatur

1. Drug Safety Mail zu Metoclopramid vom 24.04.2014. www.akdae.de/Arzneimittelsicherheit/DSM/Archiv/2014-10.html. Zugegriffen: 24. März 2020
2. Glare P, Miller J, Nikolova T, Tickoo R (2011) Treating nausea and vomiting in palliative care: a review. Clin Interv Aging 6:243–259
3. Friedman BW, Mulvey L, Esses D, Solorzano C, Paternoster J, Lipton RB, Gallagher EJ (2011) Metoclopramide for acute migraine: a dose-finding randomized clinical trial. Ann Emerg Med. 57(5):475–482
4. Schulman EA, Dermott KF (2003) Sumatriptan plus metoclopramide in triptan-nonresponsive migraineurs. Headache. 43(7):729–733

Metoprolol

Def. Beta-Rezeptorenblocker mit relativer β1-Selektivität.

Wirkmechanismus Metoprolol hemmt relativ selektiv β1-Rezeptoren auf kompetitivem Wege, der β2-blockierende Anteil ist gering. Am Herzen resultiert durch die β1-Blockade eine negative Dromotropie, Inotropie und Chronotropie. Weiterhin wird die Automatie des Herzens unterdrückt (Antiarrhythmikum). Es sinkt der Sauerstoffbedarf des Herzmuskels. In der Niere wird die Reninfreisetzung vermindert und im Fettgewebe die Lipolyse gehemmt. Nach 1–2 Wochen Anwendung tritt bei höheren Dosierungen eine Blutdrucksenkung ein.

Indikationen
- Migräneprophylaxe
- Arterielle Hypertonie
- KHK
- Tachykarde Herzrhythmusstörungen
- Akutbehandlung des Herzinfarktes
- Reinfarktprophylaxe

- Phäochromozytom (bei Reflextachykardie nach Alpha-blocker-Gabe)

Nebenwirkungen
- Depression
- Verwirrtheitszustande
- Mundtrockenheit
- Bradykardie
- Orthostase
- Palpitationen
- Überleitungsstörungen
- Gewichtszunahme
- Albträume
- Persönlichkeitsveränderungen
- Müdigkeit
- Schwindel
- Kopfschmerzen
- Erektions- und Libidostörungen
- Konjunktivitis, verminderter Tränenfluss
- Tinnitus
- Hypakusis
- Hyperhidrosis
- Allergische Dermatitis
- Exazerbation einer Psoriasis
- Hepatitis
- Thrombozytopenie, Leukopenie
- Kältegefühl an den Extremitäten
- Parästhesien
- Raynaud-Syndrom
- Verschlechterung der peripheren Durchblutung
- Bronchospasmus
- Erhöhung der Triglyzeride
- Verschlechterung eines bestehenden Diabetes mellitus

Pharmakokinetik Metoprolol wird nach oraler Gabe im Magen-Darm-Trakt fast vollständig (95 %) resorbiert und hepatisch durch das CYP2D6-Isoenzym metabolisiert. Durch einen hohen

First-Pass-Effekt sind nur ca. 50 % der ursprünglichen Dosis systemisch verfügbar. Die maximalen Serumspiegel werden ca. 1,5–2 h nach oraler Einnahme gemessen. Metoprolol kann die Bluthirnschranke überwinden. Die Plasmaproteinbindung liegt bei 12 %. Metoprolol und seine Metabolite werden zu etwa 95 % renal eliminiert. Die Plasmahalbwertszeit beträgt 3–5 h.

Kontraindikationen/besondere Warnhinweise

- Überempfindlichkeit gegen Beta-Rezeptorenblocker (Kreuzreaktivitat)
- Manifeste Herzinsuffizienz
- Kardiogener Schock
- AV-Block 2. oder 3. Grades
- Sick-Sinus-Syndrom
- Sinuatrialer Block
- Bradykardie
- Hypotonie
- Azidose
- Bronchiale Hyperreagibilitat (z. B. bei Asthma bronchiale)
- Schwere periphere Durchblutungsstörungen
- Unbehandeltes Phäochromozytom
- Gleichzeitige Gabe von MAO-A-Hemmern
- Schwangerschaft/Stillzeit (relativ)

Dosierung Migräneprophylaxe: p.o. 50–200 mg pro Tag verteilt auf 1–2 Einnahmen pro Tag.

Handelsnamen Beloc®, Generika.

Interaktionen Die Kombination von Metoprolol mit anderen Antihypertensiva hat eine additive Wirkung auf die Blutdrucksenkung. Bei gleichzeitiger Anwendung von Metoprolol mit trizyklischen Antidepressiva, Barbituraten, Phenothiazinen, Glyceroltrinitrat, Diuretika oder Vasodilatatoren kann ein verstärkter Blutdruckabfall resultieren. Insbesondere eine Kombination mit Verapamil ist problematisch.

Die gleichzeitige Gabe von Inhibitoren des Cytochrom-P450-Isoenzyms 2D6 (Fluoxetin, Paroxetin, Bupropion,

Ritonavir, Diphenhydramin, Cimetidin) kann zu einer Erhöhung der Plasmaspiegel von Metoprolol führen.

Durch Enzyminduktion kann bei gleichzeitiger Gabe von Rifampicin der Plasmaspiegel von Metoprolol sinken.

NSAR können die blutdrucksenkende Wirkung von Metoprolol reduzieren.

Monoaminoxidase-Hemmer (MAO) sollten wegen der möglichen überschießenden Hypertonie nicht zusammen mit Metoprolol verabreicht werden.

Beta-Rezeptorenblocker können den blutzuckersenkenden Effekt von Sulfonylharnstoffen reduzieren/antagonisieren. Bei gleichzeitiger Anwendung mit Insulin oder oralen Antidiabetika kann deren Wirkung verstärkt oder verlängert werden. Warnzeichen einer Hypoglykämie können durch Metoprolol verschleiert werden!

Für die Praxis Grundsätzlich empfiehlt es sich, vor Beginn einer Migräneprophylaxe für mindestens 4 Wochen einen Kopfschmerzkalender zu führen. Die Therapie mit Metoprolol sollte einschleichend begonnen werden. Die Zieldosis sollte bei 100–200 mg täglich liegen. Mit einem Wirkungseintritt ist frühestens nach vier bis sechs Wochen zu rechnen. Danach muss sich ein Beobachtungsintervall von mindestens 4 Wochen anschließen und eine Kontrolle mittels Kopfschmerzkalender erfolgen. Eine 50 %ige Reduktion der Attackenhäufigkeit wird allgemein als Erfolg gewertet. Im Intervall (frühestens nach mehreren Monaten) sollte versucht werden, Metoprolol schrittweise über mehrere Wochen/Monaten abzusetzen.

Der Wirkansatz von Metoprolol und anderen Beta-Rezeptorenblockern im Rahmen der Migräneprophylaxe ist letztlich nicht geklärt. Eine Reduktion neuronal-exzitatorischer Effekte, Verminderung der NO (Stickstoffmonoxid)-Synthese und Interaktionen mit dem serotonergen System könnten eine Rolle spielen.

Spezielle Fragestellungen

Bei Patienten mit langsamer Metabolisierung (poor metabolizer) über Cytochrom CYP2D6 kann die Plasmakonzentration von

Metoprolol um ein Vielfaches erhöht sein. Der CYP2D6-abhängige Metabolismus von Metoprolol scheint jedoch keinen oder nur einen geringen Einfluss auf die Sicherheit und Verträglichkeit des Wirkstoffs zu haben.

Literatur

1. Jackson JL, Cogbill E, Santana-Davila R, Eldredge C, Collier W, Gradall A, Sehgal N, Kuester J (2015) A comparative effectiveness meta-analysis of drugs for the prophylaxis of migraine headache. PLoS ONE 10(7):e0130733
2. Sprenger T, Viana M, Tassorelli C (2018) Current prophylactic medications for migraine and their potential mechanisms of action. Neurotherapeutics 15:313–323
3. Steiner TJ, Joseph R, Hedman C, Rose FC (1988) Metoprolol in the prophylaxis of migraine: parallel-groups comparison with placebo and dose-ranging follow-up. Headache 28(1):15–23

Mirtazapin

Def. Noradrenerg und spezifisch serotonerg wirkendes Antidepressivum (NaSSA).

Wirkmechanismus Im Gegensatz zu anderen Antidepressiva wirkt Mirtazapin nicht über eine Serotonin-Noradrenalin-Wiederaufnahmehemmung. Die Erhöhung der serotonergen und noradrenergen Transmission kommt durch eine Blockade der präsynaptischen Alpha2-Rezeptoren zustande. Die Verstärkung dieser Transmission kann den antinozizeptiven Effekt der Substanz (Verstärkung der deszendierenden Schmerzhemmung auf spinaler Ebene) erklären. Blockiert werden zudem 5-HT_{2A}, 5-HT_{2C}-, 5-HT3-Rezeptoren. Die Affinität zu cholinergen muskarinischen Rezeptoren ist niedrig, so dass anticholinerge und kardiovaskuläre Nebenwirkungen nur in geringerem Ausmaß auftreten. Auch die Affinität zu β-adrenergen und dopaminergen Rezeptoren ist gering. Postuliert wird weiterhin eine Wirkung an κ3- und in geringerem Maße an μ-Opioidrezeptoren. Die analgetische Wirkung konnte bei Mäusen durch die Gabe von Naloxon aufgehoben werden, so dass ein Teil der schmerzlindernden Wirkung auch diesem Mechanismus zugeschrieben werden könnte. Durch die Blockade an H_1-Rezeptoren entfaltet das Mirtazapin seine stark sedierende Wirkung.

Indikationen
- (Neuropathische) Schmerzen
- Kopfschmerzen vom Spannungstyp
- Depression
- Schlafstörungen
- Angstsymptome
- Panikstörung
- Generalisierte Angststörung
- Posttraumatische Belastungsstörung

Nebenwirkungen
- Müdigkeit/Sedierung
- Konzentrationsstörung
- Mundtrockenheit
- Appetitsteigerung
- Gewichtszunahme
- Alpträume
- Herabsetzung der Krampfschwelle
- Obstipation
- Harnretention
- Hyponatriämie
- Knochenmarksdepression, Agranulozytose
- Tremor
- Hypotonie
- Transaminasenanstieg

Pharmakokinetik Strukturell gehört Mirtazapin zu den tetrazyklischen Antidepressiva. Die orale Resorption erfolgt schnell, die Bioverfügbarkeit beträgt ca. 50 %. Maximale Blutspiegel werden nach ca. 2 h erreicht. Die Substanz wird prähepatisch (Darmwand) und hepatisch (Hydroxylierung, Demethylierung und Oxidation über CYP2D6 und CYP3A4) ausgiebig metabolisiert.

Die Plasmahalbwertszeit beträgt zwischen 20 und 40 h, ein Steady-State wird nach 3–4 Tagen erreicht. Wegen der langen Halbwertszeit reicht eine 1 × tägliche Dosis aus, die aufgrund der sedierenden Wirkung abends bzw. vor dem Schlafengehen eingenommen werden sollte.

Kontraindikationen/besondere Warnhinweise
- Kombination mit MAO-Hemmern (mindestens 14 Tage Pause)
- Unverträglichkeit gegen den Wirkstoff
- Epilepsie
- Prostatahyperplasie
- Glaukom
- Kombination mit SSRI: Risiko eines Serotonin-Syndroms
- Suizidgedanken: Risiko der Verschlechterung/Suizidversuche

Dosierung Analgetische Dosis 30–45 mg p.o. zur Nacht.

Beginn mit 7,5–15 mg, Steigerung in 7,5–15 mg-Schritten alle 3–7 Tage, bei empfindlichen Patienten alle 14 Tage.

Verfügbare Applikationsformen: Tabletten, Schmelztabletten.

Handelsnamen z. B. Remergil®, Generika.

Interaktionen Unter Komedikation mit CYP3A4-Induktoren wie z. B. Carbamazepin oder Phenytoin kann der Abbau von Mirtazapin durch Enzyminduktion beschleunigt sein.

Unter Komedikation mit serotonergen Substanzen (z. B. SSRI, Tramadol) kann es zur Ausbildung eines zentralen Serotoninsyndroms kommen.

Für die Praxis Aufgrund des geringeren anticholinergen Effekts ist das Nebenwirkungsprofil günstiger als das der trizyklischen Antidepressiva. Die Evidenz ist in Bezug auf die Behandlung von Schmerzen jedoch schlechter als für Trizyklika, Venlafaxin oder Duloxetin. Im Gegensatz zu den Trizyklika und SSRI werden weniger sexuelle Funktionsstörungen angegeben.

Der schlaffördernde Effekt tritt unter Mirtazapin in der Regel sehr schnell ein, während der analgetische und der antidepressive

Effekt verzögert eintritt (beginnend nach 2–4 Wochen). Unterhalb einer Dosis von 30 mg ist jedoch weder eine analgetische noch eine antidepressive Wirkung zu erwarten.

Mirtazapin supprimiert den REM-Schlaf im Gegensatz zu Trizyklika nicht.

Die galenische Zubereitung als Schmelztabletten (ggf. in Wasser aufgelöst) erlaubt eine Gabe z. B. auch im Falle von Schluckstörungen. Die Lösung ist nicht mehr erhältlich.

Kombinationen u. a. mit Venlafaxin und Duloxetin sind beschrieben.

Spezielle Fragestellungen Bei vorbestehender Epilepsie wird Mirtazapin als Antidepressivum eher als günstig angesehen.

Das Risiko einer QT-Zeit-Verlängerung durch Mirtazapin ist geringer als unter Trizyklika.

CYP2D6 unterliegt einem erheblichen genetischen Polymorphismus. Bei sog. „poor metabolizern" muss mit deutlich erhöhten Halbwertszeiten von Mirtazapin gerechnet werden.

Literatur

1. Bendtsen L, Jensen R (2004) Mirtazapine is effective in the prophylactic treatment of chronic tension-type headache. Neurology 62(10):1706–1711
2. Schreiber S, Bleich A, Pick CG (2002) Venlafaxine and mirtazapine – Different mechanisms of antidepressant action, common opioid-mediated antinociceptive effects – A possible opioid involvement in severe depression? J Mol Neurosci 18:143–149
3. Sikka P, Kaushik S, Kumar G, Kapoor S, Bindra VK, Saxena KK (2011) Study of antinociceptive activity of SSRI (fluoxetine and escitalopram) and atypical antidepressants (venlafaxine and mirtazepine) and their interaction with morphine and naloxone in mice. J Pharm Bioallied Sci 3(3):412–416
4. Stimmel GL, Dopheide JA, Stahl SM (1997) Mirtazapine: an antidepressant with noradrenergic and specific serotonergic effects. Pharmacotherapy 17(1):10–21

Morphin

Def. Opioid-Analgetikum der WHO-Stufe III und Referenzsubstanz der Opioide.

Wirkmechanismus Morphin wirkt sowohl zentral als auch peripher über spezifische Opioid- Rezeptoren (μ, κ, δ). Opioidrezeptoren sind transmembranöse Proteine, welche extrazellulär drei Bindungsstellen für agonistisch wirkende Opioide aufweisen: eine negativ geladene Hydroxylgruppe, einen Phenolring und eine Bindungsstelle für tertiäres Nitrogen. Die Rezeptoraktivierung ist gefolgt von einer G-Protein-gekoppelten intrazellulären Signalkaskade. Als Resultat kommt es zu einer Hemmung der cAMP-Bildung (μ- und κ-Rezeptor-vermittelt), einer Aktivierung von K^+-Kanälen (μ- und κ-Rezeptorvermittelt) mit folgender Hyperpolarisation sowie einer Hemmung von Ca^{++}-Kanälen (κ-Rezeptor-vermittelt).

Prinzipiell werden drei Opioid-Rezeptoren adressiert:

μ (mü)-Rezeptoren befinden sich sowohl prä- als auch postsynaptisch (μ1 bzw. μ2) und vermitteln überwiegend spinale und supraspinale Analgesie. Diese führen aber auch zu Atemdepression, Übelkeit, Miosis, Reduktion der Darmmotilität, einer erhöhten Ausschüttung von Prolaktin und vermutlich einer veränderten Ausschüttung des Wachstumshormons sowie zu Euphorie, psychischer und physischer Abhängigkeit.

κ (kappa)-Rezeptoren vermitteln eine spinale und viszerale Analgesie sowie Sedierung und Antidiurese.

δ (delta)-Rezeptoren scheinen die Aktivität der μ-Rezeptoren zu unterstützen und die spinale und supraspinale Analgesie zu verstärken.

σ (sigma)-Rezeptoren werden aktuell nicht weiter zu Opioid-Rezeptoren gezählt, da sie durch Naloxon nicht antagonisierbar sind. Zudem binden an sie keine endogenen Opioide. Man geht davon aus, dass sie Dysphorie und Benommenheit vermitteln.

Morphin gilt als Agonist an μ-, κ- und σ- Rezeptoren.

Indikationen
- Starke bis sehr starke Schmerzen unterschiedlicher Genese (tumorbedingt, nicht-tumorbedingt, postoperativ, bei Myokardinfarkt, Sichelzellkrise, …)
- Terminale Sedierung
- Dyspnoe

Nebenwirkungen
- Übelkeit
- Erbrechen
- Obstipation
- Schwindel
- Histaminliberation
- Toleranzentwicklung
- Müdigkeit
- Sedierung
- Gallengangsspasmus
- Harnretention
- Hypogonadismus
- Ödeme
- Pruritus
- Verwirrtheit

Pharmakokinetik Oral verabreichtes Morphin wird enteral schnell resorbiert, sodass bei unretardierten Präparaten innerhalb von 30 min systemische Spiegel erreicht werden. Morphin unterliegt allerdings einem sehr hohen First-Pass-Effekt (Darmmukosa und hepatische Metabolisierung), so dass die orale Bioverfügbarkeit bei 20–40 % liegt. Im Plasma ist Morphin zu 20–35 % an Albumin und α-1-Glykoprotein gebunden. Die Metabolisierung erfolgt in der Leber sowie zu einem kleineren Teil in der Darmmukosa. Morphin wird größtenteils glukuronidiert (ein minimaler Anteil von weniger als 5 % wird demethyliert), wobei die aktiven Metabolite Morphin-3-Glukuronid (M3G – etwa 50 %) und Morphin-6-Glukuronid (M6G – etwa 5–15 %) gebildet werden.

Lediglich ca. 10 % des Morphins werden unverändert über den Urin ausgeschieden, 7–10 % über die Faeces. Der Rest wird als Metabolite (vorrangig M3G und M6G) über den Urin ausgeschieden. Die Plasmahalbwertszeit von Morphin beträgt nach parenteraler Gabe 1,7–4,5 h. Die Wirkdauer von oralem, unretardiertem Morphin liegt bei 4–6 h.

Das Konzentrationsverhältnis von Morphin zu seinen Metaboliten ändert sich durch den First-Pass-Effekt bei wiederholter oraler Gabe zugunsten der Metaboliten stärker als bei i.v.-Applikation. Während M6G eine antinozizeptive Wirkung hat, wird M3G ein neuroexzitatorischer, hyperalgetischer Effekt zugeschrieben. Beide Metabolite können bei Niereninsuffizienz kumulieren.

Kontraindikationen/besondere Warnhinweise
- Unverträglichkeit der Substanz
- Schweres Asthma
- Paralytischer Ileus
- Atemdepression
- Erhöhter intrakranieller Druck
- Schlafapnoesyndrom
- Delir
- Leberinsuffizienz
- Niereninsuffizienz

Dosierung Bei opioidnaiven Patienten Beginn mit 10 mg als Retardpräparat 2 × tgl.

Applikationsformen: Unretardierte Tabletten, Retardtabletten, Suppositorien, Retardgranulat, Injektionslösung, Tropfenlösung (inkl. Dosierung mittels Eindosisbehälter).

Umrechnung der unterschiedlichen Applikationswege:
30 mg p.o. = 30 mg rektal = 10 mg i.v. = 10 mg s.c. = 1 mg epidural = 0,1 mg intrathekal

Handelsnamen MST®, M-Long®, Capros®, Oramorph®, Sevredol®, Morphin Merck®, Generika.

Für die Praxis Generell sollte eine retardierte Gabe bevorzugt werden, unretardierte Opioide sollten bei nicht-maligner Schmerzursache in aller Regel nicht angewandt werden.

Morphin gilt immer noch als Referenzsubstanz im Bereich der Opioide, wenngleich andere Substanzen oftmals besser verträglich sind. Bei Patienten mit PEG-Versorgung kann auf retardiertes Morphingranulat mit 12 h-Galenik zurückgegriffen werden. Dies ist insbesondere dann von Vorteil, wenn Pflastersysteme nicht indiziert sind bzw. vertragen werden. Falls nötig, kann mittels Oramorph® Eindosisbehälter, welche direkt auf die PEG-Sonde aufgesteckt werden können, unretardiertes Morphin appliziert werden.

Morphin gilt mit als wirksamstes Opioid zur Behandlung von Atemnot bei Palliativpatienten (alternativ Dihydroccodein). Weiterhin hat Morphin in der terminalen Sedierung einen festen Stellenwert, wobei die Sedierung besser über Benzodiazepine gesteuert wird. Es gilt zu bedenken, dass bei terminal kranken Patienten sich die Morphin Clearance inkl. der aktiven Metabolite deutlich verschlechtert.

Im postoperativen Einsatz sollten aufgrund der geringeren sedierenden und emetischen Nebenwirkungen insbesondere bei parenteraler Gabe Piritramid oder Oxycodon bevorzugt werden.

Spezielle Fragestellungen Bei fortgeschrittener hepatischer Schädigung (Leberzirrhose Stadium Child B oder C), sinkt die hepatische Konjugation und damit der First-Pass-Effekt, was zu einer deutlichen Steigerung der Bioverfügbarkeit bei oraler Gabe führen kann.

Dagegen wird bei einer schweren Niereninsuffizienz die Exkretion der Metabolite M3G und M6G signifikant beeinträchtigt, was zu deren Kumulation führt (Erhöhung der Nebenwirkungen). Unabhängig davon sind bei sehr hohen Morphindosen neuroexzitatorische Nebenwirkungen durch M3G trotz normaler Nierenfunktion beschrieben.

Galenische Zubereitung: Da unretardiertes Morphin eine kurze Analgesiedauer von ca. 4–6 h aufweist, ist es für eine suffiziente dauerhafte zirkadiane Analgesie sinnvoll, die Wirkzeit durch Retardformulierungen zu verlängern. Dies wird durch matrix- oder membrangesteuerte Systeme erreicht. Bei den Matrix- systemen ist das hydrophile Morphin in eine wasserunlösliche Matrix aus Cetylstearylalkohol/Methylhydroxypropylzellulose eingebettet (MST Mundipharma®). Bei den Membransystemen werden Morphingranula mit einem unlöslichen Polymerüberzug aus Ethylzellulose beschichtet, welcher permeabel ist (Capros- Retardkapsel®, M- Long®, MST Continus®).

Literatur

1. Barnes H, McDonald J, Smallwood N, Manser R (2016) Opioids for the palliation of refractory breathlessness in adults with advanced disease and terminal illness. Cochrane Database Syst Rev 3:CD011008
2. Franken LG, Masman AD, de Winter BC, Koch BC, Baar FP, Tibboel D, van Gelder T, Mathot RA (2016) Pharmacokinetics of Morphine, Morphine-3-Glucuronide and Morphine-6-Glucuronide in Terminally Ill Adult Patients. Clin Pharmacokinet 55(6):697–709
3. Sjogren P, Jonsson T, Jensen NH, Drenck NE, Jensen TS (1993) Hyperalgesia and myoclonus in terminal cancer patients treated with continuous intravenous morphine. Pain 55:93–97
4. Tegeder I, Geisslinger G, Lötsch J (1999) Einsatz von Opioiden bei Leber- oder Niereninsuffizienz. Schmerz 13(3):183–195

N

Inhaltsverzeichnis

N-Acetylcystein

Def. Expektorans, Sekretolytikum, Antioxidans, Antidot.

Wirkmechanismus Der bronchosekretolytische Mechanismus ist nicht vollständig geklärt. Postuliert wird eine Reduktion von Disulfidbrücken des Bronchialsekrets durch die SH-Gruppen des Acetylcysteins. Weiterhin wird N-Acetylcystein ein depolymerisierender Effekt sowie eine Beeinflussung von Entzündungsmediatoren zugeschrieben. Insgesamt ist der broncholytische Effekt umstritten, und die Anwendung als Expektorans muss kritisch betrachtet werden. Dagegen ist die Wirkung als Antidot beispielsweise bei Paracetamolintoxikationen gut belegt. N-Acetylcystein wirkt dabei über eine Erhöhung der

© Springer-Verlag GmbH Deutschland,
ein Teil von Springer Nature 2020
J. Artner et al., *Medikamente in der Schmerztherapie*,
https://doi.org/10.1007/978-3-662-61692-5_17

Glutathionreserven. Der antioxidative Effekt als Radikalfänger beruht v. a. auf der reaktiven SH-Gruppe des Acetylcysteins.

Indikationen
- Intoxikation mit Paracetamol, Acrylnitril, Methacrylnitril, Methylbromid
- Sekretolytische Therapie bronchopulmonaler Infekte
- Prophylaxe von COPD-Exazerbationen

Nebenwirkungen
- Kopfschmerz
- Stomatitis
- Tinnitus
- Übelkeit
- Diarrhoe
- Allergische Reaktionen
- Verminderte Thrombozytenaggregation (klinische Relevanz unklar)

Pharmakokinetik N-Acetylcystein wird bei oraler Applikation schnell und nahezu vollständig resorbiert. Die maximalen Plasmakonzentrationen werden nach 1–3 h erreicht. Im Plasma ist es zu ca. 50 % an Proteine gebunden. Die orale Bioverfügbarkeit beträgt aufgrund des hohen First-Pass-Effekts durch hepatische Metabolisierung (zu Cystein, Diacetylcystein, Cystin, Disulfiden und aktiven Metaboliten) nur ca. 10 %. Aufgrund der starken Metabolisierung beträgt auch die Plasmahalbwertszeit nur 1 h. Die Metabolite werden renal ausgeschieden.

Kontraindikationen/besondere Warnhinweise
- Kinder unter 2 Jahren
- Schwangerschaft
- Stillzeit
- Ulcusanamnese
- Asthma bronchiale

Dosierung abhängig von dem Krankheitsbild.
Paracetamol-Intoxikation (i.v.-Gabe zu bevorzugen):

150 mg/kg KG in 200 ml 5 %iger Glukoselösung mit Elektrolytzusatz über 60 min, dann 50 mg/kg KG in 500 ml 5 %iger Glukoselösung mit Elektrolytzusatz über 4 h, danach 100 mg/kg KG in 1000 ml 5 %iger Glukoselösung mit Elektrolytzusatz über 16 h.

Expektorans: p.o. 400–600 mg/Tag.

Handelsnamen z. B. ACC®, Fluimucil®, Salviamin®, NAC®, Generika.

Für die Praxis Als Antioxidans wurde N-Acetylcystein zeitweise bei CRPS empfohlen. Ein Effekt ist nicht hinreichend gesichert und die Anwendung wird nicht empfohlen.

Bei Komedikation mit Tetracyclinen, Aminoglykosiden oder Penicillinen sollte die Einnahme von ACC zeitversetzt (ca. 2 h) erfolgen, da es in In-vitro-Versuchen zu einer partiellen Inaktivierung dieser Substanzen kam.

Literatur

1. Burgunder JM, Varriale A, Lauterburg BH (1989) Effect of N- acetyl cysteine on plasma cysteine and glutathione following paracetamol administration. Eur J Clin Pharmacol 36:127–131
2. Chiew AL, Gluud C, Brok J, Buckley NA (2018) Interventions for paracetamol (acetaminophen) overdose. Cochrane Database Syst Rev 2:CD003328
3. Perez RSGM, Zuumond WWA, Bezemer PD, Knik DJ, van Loenen AC, de Lange JJ, Zuidhof AJ (2003) The treatment of complex regional pain syndrome type I with free radical scavengers: a randomized controlled study. Pain 102:297–307

Nalbuphin

Syn. Nalbufin.

Def. Agonist am κ-Opioid-Rezeptor und Partialantagonist am μ-Opioid-Rezeptor.

Wirkmechanismus Nalbuphin ist ein semisynthetisches Opioid, das strukturelle Ähnlichkeit mit Naloxon und Oxymorphon aufweist. Es besitzt eine agonistische Wirkung am κ-Opioidrezeptor und eine partiell antagonistische Wirkung am μ-Opioidrezeptor. Die Wirkung am κ-Rezeptor vermittelt spinale Analgesie. Allerdings führt die Aktivierung auch zu Dysphorie, was zu einem geringen Abhängigkeitspotential führt. Der Partialantagonismus am μ-Rezeptor bedingt ein geringes Risiko für eine Atemdepression. Zudem scheint es keinen Effekt auf die glatte Muskulatur des Verdauungstraktes und der Harnwege zu haben, Miktionsstörungen sind nicht zu erwarten.

Wirkstärke: Nalbuphin ist ca. 0,5 bis 0,8-fach so stark wie orales Morphin.

Indikationen
- Kurzzeitige Behandlung mittelstarker bis starker Schmerzen, v. a. perioperativ
- Juckreiz

Nebenwirkungen
- Übelkeit
- Erbrechen
- Dysphorie
- Halluzinationen
- Schwindel
- Tremor
- Verwirrtheit
- Sedierung
- Schwitzen
- Mundtrockenheit
- Urtikaria
- Kopfschmerzen
- Schmerzen an der Injektionsstelle
- Atemdepression/Kreislaufdepression beim Neugeborenen bei peripartalem Einsatz

Pharmakokinetik Nach intravenöser Gabe tritt die analgetische Wirkung nach 2–3 min ein, nach subkutaner oder intramuskulärer

Injektion beim Erwachsenen nach spätestens 15 min, beim Kind nach 20–30 min. Die Halbwertszeit liegt bei knapp 3 h, die Wirkdauer bei 3 bis maximal 6 h. Nalbuphin ist zu ca. 50 % an Proteine gebunden. Es wird umfangreich in der Leber verstoffwechselt, die Metabolite scheinen keine Wirkung an Opioidrezeptoren aufzuweisen. Die Elimination erfolgt weitgehend als Glukoronid-Metabolite renal.

Kontraindikationen/besondere Warnhinweise

- Kombination mit reinen μ-Opioidagonisten
- Opioidabhängigkeit
- Gleichzeitige Anwendung von Alkohol oder sonstiger sedierender/zentralwirksamer Substanzen
- Schwangerschaft
- Stillen

Dosierung

- *Kinder:*
  - Einzeldosis: 0,1–0,2 mg/kg KG; Wiederholung alle 3–6 h möglich
  - *Kontinuierliche Gabe:* 0,1 mg/kg KG pro Stunde
  - *Patientenkontrollierte intravenöse Analgesie (ab ca. 6–8 Jahre):* Basalrate 0,02 mg/kg KG pro Stunde, Bolus 0,02 mg/kg KG (max. 0,4 mg/kg KG in 2 h)
- *Erwachsene:* 10–20 mg, entsprechend ca. 0,1–0,3 mg/kg KG; Wiederholung alle 3–6 h möglich

Zugelassene Applikationsarten: intravenös, subkutan, intramuskulär. Die beschriebene intranasale Gabe (doppelte Dosis notwendig) ist Off-Label.

Handelsnamen z. B. Nalpain®, Nubain®.

Interaktionen Über den Partialantagonismus am μ-Opioidrezeptor kann es zu einem akuten Entzugssyndrom bei vorbestehender regelmäßiger Einnahme mit μ-Agonisten kommen. Dies gilt insbesondere auch bei Patienten mit Opioidabhängigkeit.

Substanzen mit sedierender Komponente können die zentralwirksamen Nebenwirkungen verstärken.

Für die Praxis Nalbuphin hat sich vor allem als postoperative Analgesie bei Kindern etabliert, wenngleich eine
Cochrane Untersuchung die Studienlage für diese Patientengruppe als unzureichend beschreibt. Das sehr unwahrschein-
liche Risiko einer Atemdepression ist hierbei als günstig zu
werten. Bei einer Untersuchung, in der sämtliche publizierte
Fallberichte zwischen 1981 und 2012 zu opioidbedingter
Atemdepression bei Kindern (insgesamt 14 Kinder im Alter
zwischen 17 Tagen und 12 Jahren) erfasst wurden, fand sich
kein Fall einer Verursachung durch Nalbuphin. Vielmehr wird
in mehreren Publikationen eine Antagonisierung einer durch
μ-Agonisten verursachten Atemdepression bei gleichzeitig
erhaltener Analgesie beschrieben. Eine Metaanalyse zeigte eine
im Vergleich zu Morphin vergleichbare Analgesiequalität bei
günstigerem Nebenwirkungsprofil.

Lt. Fachinformation liegen keine ausreichenden Daten bei
Patienten unter 1,5 Jahren vor, wobei Nalbuphin durchaus aber
in spezialisierten kinderanästhesiologischen Abteilungen auch
bei jüngeren Kindern angewendet wird.

Nalbuphin weist einen Ceiling-Effekt hinsichtlich der
Analgesie ab einer Dosis von etwa 0,3–0,4 mg/kg KG auf. Dies
gilt jedoch auch hinsichtlich der Nebenwirkungen, was vor allem
bzgl. der Atemdepression zusätzliche Sicherheit bietet.

Nalbuphin weist am μ-Opioidrezeptor einen kompetitiven
Partialantagonismus auf und kann, falls bspw. bei
unzureichender Analgesie notwendig, durch einen μ-Agonisten
aus der Bindung verdrängt werden. Jedoch ist dabei oftmals eine
höhere Dosis nötig, eine entsprechende Überwachung ist dann
erforderlich.

Denkbar ist, dass die analgetische Restwirkung eines intra-
operativ verabreichten μ-Agonisten durch die zusätzliche Gabe
von Nalbuphin aufgehoben wird. Dann wird aber die Analgesie
über den κ-Opioidrezeptor vermittelt. Wird zudem erst im Falle

von geäußerten oder angenommenen Schmerzen Nalbuphin appliziert, ist eine Interaktion als unwahrscheinlich anzusehen.

Bei begleitender Unruhe ist die deutlich sedierende Komponente hilfreich, insbesondere bei Unklarheit, ob dies schmerzbedingt ist. Es kann zudem auch genutzt werden, die Toleranz gegenüber Kathetern o.Ä. erhöhen.

Die mütterliche Gabe während der Geburt kann zur Atemdepression beim Neugeborenen führen und erfordert eine entsprechende Überwachung. Dagegen wird eine Überwachung der Sauerstoffsättigung nach Applikation bei gesunden Kindern trotz sedierender Komponente üblicherweise als nicht notwendig erachtet. Insbesondere bei Vorerkrankungen mit Störungen der Atemregulation oder bei Kombination mit anderen sedierenden Substanzen ist dennoch eine weitergehende Überwachung (zumindest kontinuierliche Sauerstoffüberwachung) erforderlich.

Nalbuphin unterliegt nicht der BtMVV.

Spezielle Fragestellungen Subkutane oder gar intramuskuläre Gaben sind bei Kindern generell problematisch, im Falle von Nalbuphin aber abzulehnen. Die Injektionslösung von Nalbuphinhydrochlorid weist einen pH von 3,0 bis 4,2 auf, was zu deutlichen Injektionsschmerzen führen kann. Die Beimischung von Lidocain (Konzentration von 1 mg/ml in der fertigen Lösung) kann ggf. hilfreich sein.

Bei Opioidabhängigkeit oder auch chronischer Opioidtherapie mit μ-Agonisten kann die zusätzliche Applikation von Nalbuphin ein Entzugssyndrom auslösen und ist in diesen Fällen kontraindiziert.

Die schnelle Injektion kann zu Dysphorie führen. Dieser potentielle Begleiteffekt wird als Grund für das geringe Abhängigkeitspotential verantwortlich gemacht.

Für Nalbuphin wurde eine lindernde Wirkung auf urämisch bedingten Juckreiz beschrieben, allerdings sind die in den entsprechenden Untersuchungen verwendeten Retardtabletten bislang nicht verfügbar. Zudem ist ein Effekt auf opioid-bedingten Juckreiz beschrieben.

Literatur

1. Bailey PL, Clark NJ, Pace NL, Stanley TH, East KA, van Vreeswijk H, van de Pol P, Clissold MA, Rozendaal W (1987) Antagonism of postoperative opioid-induced respiratory depression: nalbuphine versus naloxone. Anesth Analg 66(11):1109–1114
2. Hawi A, Alcorn H Jr, Berg J, Hines C, Hait H, Sciascia T (2015) Pharmacokinetics of nalbuphine hydrochloride extended release tablets in hemodialysis patients with exploratory effect on pruritus. BMC Nephrol 6:47
3. Jannuzzi RG (2016) Nalbuphine for treatment of opioid-induced pruritus: a systematic review of literature. Clin J Pain 32(1):87–93
4. Mathur VS, Kumar J, Crawford PW, Hait H, Sciascia T (2017) TR02 study investigators. A multicenter, randomized, double-blind, placebo-controlled trial of nalbuphine ER tablets for uremic pruritus. Am J Nephrol 46(6):450–458
5. Moldenhauer CC, Roach GW, Finlayson DC, Hug CC Jr, Kopel ME, Tobia V, Kelly S (1985) Nalbuphine antagonism of ventilatory depression following high-dose fentanyl anesthesia. Anesthesiology 62(5):647–650
6. Niesters M, Overdyk F, Smith T, Aarts L, Dahan A (2013) Opioid-induced respiratory depression in paediatrics: a review of case reports. Br J Anaesth 110(2):175–182
7. Schnabel A, Reichl SU, Zahn PK, Pogatzki-Zahn E (2014) Nalbuphine for postoperative pain treatment in children. Cochrane Database Syst Rev 7:DC009583
8. Schultz-Machata AM, Becke K, Weiss M (2014) Nalbuphin in der Kinderanästhesie. Anaesthesist 63(2):135–143
9. Zeng Z, Lu J, Shu C, Chen Y, Guo T, Wu QP, Yao SL, Yin P (2015) A comparision of nalbuphine with morphine for analgesic effects and safety: meta-analysis of randomized controlled trials. Sci Rep 5:10927

Naloxegol

Def. Peripher wirksamer Opioid-Rezeptor-Antagonist.

Wirkmechanismus Naloxegol ist ein Derivat des μ-Opioid-Antagonisten Naloxon. Durch die chemische Veränderung (Einfügen von Polyethylenglycol=PEGylierung) wird die Hydrophilie erhöht und die Passage der Blut-Hirnschranke weitgehend verhindert. Somit entfaltet Naloxegol nur eine peripher opioidantagonistische Wirkung (Antagonisierung der obstipierenden Nebenwirkung der Opioide). Zentrale (vor allem auch analgetische) Effekte von μ-Opioidagonisten werden dagegen nicht beeinflusst.

Indikation
- Opioid-induzierte Obstipation beim Erwachsenen

Nebenwirkungen
- Abdominelle Schmerzen
- Durchfall
- Hyperhidrose
- Übelkeit/Erbrechen
- Kopfschmerzen
- Opioid-Entzugssyndrom

Pharmakokinetik Naloxegol wird enteral rasch resorbiert, wobei eine begleitende fettreiche Mahlzeit die Resorption verbessert. Die Plasmaeiweißbindung ist gering. Etwa zu einem Drittel wird Naloxegol über CYP3A4 metabolisiert. Es ist ein schwacher Inhibitor von CYP2D6 und CYP2C19. Die Elimination erfolgt im Wesentlichen hepatisch.

Kontraindikationen/besondere Warnhinweise
- Überempfindlichkeit gegen die Substanz
- Mechanischer Ileus
- Komedikation mit starken CYP3A4-Inhibitoren
- Tumorpatienten mit erhöhtem Risiko für eine Magen-Darm-Perforation (Z. n. Tumoren des GI-Trakts)
- Patienten mit relevanten Störungen der Blut-Hirn-Schranke
- Schwere Leberfunktionsstörungen

Dosierung 25 mg morgens (mindestens 30 min vor oder 2 h nach dem Frühstück).

Bei Nierenfunktionsstörung oder gleichzeitiger Anwendung von CYP3A4-Inhibitoren zunächst mit 12,5 mg einmal tgl. beginnen und ggf. auf 25 mg steigern.

Handelsname Moventig® 12,5 mg/25 mg.

Interaktionen Starke CYP3A4-Inhibitoren (z. B. Ketoconazol) führen zu einer massiven Erhöhung der Naloxegol-Konzentration, so dass eine Kombination vermieden werden sollte. Bei moderaten CYP3A4-Inhibitoren (z. B. Diltiazem, Verapamil) sollte die Startdosis Naloxegol auf 12,5 mg reduziert werden.

Für die Praxis Naloxegol ist zugelassen bei anamnestisch unzureichender Wirkung von anderer Laxanzien. Diese sollten zu Beginn der Therapie mit Naloxegol abgesetzt werden, um die Wirkung besser beurteilen zu können. Im Verlauf ist dennoch oftmals eine Kombination notwendig.

Wenngleich die renale Elimination nur eine geringe Rolle spielt, fanden sich bei einzelnen Patienten mit Nierenfunktionsstörungen teils deutlich erhöhte Plasmaspiegel. Somit sollte bei Niereninsuffizienz zunächst mit 12,5 mg/d begonnen werden und erst nach guter Verträglichkeit auf 25 mg/d gesteigert werden. Unter Hämodialyse fanden sich keine Unterschiede zu Nierengesunden.

Die Naloxegol-Tabletten können ohne Wirkverlust gemörsert werden und mit Wasser vermischt (bspw. auch über eine PEG-Sonde) gegeben werden.

Spezielle Fragestellungen
Wenngleich keine relevante zentralnervöse opioidantagonistische Wirkung zu erwarten ist, sind bei einzelnen Patienten Opioid-Entzugssymptome aufgetreten (meist milde). Dies scheint zudem bei Patienten, die Methadon als Opioid erhalten, gehäuft zu sein. Bei Erkrankungen, die mit einer Störung der Blut-Hirn-Schranke einhergehen, ist eine zentralnervöse Wirkung und damit eine Aufhebung einer Opioidanalgesie nicht auszuschließen. In Falle eines Entzugssyndroms muss Naloxegol abgesetzt werden.

Laxanzien sind bei Opioidtherapie erstattungsfähig (siehe hierzu „Macrogol").

Literatur
1. Bui K, Zhou D, Sostek M, She F, Al-Huniti N (2016) Effects of CYP3A modulators on the pharmacokinetics of naloxegol. J Clin Pharmacol 56(8):1019–1027
2. Leonard J, Baker DE (2015) Naloxegol: treatment for opioid-induced constipation in chronic non-cancer pain. Ann Pharmacother 49(3):360–365

Naloxon

Def. Kompetitiver Opioid-Rezeptor-Antagonist.

Wirkmechanismus Naloxon bindet mit hoher Affinität am Opioid-Rezeptor und verdrängt andere Opioide kompetitiv. Am Rezeptor wirkt es antagonistisch und weist es keine intrinsische Aktivität auf. Parenteral appliziert wird es als Antidot zur Aufhebung opioid-induzierter zentralnervöser Dämpfungszustände inkl. Atemdepression angewendet. Als enteraler Zusatz zu oralen Opioiden fungiert es, um deren Obstipationspotenzial zu reduzieren und den i.v.-Missbrauch von oralen Opioiden zu verhindern.

Naloxon wirkt antagonistisch an μ-, κ- und δ- Rezeptoren.

Indikationen
- Opioidüberdosierung
- In Kombination mit Oxycodon und Tilidin Tabletten (antiobstipativ)
- In Kombination mit Tilidin-Tropfen (Vermeidung von i.v.-Missbrauch, zudem antiobstipativ)
- In Kombination mit Buprenorphin (in der Substitutionstherapie)

Nebenwirkungen
- Schwindel
- Tachykardie
- Schwitzen
- Entzugssymptome
- Hypertonie

- Tremor
- Allergische Reaktion
- Schmerzexazerbation
- Epileptischer Anfall

Pharmakokinetik Naloxon wird entweder enteral (antiobstipative Wirkung) oder parenteral (i.v. oder i.m.) mit systemischer, v. a. zentralnervöser Wirkung verabreicht. Die orale Bioverfügbarkeit beträgt nur 2 % aufgrund eines sehr hohen First-Pass-Effektes. Bei sehr hohen Dosen oder bei relevanter Einschränkung der Leberfunktion kann es aber zu systemischer Wirkung kommen, ggf. mit Entzugssymptomen.

Bei intravenöser Gabe tritt der antagonisierende Effekt innerhalb von 2 min ein. Die Wirkung hält aber nur für ca. 45–60 min (bis max. 4 h bei i.m.-Gabe) an. Die Plasmahalbwertszeit beträgt etwa 1–1,5 h. Naloxon überwindet sehr schnell die Blut-Hirn-Schranke (8- bis 10-mal schneller als Morphin). Die Plasmaproteinbindung liegt bei ca. 40 %. Systemisches Naloxon wird hepatisch glukuronidiert und renal ausgeschieden.

Kontraindikationen/besondere Warnhinweise
- Überempfindlichkeit gegen den Wirkstoff

Dosierung Bis zu einer Maximaldosierung von 80 mg pro Tag zur Verringerung von Obstipation in Kombination mit oralen Opioiden.

Zur Opioidantagonisierung: i.v./(i.m.) 0,05–0,1 mg Naloxonhydrochlorid fraktioniert im Abstand von 2–3 min. bei ausbleibendem Effekt wiederholen. Die Substanz sollte mit NaCl-Lösung 0,9 % verdünnt werden.

Handelsnamen Narcanti®, Generika; Bestandteil in Kombinationspräparaten.

Für die Praxis In der Schmerztherapie wird Naloxon in der Regel nur in Form von Kombinationspräparaten zusammen mit Opioiden verwandt, um eine Obstipation zu vermeiden bzw. reduzieren. In der Kombination als Tilidin/Naloxon-Tropfen soll es zudem einen vor allem intravenösen Missbrauch verhindern.

Parenterales Naloxon steht als Antagonist bei Opioid-überdosierung zur Verfügung und sollte nicht mit alkalischen Lösungen gemischt werden. Die antagonistische Wirkung hält in der Regel ca. 45–60 min an und ist somit kürzer als die Wirkdauer der meisten Opioide. Es besteht somit die Gefahr einer erneuten Opioidüberdosierung nach Abklingen der Naloxonwirkung, was eine verlängerte Überwachung erfordert. Ggf. muss die Applikation repetiert oder über Perfusor kontinuierlich fortgeführt werden.

Spezielle Fragestellungen Um eine Buprenorphin-induzierte Atemdepression zu antagonisieren, sind aufgrund der hohen Rezeptoraffinität meist höhere Dosierungen von Naloxon (2–4 mg) notwendig. Die antagonisierende Wirkung selbst tritt auch verzögert ein und wirkt kürzer. Ggf. ist eine kontinuierliche Gabe mit 4 mg/h zu erwägen.

Literatur

1. Morlion BJ, Mueller-Lissner SA, Vellucci R, Leppert W, Coffin BC, Dickerson SL, O'Brien T (2018) Oral prolonged-release oxycodone/naloxone for managing pain and opioid-induced constipation: a review of the evidence. Pain Pract 18(5):647–665
2. van Dorp E, Yassen A, Sarton E, Romberg R, Olofsen E, Teppema L, Danhof M, Dahan A (2006) Naloxone reversal of buprenorphine-induced respiratory depression. Anesthesiology 105(1):51–57

Naproxen

Def. Analgetisch, antipyretisch und antiphlogistisch wirksames (S)-Enantiomer, welches zu den nichtsteroidalen Antiphlogistika (NSAR) gezählt wird.

Wirkmechanismus Naproxen hemmt sowohl unselektiv die Cyclooxygenasen 1 und 2, als auch die hormonsensitive Lipase.

Indikationen

- Symptomatische Therapie von Schmerzen und Entzündungen wie z. B. bei
  - Rheumatoider Arthritis
  - Arthrose
  - Spondylitis ankylosans
  - Menstruellen Schmerzen
  - Postoperativ
  - Nach zahnärztlichen Eingriffen
  - Gichtanfall
- Kurzzeitprophylaxe bei menstrueller Migräne

Nebenwirkungen

- Gastrale Nebenwirkungen wie Gastritis, Ulcera, Magenblutung
- Übelkeit, Emesis
- Hautreaktionen
- Ödem
- Diarrhoe
- Benommenheit
- Schlaganfallrisiko*
- Herzinfarktrisiko*
- Anstieg hepatischer Enzyme
- Nierenfunktionsstörung bis Nierenversagen
- Tinnitus
- Photosensitivität

* Im Vergleich zu anderen NSAR ist das Schlaganfall- und Herzinfarktrisiko am geringsten.

Pharmakokinetik Naproxen ist als Säure sowie als Salz verfügbar. Die Resorptionsgeschwindigkeit des Salzes ist im Vergleich zur sauren Präparation schneller. Nach oraler Einnahme kommt es zur vollständigen Resorption. Innerhalb von 1–2 h nach Einnahme der Salz-Formulierung wird die höchste Plasmakonzentration erreicht. Die Plasmahalbwertszeit von Naproxen ist mit 10–18 h überdurchschnittlich lange. Die Metabolisierung erfolgt hepatisch (Demethylierung, Glucuronidierung) und die

Ausscheidung renal. Naproxen ist im Plasma zu 99 % an Albumin und andere Plasmaproteine gebunden.

Kontraindikationen/besondere Warnhinweise
- Kinder unter 11 Jahren
- Niereninsuffizienz
- NSAR-bedingte Bronchokonstriktion
- Floride Ulcera, Z.n. NSAR-bedingtem Ulcus, Ulcus-Anamnese
- Schwere Herzinsuffizienz
- Kardiovaskuläre Vorerkrankungen, insbesondere Z. n. Herzinfarkt, Schlaganfall
- Schwangerschaft im 3. Trimenon (1. und 2. Trimenon nur mit besonderer Vorsicht)
- Stillzeit

Dosierung 400–1250 mg/d (2 × 200 mg, 2 × 500 mg), Höchstdosis: 1250 mg/d.

Handelsnamen z. B. Proxen S®, Generika.

Für die Praxis Generell ist die Einnahme von NSAR und v. a. Coxiben mit einem erhöhten kardiovaskulären Risiko (z. B. Herzinfarkt, Schlaganfall) verbunden. Mehrere Studien zeigten bei Naproxen ein insgesamt etwas niedrigeres Herzkreislaufrisiko als bei anderen NSAR oder Coxiben bei vermehrten gastrointestinalen Komplikationen. Eine langangelegte prospektiv-randomisierte Studie (PRECISION) zum Vergleich des Risikos von Celecoxib vs. Naproxen vs. Ibuprofen (mittlere Tagesdosen von 209 ± 37 mg vs. 852 ± 103 mg vs. 2045 ± 246 mg) fand kein unterschiedliches kardiovaskuläres Risiko. Insgesamt sollte Naproxen jedoch nur in Ausnahmen bei kardiovaskulären Vorerkrankungen oder auch bei entsprechend vielen Risikofaktoren in der niedrigst wirksamen Dosis für die kürzest mögliche Zeit eingenommen werden.

Andererseits besitzt Naproxen im Vergleich zu den anderen NSAR eine ausgeprägte Nephrotoxizität, was ebenfalls durch die lange Plasmahalbwertszeit bedingt ist.

Naproxen kann als Kurzzeitprophylaxe bei rein menstrueller Migräne erwogen werden. Es sollte 2 Tage vor der erwarteten menstruationsbedingten Migräneattacke mit Naproxen 2×500 mg pro Tag begonnen werden und die Einnahme sollte über ca. 5–7 Tage erfolgen. Zusätzliche Einnahmen von Akutmedikation müssen wegen dem Risiko der Entwicklung eines Medikamentenübergebrauchskopfschmerzes die Ausnahme bleiben.

Naproxen hat sich auch (u. a. aufgrund der langen Halbwertszeit) in der Kombination mit Triptanen bei regelmäßigen Wiederkehrkopfschmerzen im Rahmen von Migräneattacken bewährt.

Spezielle Fragestellungen Naproxen ist mehr COX-1 selektiv, was mit einem erhöhten gastralen Risiko einhergeht. Bei längerer Einnahme ist eine Magenprotektion obligat.

Literatur

1. Angiolillo DJ, Weisman SM (2017) Clinical pharmacology and cardiovascular safety of naproxen. Am J Cardiovasc Drugs 17(2):97–107
2. Bello AE, Holt RJ (2014) Cardiovascular risk with non-steroidal anti-inflammatory drugs: clinical implications. Drug Saf 37(11):897–902
3. Capone M, Tacconelli S, Scinlli M et al (2004) Clinical pharmacology of patelet, monocyte and vascular cyclooxygenase inhibition by naproxen an low- dose aspirin in healthy subjects. Circulation 109:1468–1471
4. Coxib and traditional NSAID Trialists' (CNT) Collaboration, Bhala N, Emberson J, Merhi A, Abramson S, Arber N, Baron JA, Bombardier C, Cannon C, Farkouh ME, FitzGerald GA, Goss P, Halls H, Hawk E, Hawkey C, Hennekens C, Hochberg M, Holland LE, Kearney PM, Laine L, Lanas A, Lance P, Laupacis A, Oates J, Patrono C, Schnitzer TJ, Solomon S, Tugwell P, Wilson K, Wittes J, Baigent C (2013) Vascular and upper gastrointestinal effects of non-steroidal anti-inflammatory drugs: meta-analyses of individual participant data from randomised trials. Lancet 31, 382(9894):769–779

5. Nissen SE, Yeomans ND, Solomon DH, Lüscher TF, Libby P, Husni ME, Graham DY, Borer JS, Wisniewski LM, Wolski KE, Wang Q, Menon V, Ruschitzka F, Gaffney M, Beckerman B, Berger MF, Bao W, Lincoff AM (2016) PRECISION Trial Investigators. Cardiovascular Safety of Celecoxib, Naproxen, or Ibuprofen for Arthritis. N Engl J Med 375(26):2519–2529

6. Sances G, Martignoni E, Fioroni L, Blandini F, Facchinetti F, Nappi G (1990) Naproxen sodium in menstrual migraine prophylaxis: a double-blind placebo controlled study. Headache 30(11):705–709

Naratriptan

Def. 5-HT$_{1B/1D}$ Rezeptor-Agonist aus der Gruppe der Triptane (siehe auch Sumatriptan).

Wirkmechanismus Naratriptan ist ein selektiver Agonist an den 5-HT-Rezeptorsubtypen 1B und 1D. Andere Serotonin-Rezeptorsubtypen werden kaum bis gar nicht beeinflusst. Neben einer reduzierten Freisetzung von Neuropeptiden und Mediatoren wie Calcitonin-Gene-Related-Peptide (CGRP), welche die neurogene Entzündung bedingen, führt Naratriptan zu einer Vasokonstriktion der in der Migräneattacke erweiterten meningealen Gefäße. Eine Inhibierung der Aktivität des N. trigeminus gilt als weiterer Wirkmechanismus.

Indikation
- Kopfschmerzphase einer akuten Migräneattacke bei Migräne mit oder ohne Aura
- Kurzzeitprophylaxe bei Clusterkopfschmerzen

Nebenwirkungen
- Entwicklung eines Medikamentenübergebrauchskopfschmerzes (bei Langzeitanwendung)
- Übelkeit, Erbrechen
- Hitzegefühl

- Kribbeln
- Ischämie
- Druckgefühl thorakal (meist nicht kardial bedingt)

Pharmakokinetik Maximale Plasmaspiegel werden nach oraler Aufnahme nach 2–3 h erreicht. Die orale Bioverfügbarkeit beträgt ca. 70 % (bei Frauen höher als bei Männern). Die Plasmaeiweißbindung liegt bei ca. 30 %, die mittlere Eliminationshalbwertzeit ist ca. 6 h. Die Elimination erfolgt im Wesentlichen renal (50 % unverändert, 30 % als Metabolite). Interaktionen mit dem Cytochrom-P450-System sind nicht zu erwarten.

Kontraindikationen/besondere Warnhinweise
- Hemiplegische Migräne, Hirnstamm-Migräne (früher als Basilaris-Migräne bezeichnet), ophthalmoplegische Migräne
- Bekannte kardiovaskuläre oder zerebrovaskuläre Vorerkrankungen
- Arterielle Hypertonie
- Leber-/Nierenfunktionsstörungen
- Kombination mit Ergotaminen

Dosierung 2,5 mg, max. 2 × pro Tag.
Zur Kurzzeitprophylaxe bei Clusterkopfschmerzen (bspw. bis zur ausreichenden Wirkung der Prophylaxe z. B. mit Verapamil): 2,5 mg zur Nacht (bei rein nächtlichen Attacken) oder 2,5 mg 2 × täglich (wenn auch tagsüber Attacken auftreten).

Handelsnamen Naramig 2,5 mg®, Formigran 2,5 mg® (apothekenpflichtig, frei verkäuflich), Generika.

Interaktionen Das Interaktionspotential ist gering. Kombinationen mit Ergotaminen sind zu vermeiden.

Für die Praxis Naratriptan weist aufgrund der langsameren Kinetik im Vergleich zu anderen Triptanen eine geringere Rate an Nebenwirkungen und auch Wiederkehrkopfschmerzen bei Migräne auf. Somit profitieren oftmals empfindlichere Personen von Naratriptan. Andererseits wird der langsamere Wirkbeginn gelegentlich als beeinträchtigend empfunden.

Bei ausschließlich nächtlichen Clusterkopfschmerzen kann Naratriptan als Kurzzeitprophylaxe (über ca. 2 Wochen) angewandt werden, insbesondere, wenn Kontraindikationen gegen eine Prednisolon-Stoßtherapie als Kurzzeitprophylaxe (z. B. Diabetes mellitus, Unverträglichkeit) vorliegen. Sollten auch tagsüber Clusterattacken auftreten, sollte Naratriptan zweimal täglich eingenommen werden. Auch bei Einnahme von Naratriptan als Prophylaxe kann zusätzlich Sumatriptan s.c./nasal oder Zolmitriptan nasal appliziert werden. Die Begrenzung von 2 Triptanen pro Tag gilt bei Clusterkopfschmerzen nicht.

Spezielle Fragestellungen Naratriptan war aufgrund des günstigen Nebenwirkungsprofils das erste Triptan, das im Jahre 2006 von der Verschreibungspflicht befreit wurde und seitdem in Apotheken frei erhältlich ist (Formigran®).

Literatur
1. Ito Y, Mitsufuji T, Asano Y, Shimazu T, Kato Y, Tanahashi N, Maruki Y, Sakai F, Yamamoto T, Araki N (2017) Naratriptan in the prophylactic treatment of cluster headache. Intern Med 56(19):2579–2582
2. Massiou H (2001) Naratriptan. Curr Med Res Opin 17 Suppl 1:s51–53
3. Mulder LJ, Spierings EL (2002) Naratriptan in the preventive treatment of cluster headache. Cephalalgia 22(10):815–817

Natriumpicosulfat

Def. Laxans.

Wirkmechanismus Natriumpicosulfat wird oral als Prodrug eingenommen. Durch das Enzym Arylsulfatase wird es intestinal (durch Darmbakterien) in das aktive BHPM (Bis-P-hydroxy-phenyl-pyridyl-2-methan) umgewandelt, welches einerseits prokinetisch wirkt, andererseits zu Wasser- und Elektrolytansammlung im Kolonlumen führt. Dies führt zur Anregung der Defäkation, die Transitzeit verkürzt sich und die Konsistenz des Stuhls nimmt ab.

Indikation
- Obstipation, inklusive opioid-bedingter Obstipation

Nebenwirkungen
- Meteorismus
- Flatulenz
- Bauchkrämpfe
- Diarrhoe
- Allergische Reaktion, Exanthem
- Dehydratation
- Hypokaliämie

Pharmakokinetik Die Ausscheidung erfolgt im Wesentlichen über die Faeces, zu einem kleinen Anteil auch biliär (als Glucoronid) und renal.

Kontraindikationen/besondere Warnhinweise
- Ileus
- Akut entzündliche Magen-Darm-Erkrankungen
- Dehydratation
- Unverträglichkeit gegen den Wirkstoff
- Elektrolytstörungen

Dosierung 10–18 Tropfen bzw. 2–4 Weichkapseln, entsprechend 5–10 mg. Eine dauerhafte tägliche Einnahme sollte vermieden werden.

Handelsnamen z. B. Dulcolax NP Tropfen®, Laxoberal®, Agiolax Pico®.

Für die Praxis Im Allgemeinen empfiehlt es sich speziell bei opioid-bedingter Obstipation als Medikation der ersten Wahl zunächst Lactulose oder Macrogol einzusetzen, um v. a. auch den Wasseranteil im Stuhl zu erhöhen. Die zusätzliche Gabe von Natriumpicosulfat ist gelegentlich notwendig und hilfreich. Die alleinige Einnahme von Natriumpicosulfat kann speziell bei länger bestehender Obstipation zu schmerzhafter Darmtätigkeit führen.

Spezielle Fragestellungen Laxanzien sind bei Opioidtherapie erstattungsfähig (siehe hierzu „Macrogol").

Literatur
1. Andresen P et al (2013) S2k-Leitlinie Chronische Obstipation: Definition, Pathophysiologie, Diagnostik und Therapie (Gemeinsame Leitlinie der DGNM und DGVS); AMWF-Registrierungsnummer: 021/019

O

Inhaltsverzeichnis

Omeprazol

Def. Protonenpumpeninhibitor.

Wirkmechanismus Omeprazol wird als Prodrug im sauren Milieu der Belegzellen aktiviert. Durch irreversiblen nicht-kompetitiven Antagonismus hemmt Omeprazol in diesen Zellen das Enzym H^+/K^+-ATPase („Protonenpumpe"). In der Folge kommt es zu einer verminderten basalen und stimulierbaren Säuresekretion in den Magen.

Indikationen
- Ulcera duodeni, Ulcera ventriculi
- (Rezidiv-)Prophylaxe von gastroduodenalen Ulcera, Gastritis
- Refluxösophagitis

© Springer-Verlag GmbH Deutschland,
ein Teil von Springer Nature 2020
J. Artner et al., *Medikamente in der Schmerztherapie*,
https://doi.org/10.1007/978-3-662-61692-5_18

- Gastroösophageale Refluxkrankheit
- Zollinger-Ellison-Syndrom
- Teil der Eradikationstherapie bei H. pylori-Infektion

Nebenwirkungen
- Bauchschmerzen
- Blähungen
- Übelkeit
- Obstipation
- Erhöhtes Frakturrisiko (nicht gesichert)
- Erhöhung der Leberenzyme bis zur Hepatitis
- Überempfindlichkeitsreaktionen
- Hyponatriämie
- Hypomagnesiämie
- Schlafstörungen
- Erregungszustände
- Depression
- Kopfschmerzen
- Schwindel
- Parästhesien
- Gastrointestinale Candidiasis
- Dermatitis
- Leukopenie
- Thrombozytopenie
- Agranulozytose
- Leberwerterhöhung
- Haarausfall
- Photosensibilität
- Muskelschmerzen
- Periphere Ödeme
- Verringerung der Absorption von Vitamin B12

Pharmakokinetik Da Omeprazol säureempfindlich ist, wird es in magensaftresistenter Form verabreicht. Die Resorption von Omeprazol findet im Dünndarm statt. Die maximalen Plasmakonzentrationen werden bei oraler Applikation nach ca. 1–3 h erreicht. Die Bioverfügbarkeit beträgt ca. 40 % (bei repetitiver Gabe ca. 60 %). Die Plasmaproteinbindung beträgt ca. 97 %. Omeprazol wird hepatisch (hauptsächlich über das CYP2C19-Isoenzym) metabolisiert. Die Metabolite werden zu ca. 20 % biliär-faecal und zu 80 % über den Urin eliminiert. Die Plasmahalbwertszeit beträgt ca. 45 min. Dennoch ist die pentagastrin-stimulierte Säureproduktion über 24 h um durchschnittlich 70 % vermindert.

Kontraindikationen/besondere Warnhinweise
- Überempfindlichkeit gegen den Wirkstoff
- Gleichzeitige Gabe von Nelfinavir

Dosierung p.o. 20–40 mg einmal täglich, maximal 2 × 40 mg/Tag.

Handelsnamen z. B. Antra MUPS®, Omep®, Generika.

Interaktionen Komedikation mit Inhibitoren an CYP2C19 oder CYP3A4 (Clarithromycin, Voriconazol) kann zu erhöhten Serumspiegeln von Omeprazol führen. Komedikation mit Substanzen, die CYP2C19 oder CYP3A4 induzieren (Rifampicin, Johanniskraut) kann zu erniedrigten Omeprazol-Konzentrationen führen.

Omeprazol kann die thrombozytenaggregationshemmende Wirkung von Clopidogrel relevant herabsetzen.

Plasmaspiegel von Substanzen, die über CYP2C19 metabolisiert werden (z. B. Warfarin und andere Vitamin-K-Antagonisten, Diazepam, Phenytoin, Makrolide, Citalopram, trizyklische Antidepressiva), können bei gleichzeitiger Gabe mit Omeprazol erhöht werden.

Für die Praxis Da Omeprazol seinen maximalen Plasmawirkspiegel etwa 1 h nach Einnahme erreicht, sollte es bevorzugt morgens, etwa 30 min vor dem Frühstück eingenommen werden.

Omeprazol ist auch in Form einer Tablette bestehend aus Mikropellets verfügbar, die nach Auflösen (nicht Zerstoßen) in Wasser z. B. über eine PEG-Sonde appliziert werden können.

Der Einsatz von PPI sollte bei längerdauernder Therapie mit NSAR erfolgen. Zudem sollte auch bei kürzerer Anwendung bei Komedikation mit ASS, Kortikoiden oder sonstigen Gerinnungshemmern sowie ab dem Alter über 65 Jahren und gastraler Anamnese eine Einnahme erwogen werden.

Einige Patienten berichten nach Absetzen eines PPI von einem Rebound mit überschießender Säureproduktion. Diese säureassoziierten Beschwerden können nach Absetzen des PPI bis zu vier Wochen dauern. Allerdings ist dieser Zusammenhang wissenschaftlich nicht gesichert. In Fällen mit Verdacht auf einen Rebound kann das langsame schrittweise Reduzieren der Dosis hilfreich sein und sollte auch nach Langzeitanwendung generell erwogen werden.

Omeprazol kann die Wirkspiegel Vitamin-K-Antagonisten erhöhen. Bei Kombination muss eine Kontrolle der Gerinnungswerte erfolgen, wobei in diesem Fall andere PPI als günstiger anzusehen sind.

Spezielle Fragestellungen Omeprazol hat im Vergleich zu anderen Protonenpumpeninhibitoren das mit Abstand größte Interaktionsrisiko. Somit sollte zumindest bei Patienten mit umfangreicherer Komedikation auf einen anderen PPI zurückgegriffen werden. Pantoprazol scheint im Vergleich zu Omeprazol zumindest in Hinblick auf die Reduktion der Wirkung von Clopidogrel günstiger zu sein und sollte bei entsprechender Medikation bevorzugt werden.

Protonenpumpeninhibitoren stehen im Verdacht vor allem bei Langzeitanwendung und in höherer Dosierung das Risiko zu Hüft-, Hand- und Wirbelsäulenfrakturen gering zu erhöhen. Insbesondere Patienten mit Osteoporoserisiko sollten in solchen Fällen regelmäßig überwacht werden und entsprechende Empfehlungen zur Substitution mit Vitamin D und Calcium beachtet werden.

Wegen der Hypochlorhydrie unter Protonenpumpenhemmern kann es zur Absorptionsstörung von Vitamin B12 (Cyanocobalamin) mit entsprechendem Mangel kommen.

Zusätzlich wird die Einnahme von Protonenpumpenhemmern mit einer gesteigerten Pneumonierate in Verbindung gebracht.

Literatur
1. Cai D et al (2015) Acid-suppressive medications and risk of fracture: an updated meta-analysis. Int J Clin Exp Med 8:8893–8904

2. Chan FKL, Graham DY (2004) Review article: prevention of non-steroidal anti-inflammatory drug gastrointestinal complications – review and recommendations based on risk assessment. Aliment Pharmacol Ther 19:1051–1061

3. Cuisset T, Frere C, Bonnet JL et al (2009) Comparison of Omeprazole and Pantoprazole Influence on a high 150mg Clopidogrel Maintenance Dose. The PACA (Proton pump inhibitors and clopidogrel association) prospective randomized study. J Am Coll Cardiol 54(13):1149–1153

4. Eom CS et al (2011) Use of acid-suppressive drugs and risk of pneumonia: a systematic review and meta-analysis. Can Med Assoc J 183:310–319

5. Filion KB et al (2014) Proton pump inhibitors and the risk of hospitalisation for community-acquired pneumonia: replicated cohort studies with meta-analysis. Gut 63:552–558

6. Hunfeld NG, Kuipers WP, Geus EJ (2007) Systematic review: rebound acid hypersecretion after therapy with proton pump inhibitors. Aliment Pharmacol Ther 25(1):39–46

7. Lam JR, Schneider JL, Zhao W, Corley DA (2013) Proton pump inhibitor and histamine 2 receptor antagonist use and vitamin B12 deficiency. JAMA 310(22):2435–2442

Ondansetron

Def. Antiemetikum, hochselektiver kompetitiver 5-HT_3-Rezeptor-Antagonist.

Wirkmechanismus Chemische oder mechanische Stimulation des Darmes führt zu einer Ausschüttung von Serotonin (5-HT) aus den enterochromaffinen Zellen. Ondansetron blockiert die 5-HT_3-Rezeptoren der vagalen Fasern, der Chemorezeptor-triggerzone und des Brechzentrums der Medulla oblongata.

Indikationen
- Übelkeit und Emesis (z. B. postoperativ, durch Chemo-therapie oder Radiotherapie)

Nebenwirkungen
- Obstipation
- Kopfschmerzen
- Flush
- Krämpfe
- Sehstörungen
- QT-Zeit-Verlängerung
- Anaphylaktische Reaktion

Pharmakokinetik Ondansetron wird oral schnell resorbiert und erreicht nach ca. 1,5 h den maximalen Plasmaspiegel. Die orale Bioverfügbarkeit beträgt ca. 60 %. Im Plasma ist die Substanz zu 70–76 % an Proteine gebunden. Ondansetron wird über CYP3A4, CYP1A2 und CYP2D6 hepatisch metabolisiert. Ca. 56 % der Substanz und seiner Metaboliten werden im Urin, ca. 25 % über den Faeces ausgeschieden. Die Eliminationshalbwertszeit beträgt 3,2–3,5 h (kann im Alter ansteigen).

Kontraindikationen/besondere Warnhinweise
- Unverträglichkeit gegen Ondansetron oder sonstige 5-HT$_3$-Rezeptor-Antagonisten
- Gleichzeitige Anwendung von Apomorphin (starker Blutdruckabfall/Synkope)
- Long-QT-Syndrom, Kombination mit QT-Zeit-verlängernden Substanzen
- Erstes Trimenon der Schwangerschaft

Dosierung Einzeldosis 4–8 mg (p.o., i.v. über mindestens 30 s oder als Kurzinfusion). Zwischen weiteren Gaben sollte ein Abstand von mindestens 4 h eingehalten werden. Maximale Tagesdosis 32 mg, bei stark eingeschränkter Leberfunktion 8 mg.
Kinder ab 1 Monat: 0,1 mg/kg Körpergewicht.

Handelsnamen z. B. Zofran®, Generika.
Verfügbare Applikationsformen: Tabletten, Schmelztabletten, orale Lösung, Injektionslösung.

Interaktionen Interaktionen mit einzelnen Isoenzymen (CYP3A4, CYP1A2 und CYP2D6) werden üblicherweise durch die anderen ausgeglichen. Allerdings können CYP3A4-Induktoren wie Phenytoin, Carbamazepin oder Rifampicin den Abbau von Ondansetron beschleunigen.

In Kombination mit anderen serotonergen Substanzen (bspw. selektiven Serotoninwiederaufnahmehemmern oder Serotonin-Noradrenalin-Wiederaufnahmehemmern) ist das Auftreten eines Serotonin-Syndroms beschrieben.

Für die Praxis Ondansetron kann eine opioid-bedingte Obstipation verstärken. In Kombination mit Opioiden sind somit andere Antiemetika als günstiger zu bewerten.

Vorsicht bzgl. möglicher QT-Zeit-Verlängerung ist insbesondere bei Kombination mit anderen QT-Zeit-verlängernden Substanzen (z. B. Trizyklika, Levomethadon, Levofloxacin) geboten. Zudem wurde in einer Drug-Safety-Mail 2013 u. a. darauf hingewiesen, dass bei Personen über 65 Jahren die intravenöse Applikation von Ondansetron als Kurzinfusion erfolgen sollte.

Spezielle Fragestellungen In einer aktuellen retrospektiven Kohortenstudie aus den USA mit 1,8 Mio. Schwangeren wurde ein gering erhöhtes Risiko für orofaziale Fehlbildungen bei Einnahme im ersten Schwangerschaftstrimenon festgestellt, was 2019 zu einer Aktualisierung der Fachinformation und einem Rote-Hand-Brief führte. Seitdem ist die Einnahme im ersten Trimenon kontraindiziert, zudem sollte bei gebärfähigen Frauen bei Einnahme eine Kontrazeption erwogen werden. Das European Network of Teratology Information Services, ein Netzwerk teratologischer Beratungszentren, veröffentlichte im September 2019 die Empfehlung, dass Ondansetron zur Antiemese bei schwerer Hyperemesis gravidarum und Versagen anderer Optionen wie Dimenhydrinat weiterhin als Medikament der zweiten Wahl eingesetzt werden kann. Obige Studie zeigte jedoch keine Erhöhung kardialer oder sonstiger Fehlbildungen. Aufgrund von Daten aus Dänemark und Schweden wird aber zudem eine mögliche Erhöhung von Ventrikelseptumdefekten diskutiert, was nun in einer aktuellen Studie vom Dezember 2019 aus USA und Kanada bestätigt werden konnte. Somit sollte die Anwendung im ersten Trimenon bis zur weiteren Klärung der Risiken möglichst vermieden werden und bei fehlenden Alternativen nur unter kritischer Abwägung und nach entsprechender Aufklärung der Schwangeren erfolgen.

Literatur

1. Drug Safety Mail 2013-37 Ondansetron der Arzneimittelkommission der deutschen Ärzteschaft vom 16.07.2013 www.akdae.de/Arzneimittelsicherheit/Weitere/Archiv/2013/20130716.pdf. Zugegriffen: 30. März 2020
2. European Network of Teratology Information Services: Empfehlung zu Ondansetron in der Schwangerschaft 09/2019 www.entis-org.eu/wp-content/uploads/2019/09/Ondansetron-PRAC-ENTIS-Response-Statement-FINAL.pdf. Zugegriffen: 30. März 2020
3. Huybrechts KF, Hernández-Díaz S, Straub L, Gray KJ, Zhu Y, Patorno E, Desai RJ, Mogun H, Bateman BT (2018) Association of Maternal First-Trimester Ondansetron use with cardiac malformations and oral clefts in offspring. JAMA 320(23):2429–2437
4. Lemon LS, Bodnar LM, Garrard W, Venkataramanan R, Platt RW, Marroquin OC, Caritis SN (2019) Ondansetron use in the first trimester of pregnancy and the risk of neonatal ventricular septal defect. Int J Epidemiol Dec 20. https://doi.org/10.1093/ije/dyz255. [Epub ahead of print]
5. Rote-Hand-Brief Ondansetron der Arzneimittelkommission der deutschen Ärzteschaft vom 01.10.2019 www.akdae.de/Arzneimittelsicherheit/RHB/Archiv/2019/20191001.pdf. Zugegriffen: 30. März 2020

Opipramol

Def. Stimmungsaufhellendes, anxiolytisches und spannungslösendes trizyklisches Antidepressivum.

Wirkmechanismus Im Gegensatz zu den anderen trizyklischen Antidepressiva wirkt Opipramol nicht über die Hemmung der Wiederaufnahme von Monoaminen wie Serotonin oder Noradrenalin. Der genaue Wirkmechanismus ist, obwohl die Substanz seit vierzig Jahren verwendet wird (Opipramol war 2010 eines der am häufigsten eingesetzten Psychopharmaka in Deutschland) nicht geklärt. Strukturell weist Opipramol eine Ähnlichkeit mit Carbamazepin auf, obwohl es nicht antiepileptisch wirkt. Bis dato nachgewiesen sind folgende Wirkmechanismen:

- Agonismus an δ1- und gering an δ2-Rezeptoren (Anxiolyse, Stimmungsaufhellung, Lösung von Unruhe und Zwängen)
- Blockade am D2-Rezeptor (neuroleptische Wirkung)
- Blockade am H1-Rezeptor (sedierende Wirkung)
- Blockade am Serotonin-Rezeptor 5-HT$_{2A}$
- Blockade am α1-Rezeptor
- Gering anticholinerge Effekte

Indikationen
- Generalisierte Angststörung
- Somatoforme Störungen
- Migräneprophylaxe (2. Wahl)

Nebenwirkungen
- Sedierung
- Mundtrockenheit
- Übelkeit
- Verstopfte Nase
- Hypotonie
- Sexuelle Funktionsstörung
- Extrapyramidal motorische Syndrome
- Schwindel
- Obstipation

Pharmakokinetik Opipramol unterliegt einer schnellen Resorption im Magen-Darm-Trakt und erreicht 3 h nach oraler Applikation maximale Plasma-Konzentrationsspiegel. Die Plasmaeiweißbindung beträgt über 90 %. Die Substanz wird hepatisch über das Isoenzym

CYP2D6 metabolisiert und zu 70 % renal und etwa 30 % über die Faeces ausgeschieden. Die Eliminationshalbwertzeit beträgt 6–9 h.

Kontraindikation/besondere Warnhinweise
- Kombination mit Anticholinergika
- Kombination mit MAO-Hemmern
- Unbehandeltes Engwinkelglaukom
- Benigne Prostatahyperthrophie, insbesondere bei Restharnbildung
- Schwangerschaft (insbesondere im ersten Trimenon nur bei zwingender Indikation)
- Stillzeit
- Akuter Harnverhalt
- Paralytischer Ileus
- Reizleitungsstörungen (Long-QT-Syndrom, AV-Block)
- Leberschäden
- Höhergradige Nierenschäden
- Blutbildungsstörungen
- Erhöhte Krampfbereitschaft
- Kinder unter 6 Jahren

Dosierung 50–200 mg/Tag in 1–3 Einzeldosen, höchste Dosis abends.
Tageshöchstdosis beträgt 300 mg/Tag.
Kinder ab 6 Jahren: 3 mg/kg Körpergewicht.

Handelsnamen Insidon®, Generika.

Interaktionen Komedikation mit Makroliden und Antiarrhythmika der Klasse I und III kann zu einer QT-Zeit-Verlängerung führen.
Gleichzeitige Gabe von z. B. Trizyklika, SSRI, SNRI kann serotonerge Wirkungen verstärken. Durch hepatische Enzyminduktion können z. B. Phenytoin, Johanniskraut und Phenobarbital die Wirkung von Opipramol abschwächen.

Für die Praxis Die Wirkung von Opipramol tritt mit einer Latenz von ca. 2–6 Wochen ein. Der beruhigende Effekt setzt um 1–2 Wochen früher ein als der stimmungsaufhellende. Die Wirkung auf generalisierte Angststörungen und somatoforme Störungen ist gut belegt. Bzgl. der Indikation Migräneprophylaxe ist die Datenlage schlecht, dennoch wird Opipramol in den Leitlinien der Deutschen Gesellschaft für Neurologie aufgeführt.

Bei manchen Herstellern haben die Opipramol Filmtabletten 50 mg eine Bruchkerbe, so dass bei empfindlichen Personen mit einer Dosis von 25 mg begonnen werden kann. Zudem sind die Filmtabletten bei den meistern Herstellern mörserbar und suspendierbar.

Literatur

1. Diener H-C, Gaul C, Kropp P et al (2018) Therapie der Migräneattacke und Prophylaxe der Migräne, S1-Leitlinie. In: Deutsche Gesellschaft für Neurologie (Hrsg), Leitlinien für Diagnostik und Therapie in der Neurologie. www.dgn.org/leitlinien. Zugegriffen: 30. März 2020
2. Gahr M, Hiemke C, Connemann BJ (2017) Update opipramol. Fortschr Neurol Psychiatr 85(3):139–145
3. Möller HJ, Volz HP, Reimann IW, Stoll KD (2001) Opipramol for the treatment of generalized anxiety disorder: a placebo-controlled trial including an alprazolam-treated group. J Clin Psychopharmacol 21(1):59–65
4. Müller WE et al (2004) Neuropharmacology of the anxiolytic drug opipramol, a sigma site ligand. Pharmacopsychiatry 37:189–197

Oxcarbazepin

Def. Antineuropathisch wirksames Na^+-kanal-blockierendes Antikonvulsivum (neueres Derivat von Carbamazepin).

Wirkmechanismus Analog zu Carbamazepin blockiert Oxcarbazepin spannungsabhängige Na^+-Kanäle, was zu einer Stabilisierung von übererregten neuronalen Membranen führt. Oxcarbazepin moduliert darüber hinaus die Funktion von spannungsabhängigen Ca^{++}-Kanälen. Dadurch wird die

Ausschüttung von Glutamat in den synaptischen Spalt reduziert. Zudem erhöht es die K^+-Durchlässigkeit in die neuronalen Zellen, was zu einer Hyperpolarisation und somit reduzierten Erregbarkeit führt.

Indikationen
- Neuropathische Schmerzen, v. a. bei neuralgischer Komponente
- Trigeminusneuralgie
- Fokale und sekundär generalisierte Epilepsien

Nebenwirkungen
- Hyponatriämie (häufig)
- Hautausschläge
- Schwindel
- Übelkeit
- Schwächegefühl
- Ataxie
- Benommenheit
- Kopfschmerzen
- Doppeltsehen
- Stevens-Johnson-Syndrom bei Han-Chinesen, Thai und anderen Asiaten mit HLA-B1502-Allel

Pharmakokinetik Oxcarbazepin wird nach oraler Einnahme nahezu vollständig intestinal absorbiert. Die Absorption erfolgt unabhängig von eingenommenen Mahlzeiten. Oxcarbazepin ist ein Prodrug, welches durch CYP2C19-Enzym hepatisch in den aktiven Metaboliten 10-Hydroxycarbamazepin umgewandelt wird. Dieser ist im Blut zu 38 % an Plasmaproteine gebunden. Oxcarbazepin verursacht im Gegensatz zu Carbamazepin keine Induktion der für den substanzeigenen Metabolismus wesentlichen Enzyme. Die Halbwertszeit beträgt 2 h, die des aktiven Metaboliten etwa 9 h. Die Exkretion der Metaboliten erfolgt fast ausschließlich renal.

Kontraindikationen/besondere Warnhinweise
- Unverträglichkeit gegenüber dem Wirkstoff
- Unverträglichkeit von Carbamazepin (Kreuzreaktionen in ca. 25 % der Fälle)

- Schwangerschaft
- Hormonelle Kontrazeption

Dosierung 900–2400 mg/Tag, Beginn mit 150 mg/d abends, alle 1–2 Tage um 150 mg steigern. Tageshöchstdosis: 2400 mg. Kinder ab 6 Jahren: 8–10 mg/kg KG/d (Anwendung bei jüngeren Kindern ab 1 Monat beschrieben).

Handelsnamen z. B. Trileptal® Tbl., Trileptal® Suspension 60 mg/ml, Apydan Extent® (Retardgalenik in Multiple-Unit-Dosage-Form), Generika.

Interaktionen Vom hepatischen Cytochrom-P450-Enzymsystem wird von Oxcarbazepin das Isoenzym CYP2C19 gehemmt (z. B. Anstieg der Phenytoin-Spiegel) und CYP3A4 sowie CYP3A5 induziert. Letzteres spielt u. a. bei der Metabolisierung von Östrogenen eine Rolle (Reduktion bis Verlust der kontrazeptiven Wirkung oraler Kontrazeptiva).

Für die Praxis Die Eindosierung und Zieldosis von Oxcarbazepin richtet sich nach der Wirksamkeit und dem Auftreten von meist reversiblen Nebenwirkungen.

Rein neuralgiform-einschießende Schmerzen wie bei der Trigeminusneuralgie können mit natriumkanalblockierenden Antikonvulsiva oftmals am besten beeinflusst werden. Aus diesem Grund ist Oxcarbazepin in der Leitlinie zur klassischen Trigeminusneuralgie der Deutschen Gesellschaft für Neurologie neben Carbamazepin Mittel der 1. Wahl. Jedoch ist es für diese Indikation „Off-Label". Die verfügbare Suspension erleichtert zudem initial die Einnahme bei perioraler Triggerung. Eine Kombination mit Ca++-modulierenden Antikonvulsiva (Pregabalin, Gabapentin) ist aufgrund des unterschiedlichen Wirkansatzes möglich.

Oxcarbazepin wird als Alternative zu Carbamazepin auf Grund des günstigeren Nebenwirkungsprofils (Ausnahme: Entwicklung einer Hyponatriämie) und somit besseren Verträglichkeit genutzt. Die Dosis von Oxcarbazepin muss üblicherweise 30–50 % höher als bei Carbamazepin gewählt werden, um den gleichen Effekt zu erreichen. Ein schneller Wechsel von Carbamazepin auf Oxcarbazepin ist möglich und kann prinzipiell nach Studien in der Epilepsiebehandlung auch "über Nacht" erfolgen. Bei der Umrechnung der Dosierung Carbamazepin:Oxcarbazepin wird üblicherweise ein Faktor von 1:1,5 (d. h. 200 mg Carbamazepin entsprechen 300 mg Oxcarbazepin) verwendet.

Eine Hyponatriämie tritt unter Oxcarbazepin häufiger und auch oftmals ausgeprägter als unter Carbamazepin auf. Diese ist auf den antidiuretischen, hormon-ähnlichen Effekt der Substanz zurückzuführen. Kombinationen mit natriumsenkenden Medikamenten (Diuretika, NSAR) können diesen Effekt verstärken. Eine leichte Hyponatriämie wird bei etwa 20 % der behandelten Patienten gefunden, während ausgeprägte Fälle in etwa 2,7 % beobachtet werden. Gefährdet sind erfahrungsgemäß v. a. ältere Patienten. In der Regel ist die Hyponatriämie asymptomatisch und dosisabhängig, kann aber v. a. bei älteren Patienten mit dann v. a. zerebralen Nebenwirkungen auch ausgeprägt sein. Aus diesem Grund sind regelmäßige laborchemische Kontrollen während der Therapie ratsam, insbesondere zu Beginn der Therapie engmaschiger. Auf einen langsamen Natriumausgleich muss aufgrund des Risikos einer zentralen pontinen Myelinolyse geachtet werden.

Mit Apydan Extent® liegen Retardtabletten in Multiple-Unit-Dosage-Form vor, die problemlos geteilt werden können. Zudem ist eine Suspendierung in Flüssigkeit (kein Zermörsern) ohne Veränderung der Retardierung möglich, so dass eine Gabe über PEG möglich ist. Die Retardgalenik ist v. a. auch hinsichtlich zentralnervöser und kognitiver Nebenwirkungen verträglicher.

Ein Behandlungsversuch bei Neuropathien mit nicht führender Neuralgie ist auch bei Non-Respondern auf Pregabalin und Gabapentin sinnvoll.

Antikonvulsiva sollten generell schrittweise abgesetzt werden.

Besondere Fragestellungen Die Fahrtauglichkeit und Fähigkeit zum Führen von Maschinen kann durch Oxcarbazepin beeinträchtigt sein.

Die induzierte CYP3A4-Aktivität kann zu einer erhöhten Elimination von Kortisol führen. Dies ist bei gesunden Menschen nicht von klinischer Relevanz, sollte aber bei Patienten unter Kortison-Substitution wie bei Morbus Addison berücksichtigt werden. Ggf. sollte ein alternatives Antikonvulsivum erwogen werden.

Aufgrund der trizyklischen Struktur der Substanz sollte ein Sicherheitsintervall von mindestens 14 Tagen zur Gabe von MAO-Hemmern (wie bei trizyklischen Antidepressiva) eingehalten werden. Relevante Interaktionen von Oxcarbazepin mit Trizyklika sind nicht beschrieben.

Literatur

1. Albani F, Grassi B, Ferrara R, Turrini R, Baruzzi A (2004) Immediate (overnight) switching from carbamazepine to oxcarbazepine monotherapy is equivalent to a progressive switch. Seizure 13:254–263
2. Beydoun A (2000) Safety and efficacy of oxcarbazepine: results of randomized, doubleblind trials. Pharmacotherapy 20(8):152–158
3. Demant DT, Lund K, Vollet J, Maier C, Segerdahl M, Finnerup NB, Jensen TS, Sindrup SH (2014) The effect of oxcarbazepine in peripheral neuropathic pain depends on pain phenotype: A randomised, double- blind, placebo-controlled phenotype-stratified study. Pain 155(11):2263–2273
4. Di Stefano G, Truini A, Cruccu G (2018) Current and innovative pharmacological options to treat typical and atypical trigeminal neuralgia. Drugs 78(14):1433–1442
5. Högler W, Wudy SA, Luef G, Hartmann MF, Rauchenzauner M (2010) Oxcarbazepine accelerates cortisol elimination via cytochrome P450 3A4 induction. Arch Dis Child 95(12):1065
6. Steinhoff BJ, Stefan H, Schulze-Bonhage A, Hueber R, Paulus W, Wangemann M, Elger CE (2012) Retardiertes vs. schnell freisetzendes Oxcarbazepin bei therapierefraktärer fokaler Epilepsie. Nervenarzt 83(10):1292–1299
7. Zhou M, Chen N, He L, Yang M, Zhu C, Wu F (2017) Oxcarbazepine for neuropathic pain. Cochrane Database Syst Rev 12(12):DC007963

Oxycodon

Siehe auch: Naloxon.

Def. Stark wirksamer μ-, κ- und δ-Opioidrezeptor-Agonist der WHO Stufe III.

Wirkmechanismus Oxycodon ist sowohl im ZNS als auch in der Peripherie ein potenter μ-, κ- und δ-Opioid-Rezeptor-Agonist.

Wirkstärke: Oxycodon hat eine im Vergleich zu Morphin 1,5 bis 2-fache analgetische Wirksamkeit.

Indikationen

- Starke bis sehr starke Schmerzen unterschiedlicher Genese
- Schweres Restless-legs-Syndrom (RLS) (zugelassen ist nur Targin®, 2.Wahl)

Nebenwirkungen

- Übelkeit
- Emesis
- Atemdepression
- Obstipation
- Bronchospasmus
- Somnolenz
- Unruhe
- Schlaflosigkeit
- Abhängigkeitssyndrom
- Stimmungs- und Persönlichkeitsveränderung
- Hypogonadismus
- Juckreiz
- Senkung der Krampfschwelle
- Tremor
- Schwitzen
- Harnverhalt

Pharmakokinetik Oxycodon ist ein halbsynthetisches Thebainderivat. Die orale Bioverfügbarkeit ist mit 60–80 % höher als die von Morphin. Im Plasma ist die Substanz bis zu

45 % an Plasmaproteine gebunden. Die Halbwertszeit beträgt ca. 4(-6) Stunden. Die Metabolisierung erfolgt über die Leber (Cytochrom-P450-Isoenzyme CYP2D6 und CYP3A4). Die Biotransformation erfolgt zu Noroxycodon, Oxymorphon und mehreren Glukuronidkonjugaten. Da diese nicht lipophil sind, überwinden sie nicht die Blut-Hirn-Schranke und sind pharmakodynamisch zu vernachlässigen. Oxycodon und seine Metabolite werden sowohl renal als auch über die Faeces ausgeschieden.

Kontraindikationen/besondere Warnhinweise
- Atemdepression mit Hypoxie und/oder Hyperkapnie
- Schlafapnoe-Syndrom
- Schwere COPD
- Schweres Bronchialasthma
- Cor pulmonale
- Darmparalyse, Ileus
- Leberfunktionsstörungen

Dosierung Retardtabletten mit Oxycodon als Monosubstanz und Retardkombinationspräparate mit Oxycodon plus Naloxon werden üblicherweise $2 \times$ tgl. verabreicht, eine $3 \times$ tgl. Gabe kann notwendig sein. Inzwischen sind auch Präparate mit einer 24h-Galenik verfügbar.

Die Dosierung richtet sich nach der Wirkung und sollte niedrig begonnen werden. Die Tageshöchstdosis des Kombinationspräparates Oxycodon/Naloxon liegt inzwischen bei 2 Tabletten à 80/40 mg (bei Indikation Restless-Legs-Syndrom maximale Tagesdosis 60/30 mg). Bei höheren Dosierungen sollte das Monopräparat verwendet werden, eine feste Tageshöchstdosis für die Monosubstanz Oxycodon gibt es wie bei den meisten Opioiden nicht, jedoch wird in einzelnen Fachinformation eine Maximaldosierung von 400 mg angegeben.

Handelsnamen
Retardtabletten: Oxygesic® Retardtbl., Oxycodon-Generika, Targin®, Oxycodon/Naloxon-Generika.

Unretardierte Applikationsformen: Oxygesic® akut, Oxygesic dispersa® Schmelztabletten, Generika.
Injektionslösung: Oxygesic® injekt, Generika.

Interaktionen CYP3A4-Inhibitoren wie z. B. Makrolid-Antibiotika (z. B. Clarithromycin, Erythromycin), Azol-Antimykotika (z. B. Ketoconazol, Voriconazol), Proteasehemmer (z. B. Ritonavir, Nelfinavir, Cimetidin und Grapefruitsaft) können den Abbau von Oxycodon hemmen und so die Plasmakonzentration ansteigen lassen. CYP3A4-Induktoren wie z. B. Rifampicin, Carbamazepin, Phenytoin und Johanniskraut können die Wirkung reduzieren. Dagegen scheinen Induktoren bzw. Inhibitoren am Isoenzym CYP2D6 kaum Einfluss auf die Metabolisierung zu haben.

Für die Praxis Vorteile von Oxycodon sind die im Vergleich zu Morphin klinisch nicht relevanten Metabolite und die bessere Verträglichkeit hinsichtlich Übelkeit und Histaminfreisetzung.

Die berichtete rasche Anflutung des retardierten Monopräparats (zweiphasige Resorption, etwa ein Drittel des Wirkstoffes wird selbst bei retardierter Galenik rasch resorbiert mit einem schnellen Wirkungseintritt innerhalb 10–20 min.) ist in der chronischen Schmerztherapie als ungünstig zu betrachten. Diese schnell anflutende Kinetik ist vermutlich eine der Ursachen für das Suchtpotenzial der Substanz. Diese zweiphasige Resorption ist v. a. beim Originalpräparat Oxygesic® retard beschrieben.

Das retardierte Kombinationspräparat aus Oxycodon mit Naloxon wirkt der opioidbedingten Obstipation entgegen, da Naloxon direkt antagonistisch an Opioidrezeptoren im Darm wirkt. Eine zusätzliche Gabe weiterer Laxanzien kann so öfters vermieden werden.

Zu einer systemisch antagonistischen Wirkung von Naloxon mit dem Risiko eines Entzugssyndroms oder auch nur mangelnder Opioidwirkung kommt es bei normaler Leberfunktion aufgrund eines nahezu vollständigen First-Pass-Effektes nicht (siehe auch Kapitel „Naloxon"). Allerdings darf das Kombinationspräparat aus Oxycodon mit Naloxon bei mittlerer bis starker Leberfunktionsstörung nicht angewandt werden, da eine systemische Wirkung nicht ausgeschlossen werden kann. Zudem ist die Maximaldosis auf Oxycodon/Naloxon auf 80/40 mg zweimal pro Tag limitiert.

Das Kombinationspräparat ist in Deutschland inzwischen auch für das Restless-Legs-Syndrom zugelassen, wenn eine Therapie mit dopaminergen Substanzen gescheitert ist und an über 50 % der Tage auch tagsüber Probleme bestehen. Die Einnahme erfolgt 2 × pro Tag. Die mittlere notwendige Tagesdosis an Oxycodon/Naloxon beträgt 20/10 mg und soll 60/30 mg nicht überschreiten. Zudem müssen selbstverständlich auch bei dieser Indikation die für eine Opioidtherapie geltenden Regeln wie u. a. regelmäßige Einnahmekontrollen eingehalten werden.

Spezielle Fragestellungen Oxycontin® (ein Präparat der inzwischen insolventen Firma Purdue Pharma) ist in den USA nur als Monopräparat verfügbar und gilt dort, u. a. aufgrund aggressiver Bewerbung, als wesentlicher Auslöser der sogenannten „Opioid-Epidemie". Der Grund liegt am hohen Missbrauchspotenzial der Substanz trotz seiner retardierten Galenik, u. a. aufgrund der zweiphasigen Resorption. Andererseits kann durch das Zerreiben der Retardtablette die Galenik dahingehend verändert werden, dass das Mittel intravenös oder transmucosal nasal eingenommen und eine rasche Anflutung der Opioidwirkung erzielt werden kann, was Oxycontin® in der Drogenszene den Namen „hillbilly heroin" eingebracht hat. Diese Problematik ist auch in Deutschland für Oxygesic® beschrieben. Theoretisch kann dies durch die Anwendung des Kombinationspräparates aus Oxycodon und Naloxon vermieden werden.

Literatur

1. Arzneimittelkommission der deutschen Ärzteschaft (2003) Oxycodon (Oxygesic®): Missbrauch, Abhängigkeit und tödliche Folgen durch Injektion zerstoßener Retardtabletten. Dtsch Ärztebl 100(36):2326–2327
2. Gaertner J, Frank M, Bosse B, Sabatowski R, Elsner F, Giesecke T, Radbruch L (2006) Therapie chronischer Schmerzen mit oralem retardiertem Oxycodon, Behandlungsdaten von 4196 Patienten. Schmerz 20:61–68

3. Meissner W, Leyendecker P, Mueller-Lissner S, Nadstawek J, Hopp M, Ruckes C, Wirz S, Fleischer W, Reimer K (2009) A randomised controlled trial with prolonged-release oral oxycodone and naloxone to prevent and reverse opioid-induced constipation. Eur J Pain 13(1):56–64

4. Morlion BJ, Mueller-Lissner SA, Vellucci R, Leppert W, Coffin BC, Dickerson SL, O'Brien T (2018) Oral prolonged-release oxycodone/naloxone for managing pain and opioid-induced constipation: a review of the evidence. Pain Pract 18(5):647–665

5. Trenkwalder C, Beneš H, Grote L, García-Borreguero D, Högl B, Hopp M, Bosse B, Oksche A, Reimer K, Winkelmann J, Allen RP, Kohnen R (2013) RELOXYN Study Group. Prolonged release oxycodone-naloxone for treatment of severe restless legs syndrome after failure of previous treatment: a double-blind, randomised, placebo-controlled trial with an open-label extension. Lancet Neurol 12(12):1141–1150

P

Inhaltsverzeichnis

Pamidronsäure

Def. Bisphosphonat.

Wirkmechanismus Bisphosphonate gehen mit hoher Affinität irreversible Verbindungen mit den Hydroxylapatitkristallen des Knochens ein. Werden diese gemeinsam mit dem Knochen von Osteoklasten phagozytiert, blockieren sie essenzielle Enzymsysteme in der Osteoklastogenese, wie beispielsweise die Farnesyldiphosphat-Synthase (FPPS) des Mevalonsäurestoffwechsels. Folge ist eine Reduktion der Osteoklastogenese sowie eine

© Springer-Verlag GmbH Deutschland,
ein Teil von Springer Nature 2020
J. Artner et al., *Medikamente in der Schmerztherapie*,
https://doi.org/10.1007/978-3-662-61692-5_19

Apoptose der lokalen Osteoklasten. Da die Osteoklasten als spezialisierte Makrophagen des Knochens lokal ein saures Milieu mittels H-GTPasen herstellen und die H^+-Ionen sowohl die ASICs (säure-sensible Rezeptoren) als auch TRPV1 der dünnen nozizeptiven Endungen im Knochen reizen, ist deren Blockade die Grundlage für den analgetischen Effekt von Bisphosphonaten bei osteolytischen Prozessen und Prozessen mit höherem Knochen-umbau (Metastasen, Arthrosen, Osteoporose, Morbus Paget).

Indikationen
- Osteolytische Knochenmetastasen, insbesondere bei Knochen-schmerzen
- Osteolysen bei multiplem Myelom
- CRPS
- Malignom-induzierte Hyperkalzämie
- Morbus Paget

Nebenwirkungen
- Grippe-ähnliche Symptomatik, Akut-Phase-Reaktion
- Fieber
- Kopfschmerzen
- Übelkeit
- Abdominelle Schmerzen
- Schwäche
- Myalgien
- Generalisierte Schmerzen
- Erhöhung des Serumkreatinins, Nephrotoxizität (v. a. bei schneller Infusion)
- Tachykardie
- Vorhofflimmern
- Konjunktivitis, Uveitis
- Hypokalzämie
- Hypophosphatämie
- Hypokaliämie
- Hypomagnesiämie
- Pathologische Femurschaftfrakturen (selten)
- Osteonekrosen, v. a. im Kieferbereich (gelegentlich)
- Thrombozytopenie/Lymphozytopenie

Pharmakokinetik Da viele Bisphosphonate oral nur zu weniger als 1 % resorbiert werden und die gastrointestinale Absorption durch Nahrungsaufnahme zusätzlich alteriert wird, werden diese oftmals intravenös verabreicht. Etwa die Hälfte der intravenösen Dosis wird unverändert renal ausgeschieden, während der Rest der Substanz an Knochenoberflächen angelagert wird. Von hier „wandert" das Bisphosphonat durch Knochenanbau innerhalb von ca. einem Monat in tiefere Knochenschichten, wo es Monate bis Jahre konserviert bleibt.

Kontraindikationen/besondere Warnhinweise
- Hypersensitivität auf die Substanz
- Hypokalzämie
- Schlechter Zahnstatus, offene Weichteilläsionen im Mund
- Komedikation mit nephrotoxischen Substanzen, vorbestehende Niereninsuffizienz
- Schwangerschaft
- Stillzeit
- Kinder und Jugendliche

Dosierung
CRPS: Lt. Leitlinie der Deutschen Gesellschaft für Neurologie einmalige Gabe von 60 mg als Infusion über mindestens 1 h.

Osteolytische Metastasen: 90 mg als Infusion über 2–4 h alle 4 Wochen.

Hyperkalzämie: 60–90 mg intravenös über 2–4 h.

Die Infusion darf grundsätzlich nicht als Bolus verabreicht werden, die Infusionsgeschwindigkeit von 60 mg/h (1 mg/min) darf nicht überschritten werden. Empfohlen wird die Gabe von 90 mg in 250 ml NaCl 0,9 % über 2 h. Bei Niereninsuffizienz sollte die Infusion langsamer erfolgen.

Handelsnamen Aredia®, Ribodronat®, Generika.

Interaktionen Komedikation mit Aminoglykosiden, Calcitonin oder phosphathaltigen Nahrungsergänzungsmitteln kann die Hypokalzämie verstärken.

Unter anderen verstärkt Thalidomid die Nephrotoxizität.

Eine Gabe von Pamidronat kann mit Substanzen, welche zur Knochenszintigraphie benutzt werden (Technetium-99 m-Diphosphonat) interagieren.

Für die Praxis Die intravenöse Einzeldosis von Pamidronsäure sollte 90 mg nicht überschreiten. Eine Supplementierung mit Vitamin D3 (1000–2000 IE/Tag) und Calcium sollte erfolgen, u. a. um das Risiko einer Hypokalzämie zu reduzieren (Ausnahme: Gabe wegen Hyperkalzämie).

Ein Monitoring von Kalium, Magnesium, Phosphat und Calcium (maximaler Calciumabfall in der Regel nach 24–48 h) und der Nierenfunktion sollte unter Pamidronsäure-Therapie erfolgen.

Um die häufig beobachtete Akut-Phase-Reaktion zu dämpfen, kann in den ersten drei Tagen nach Infusion ein NSAR verabreicht werden.

Die analgetische Wirkung von Bisphosphonaten tritt mit einer Latenz von etwa 10–14 Tagen nach Infusion auf.

Eine Wirkung von Pamidronsäure auf chronischen Rückenschmerz oder gelenkbezogene Schmerzen sind beschrieben, eine Anwendung kann aber derzeit nicht empfohlen werden.

Spezielle Fragestellungen In der Literatur finden sich häufig Angaben über die gefürchtete Komplikation der aseptischen Knochennekrose des Kiefers nach Bisphosphonattherapie. Am häufigsten wird diese Komplikation bei Patienten mit fortgeschrittener Tumorerkrankung unter Chemotherapie, Komedikation mit Kortikoiden, nach zahnärztlichen Prozeduren, bei schlechtem Zahnstatus mit offenen oralen Wunden und bei schlechter oraler Hygiene gefunden. Bei Osteoporose-Patienten findet sich nur eine gering höhere Inzidenz im Vergleich zur Normalbevölkerung, so dass ein Zusammenhang mit der höheren Bisphosphonatdosis bei Tumorpatienten eine Rolle zu spielen scheint. Zudem wird ein Zusammenhang mit der intravenösen Gabe angenommen. Aus diesem Grund wird vor einer i.v. Therapie mit Pamidronsäure generell ein zahnärztliches Screening empfohlen.

Pamidronsäure-Therapie über mehrere Zyklen führt bei Patientinnen mit metastasiertem Mammakarzinom und osteolytischen Knochenmetastasen zu einer Reduktion ossärer Komplikationen. Die Überlebensrate wird nicht beeinflusst. Betont werden muss, dass dieser Effekt erst bei mehreren Zyklen (in den Metaanalysen über 6 Monate) signifikant war.

Literatur

1. Birklein F et al (2018) Diagnostik und Therapie komplexer regionaler Schmerzsyndrome (CRPS), S1-Leitlinie. In: Deutsche Gesellschaft für Neurologie (Hrsg.), Leitlinien für Diagnostik und Therapie in der Neurologie. www.dgn.org/leitlinien (abgerufen am www.dgn.org/leitlinien/3618-ll-030-116-diagnostik-und-therapie-komplexer-regionaler-schmerzsyndrome-crps-2018#therapie. Zugegriffen: 24. März 2020
2. Clezardin P, Gligorov J, Delma P (2000) Mechanisms of action of bisphosphonates on tumor cells and prospects for use in the treatment of malignant osteolysis. Joint Bone Spine 67(1):22–29
3. Corrado A, Santoro N, Cantatore FP (2007) Extra-skelettal effects of bisphosphonates. Bone Spine 74:32–38
4. Moisio K, Eckstein F, Chmiel JS et al (2009) Denuded subchondral bone and knee pain in persons with knee osteoarthritis. Arthr Rheumat 60:3703–3710
5. Nagae M, Higara T, Wakabayashi H et al (2006) Osteoclasts play a part in pain due to the inflammation adjacent to bone. Bone 39:1107–1115
6. Pappagallo M, Breuer B, Lin HM, Moberly JB, Tai J, Noto C, Sanchez A, Manfredi PL (2014) A pilot trial of intravenous pamidronate for chronic low back pain. Pain 155(1):108–117
7. Yanow J, Pappagallo M, Pillai L (2008) Complex regional pain syndrome (CRPS/RSD) and neuropathic pain: role of intravenous bisphosphonates as analgesics. Scient World J 8:229–236
8. Zarychanski R, Elphee E, Walton P, Johnston J (2006) Osteonecrosis of the jaw associated with pamidronate therapy. Am J Hematol 81(1):73–75

Pantoprazol

Def. Protonenpumpen-Inhibitor (PPI).

Wirkmechanismus Pantoprazol wird in den Parietalzellen des Magens in seine aktive Form umgewandelt, welche die H$^+$/K$^+$-ATPase (Protonenpumpe) irreversibel hemmt und eine Verminderung sowohl der basalen, als auch der stimulierbaren Säuresekretion induziert.

Indikationen
- Behandlung und Prophylaxe von gastroduodenalen Ulzera
- Komedikation mit NSAR und anderen Medikamenten mit gastralem Risiko
- Refluxösophagitis, auch als Rezidivprophylaxe
- Helicobacter-pylori-Eradikation
- Zollinger-Ellison-Syndrom

Nebenwirkungen
- Schwindel
- Müdigkeit
- Hepatopathie (Anstieg der Leberenzyme bis zum Leberversagen)
- Erhöhtes Risiko von Osteoporose und Frakturen (nicht gesichert)
- Schlafstörungen
- Sehstörungen
- Urtikaria, Exanthem
- Kopfschmerzen
- Muskelschmerzen
- Obstipation
- Ödeme
- Vitamin-B12 -Malabsorption

Pharmakokinetik Pantoprazol wird nach oraler Einnahme vollständig resorbiert. Aufgrund des First-Pass-Effekts beträgt die orale Bioverfügbarkeit ca. 77 %; die Proteinbindung liegt bei 98 %. Metabolisiert wird Pantoprazol in der Leber (Demethylierung und anschließende Sulfatierung über CYP2C19, weiterer Abbau via Oxidation über CYP3A4). Die Ausscheidung erfolgt zu 80 % renal, der Rest über die Faeces.

Kontraindikationen/besondere Warnhinweise
- Überempfindlichkeit gegen den Wirkstoff
- Kombination mit Atazanavir (verminderte Resorption)
- Schwangerschaft
- Stillzeit

Dosierung
Akuttherapie: p.o. 40 mg 1 × tgl., ggf. 40 mg 2 × tgl.
Prophylaxe: p.o. 20 mg 1 × tgl., ggf. 40 mg 1 × tgl.

Handelsnamen Pantozol®, Rifun®, Generika.

Interaktionen Pantoprazol hat ein niedriges Interaktionspotenzial. Insbesondere die Kombination mit Clopidogrel scheint unproblematisch. Pantoprazol kann zu einem deutlichen Anstieg der Methotrexatkonzentration führen (Mechanismus unklar). Unter PPI-Medikation wurden Schwankungen des Phenprocoumonspiegels beobachtet. Generell kann die Aufnahme von Medikamenten, die einen niedrigen Magen-pH für die Resorption benötigen (z. B. Azol-Antimykotika wie Ketokonazol), vermindert sein. Enzyminduktoren an CYP2C19 und CYP3A4 wie Rifampicin und Johanniskraut können die Plasmaspiegel von Pantoprazol reduzieren.

Für die Praxis Während eine Kurzzeitgabe (wenige Tage) von NSAR meist keine prophylaktische Gabe von Protonenpumpeninhibitoren erfordert, sollte bei längerer Einnahme eine Komedikation erfolgen. Dies gilt insbesondere bei anamnestischen NSAR-assoziierten, gastralen Komplikationen sowie wenn in der Komedikation weitere Substanzen mit gastralem Risiko (z. B. ASS, Kortikoide, SSRI) gegeben werden.

Da die PPI ihren maximalen Plasmawirkspiegel etwa 1 h nach Einnahme erreichen, sollten sie bevorzugt morgens etwa 30 min vor dem Frühstück eingenommen werden.

Unter Langzeitanwendung von Protonenpumpeninhibitoren (PPI) wurden gehäuft Hypomagnesiämien und Vitamin-B12-Mangel beobachtet. Auch das Risiko für Frakturen scheint nach einer Einnahme von über einem Jahr zu steigen. Nach langfristiger Einnahme kann es beim Absetzen zu einem sogenannten Rebound-Phänomen mit überschießender Säureproduktion kommen. Allgemein sollte die Medikation nach längerer Therapie langsam reduziert werden, um die Symptomatik zu verhindern oder zumindest zu lindern.

Spezielle Fragestellungen Pantoprazol sollte aufgrund des geringeren Interaktionsrisikos bei Patienten mit Multimedikation bevorzugt werden. Im Rahmen einer Untersuchung konnte zudem für Pantoprazol (im Gegensatz zu Omeprazol) keine Reduktion der Clopidogrel-Wirkung nachgewiesen werden.

Ob Dosierungen von Pantoprazol über 40 mg zu einer zusätzlichen Wirkung führen, ist anhand neuerer Studien fraglich.

Der Effekt ist nach intravenöser oder oraler Gabe nicht unterschiedlich.

Literatur

1. Angiolillo DJ, Gibson CM, Cheng S et al (2011) Differential effects of omeprazole and pantoprazole on the pharmacodynamics and pharmacokinetics of clopidogrel in healthy subjects: randomized, placebo-controlled, crossover comparison studies. Clin Pharmacol Ther 89(1):65–74
2. Arbel Y, Birati EY, Finkelstein A, Halkin A et al (2013) Platelet inhibitory effect of clopidogrel in patients treated with omeprazole, pantoprazole, and famotidine: a prospective, randomized, crossover study. Clin Cardiol 36(6):342–346
3. Chen CC, Lee JY, Fang YJ, Hsu SJ, Han ML, Tseng PH, Liou JM, Hu FC, Lin TL, Wu MS, Wang HP, Lin JT (2012) Randomised clinical trial: high-dose vs. standard-dose proton pump inhibitors for the prevention of recurrent haemorrhage after combined endoscopic haemostasis of bleeding peptic ulcers. Aliment Pharmacol Ther 35(8):894–903

4. Freedberg DE, Kim LS, Yang YX (2017) The Risks and benefits of long-term use of proton pump inhibitors: expert review and best practice advice from the american gastroenterological association. Gastroenterology 152(4):706–715

5. Lam JR, Schneider JL, Zhao W, Corley DA (2013) Proton pump inhibitior and histamine 2 receptor antagonist use and vitamin B12 deficiency. JAMA 310(22):2435–2442

6. Wilhelm SM, Rjater RG, Kale-Pradhan PB (2013) Perils and pitfalls of long-term effects of proton pump inhibitors. Expert Rev Clin Pharmacol 6(4):443–451

Paracetamol

Syn. Acetaminophen.

Def. Analgetisch und antipyretisch wirksames Nicht-Opioid-analgetikum.

Wirkmechanismus Der Wirkmechanismus von Paracetamol ist nicht vollständig aufgeklärt. Sowohl zentrale als auch periphere Effekte werden angenommen. Eine stärkere zentrale Hemmung der Cyclooxygenase und somit der Prostaglandinsynthese gilt als sicher, während die periphere Hemmung der Cyclooxygenasen I und II nur geringer ausgeprägt ist. Als weitere zentrale Mechanismen gelten u. a. Effekte auf die deszendierenden serotonergen Bahnen, das Cannabinoid-System und am NMDA-Rezeptor.

Indikationen
- Leichte bis mittelstarke Schmerzen
- Fieber

Nebenwirkungen
- Anstieg von hepatischen Transaminasen
- Hepatitis bis Leberversagen

- Hypotonie
- Analgetika-Asthma
- Blutbildveränderungen
- Hautreaktionen

Pharmakokinetik Paracetamol wird rasch und vollständig nach oraler Aufnahme resorbiert. Die Proteinbindung ist gering. Die Metabolisierung erfolgt über Konjugation mit Glucuronsäure und Schwefelsäure, ein geringerer Teil über CYP2E1. Letzteres führt zur Bildung des Metaboliten N-Acetyl-p-benzochinonimin, das üblicherweise rasch über Glutathion entgiftet bzw. durch Cystein und Mercaptursäure gebunden wird. Im Rahmen von Intoxikationen kommt es zu erhöhten Spiegeln des toxischen Acetyl-p-benzochinonimins.

Der Wirkeintritt ist nach 30–60 min zu erwarten, die Wirkdauer beträgt 4–6 h.

Kontraindikationen/besondere Warnhinweise
- Leberschädigung
- Glukose-6-Phosphatdehydrogenasemangel (Favismus)
- Schwere Niereninsuffizienz
- Chronischer Alkoholmissbrauch
- Überempfindlichkeit gegenüber der Substanz

Dosierung
Erwachsene: 4 × 500–1000 mg, Maximaldosis 4000 mg/d.

Kinder: Saft (40 mg/ml) oder Zäpfchen: Einzeldosis 15 mg/kg, Tageshöchstdosis 60 mg/kg.

i.v. (10 mg/ml): 15 mg/kg, max. 4x/Tag (Kinder <10 kg Körpergewicht: 7,5 mg/kg).

Handelsnamen z. B. Ben-u-ron®, Vivimed N®, Generika.

Interaktionen Probenecid reduziert die Paracetamol-Clearance, Cholestyramin reduziert die Aufnahme. Arzneimittel, die eine Enzyminduktion bewirken, und hepatotoxische Medikamente können das Risiko für Leberschäden erhöhen.

Für die Praxis

Hepatotoxizität: Es handelt sich um eine dosisabhängige Wirkung durch Kumulation des toxischen Metaboliten Acetyl-p-benzochinonimin in der Leberzelle, welche zur Glutathionverarmung und somit zu erhöhter Anfälligkeit gegenüber freien Radikalen führt. Toxische Schäden an der Leber werden ab einer Dosis von 10 g beobachtet, während leichte Transaminasenanstiege schon bei normaler Dosierung auftreten können. Das Risiko der Hepatotoxizität steigt deutlich ab einer Tagesdosis von 6000 mg sowie in Kombination mit Enzyminduktoren (erhöhter Anfall toxischer Metabolite) und Komedikation mit Substanzen mit hepatotoxischem Potential. Bei Intoxikation hilft die frühzeitige Gabe von SH-Donatoren hochdosiert wie z. B. N-Acetylcystein, zudem ist Paracetamol dialysierbar. Aufgrund der leichten Verfügbarkeit und der Hepatotoxizität wird Paracetamol u. a. in Großbritannien vor allem bei Jugendlichen oftmals bei Suizidversuchen angewendet. Unter anderem in den USA gilt es als eine der häufigsten Ursachen für ein akutes Leberversagen.

Paracetamol wird von manchen Fachgesellschaften zur primären Therapie des Arthrose-, Rücken- und Rheumaschmerzes sowohl für die kurzfristige als auch die langfristige Einnahme empfohlen. Dennoch ist Paracetamol oftmals klinisch wenig bis unzureichend wirksam. Aus diesem Grund und in Anbetracht der geringen therapeutischen Breite (v. a. hepatotoxisches Potential) ist zumindest der längerfristige Einsatz regelmäßig kritisch zu prüfen. Diese Aspekte werden inzwischen in der Nationalen Versorgungsleitlinie „Nicht-spezifischer Kreuzschmerz" berücksichtigt, die die Anwendung nicht mehr empfiehlt.

Bei älteren oder vorerkrankten Patienten sollte eine Dosisreduktion auf maximal 3 g pro Tag erwogen werden.

Die intravenöse Gabe weist gegenüber der oralen keine höhere analgetische Potenz auf. Bei Kindern wird empfohlen, die intravenöse Dosis mit einer Spritze „abzuziehen", um versehentliche Überdosierungen zu vermeiden und die Dosis in Millilitern anzugeben (Verwechslung von Milliliter und Milligramm mit dem Risiko der Applikation der 10-fachen Dosis).

Klinisch sind NSAR in der Regel wirksamer bei jedoch höherem renalen und kardiovaskulärem Risiko. Die einmalige Gabe der Kombination aus Ibuprofen und Paracetamol wirkt im Rahmen der postoperativen Schmerztherapie besser als die Einzelsubstanzen alleine.

Entgegen der häufigen Annahme ist das gastrale Risiko bei längerfristigen Paracetamol-Dosierungen über 2 g vergleichbar mit der Einnahme von niedrigdosiertem NSAR. Zudem kann der analgetische Effekt durch 5-HT_3-Antagonisten wie Granisetron aufgehoben werden.

Paracetamol ist das einzige Nichtopioid, welches zur Migränetherapie in der ganzen Schwangerschaft und Stillzeit empfohlen wird. Allerdings gibt es zunehmend Hinweise, dass die mütterliche Einnahme in der Schwangerschaft die Inzidenz kindlichen Asthmas erhöht. Inwieweit eine frühkindliche Einnahme das Asthmarisiko ebenfalls erhöht, ist strittig. Eine abschließende Bewertung steht noch aus. Weiterhin werden eine erhöhte Inzidenz des Kryptorchismus bei neugeborenen Jungen sowie ADHS, Autismus-Spektrum-Störungen und Sprachentwicklungsverzögerung diskutiert. Negative kardiovaskuläre (inkl. Verschluss Ductus arteriosus botalli) oder renale Auswirkungen für das ungeborene Kind bei mütterlicher Einnahme im 3. Trimenon konnten nicht gefunden werden.

Es sind diverse Kombinationspräparate verfügbar, die beispielsweise Paracetamol zusammen mit Acetylsalicylsäure und Koffein enthalten. Die Wirksamkeit der Anwendung bei primären Kopfschmerzen wie Spannungskopfschmerzen ist oftmals höher. Allerdings besteht insbesondere bei häufiger Einnahme von Kombinationspräparaten ein erhöhtes Risiko der Entwicklung eines Medikamentenübergebrauchskopfschmerzes gegenüber der Einnahme einer Monosubstanz. Kombinationen, die Opioide wie Tramadol oder Codein enthalten, sollten generell vermieden werden.

Spezielle Fragestellungen Trotz der weiten Verbreitung ist die potenzielle Hepatotoxitität Paracetamols immer wieder Gegenstand kontroverser Diskussionen. Aus diesem Grund wurde die in Apotheken frei verkäufliche Packungsgröße im Jahr 2009 auf

20 Tbl. à 500 mg beschränkt; größere Packungsgrößen wurden verschreibungspflichtig. Die Möglichkeit einer selbständigen Einnahme unabhängig von rezeptierten Medikamenten muss ggf. erwogen werden.

Literatur

1. Cheelo M, Lodge CJ, Dharmage SC et al (2015) Paracetamol exposure in pregnancy and early childhood and development of childhood asthma: a systematic review and meta-analysis. Arch Dis Child 100(1):81–89
2. Dathe K, Frank J, Padberg S, Hultzsch S, Meixner K, Beck E, Meister R, Schaefer C (2019) Negligible risk of prenatal ductus arteriosus closure or fetal renal impairment after third-trimester paracetamol use: evaluation of the German Embryotox cohort. BJOG 126(13):1560–1567
3. Den Hertog HM, van der Norp HB, van Gemert HM et al (2009) The Paracetamol (Acetaminophen) In Stroke (PAIS) trial: a multicentre randomised, placebo-controlled, phase III trial. Lancet Neurol 8:434–440
4. Derry CJ, Derry S, Moore RA (2013) Single dose oral ibuprofen plus paracetamol (acetaminophen) for acute post-operative pain. Cochrane Database Syst Rev 6:DC010210
5. Fenlon S, Collyer J, Giles J, Bidd H, Lees M, Nicholson J, Dulai R, Hankins M, Edelman N (2013) Oral vs intravenous paracetamol for lower third molar extractions under general anaesthesia: is oral administration inferior? Br J Anaesth 110(3):432–437
6. Garcia Rodriguez LA, Hernandez-Dias S (2001) Relative risk of upper gastrointestinal complications among users of acetaminophen and nonsteroidal anti-inflammatory drugs. Epidemiology 12(5):570–576
7. Ji Y, Azuine RE, Zhang Y, Hou W, Hong X, Wang G, Riley A, Pearson C, Zuckerman B, Wang X (2019) Association of cord plasma biomarkers of in utero acetaminophen exposure with risk of attention-deficit/hyperactivity disorder and autism spectrum disorder in childhood. JAMA Psychiatry 77(2):1–11
8. Pickering G, Loriot MA, Libert F, Eschalier A, Beaune P, Dubray C (2006) Analgesic effect of acetaminophen in

humans: first evidence of a central serotonergic mechanism. Clin Pharmacol Ther 79(4):371–378

9. Snijder CA, Kortenkamp A, Steegers EA, Jaddoe VW, Hofman A, Hass U, Burdorf A (2012) Intrauterine exposure to mild analgesics during pregnancy and the occurrence of cryptorchidism and hypospadia in the offspring: the Generation R Study. Hum Reprod 27(4):1191–1201

Parecoxib

Def. Selektiver COX-2-Hemmer zur intravenösen Applikation.

Wirkmechanismus Parecoxib ist ein Prodrug von Valdecoxib. Als selektives Coxib hemmt es überwiegend die Cyclooxygenase-2 (COX-2), welche die Umwandlung von Arachidonsäure in die pronozizeptiven Prostaglandine katalysiert.

Indikationen
- Kurzzeitbehandlung postoperativer Schmerzen
- Sonstige muskuloskelettale oder entzündlich bedingte Schmerzen (Off-label)

Nebenwirkungen
- Kreatininanstieg
- Hypokaliämie
- Ödeme
- Übelkeit
- Bauchschmerzen
- Postoperative Anämie
- Juckreiz
- Schwitzen
- Hypertensive Entgleisung
- Kardiovaskuläre Komplikationen (Herzinsuffizienz, Myokardinfarkt)

Pharmakokinetik Parecoxib ist das intravenöse Prodrug von Valdecoxib. Durch enzymatische Spaltung entsteht sehr schnell

(Halbwertszeit 22 min.) der aktive Metabolit Valdecoxib. Die Wirkung des Medikaments tritt innerhalb von 10 min ein mit einer klinisch relevanten Linderung nach ca. 30 min. Die Halbwertszeit beträgt 8 h. Valdecoxib wird hepatisch u. a. über CYP3A4 und CYP2C9 metabolisiert sowie CYP-unabhängig glukuronidiert.

Kontraindikationen/besondere Warnhinweise
- Koronare Herzkrankheit
- Postoperativ nach koronarer Bypass-OP
- pAVK
- Zerebrovaskuläre Erkrankungen
- Allergie gegen Salizylate
- Allergie gegen Sulfonamide
- Schwere allergische Arzneimittelreaktion in der Anamnese, insbesondere Hautreaktionen wie Stevens-Johnson-Syndrom
- Stillzeit
- Drittes Trimenon der Schwangerschaft
- Herzinsuffizienz
- Aktive gastrointestinale Ulzera oder Blutungen
- Schwere Leberfunktionsstörungen

Dosierung 2×40 mg i.v. für 3 Tage.

Handelsnamen Dynastat®.

Interaktionen Valdecoxib-Spiegel werden durch CYP3A4-Hemmer wie Ketoconazol und CYP2C9-Hemmer wie Fluconazol erhöht.
Parecoxib kann Wirkspiegel von CYP2D6-Substraten wie Flecainid, Propafenon oder Metoprolol und CYP2C19-Substraten wie Phenytoin, Diazepam oder Imipramin erhöhen.

Für die Praxis Parecoxib ist das einzige parenteral verfügbare Coxib. Im Vergleich zu parenteralem Diclofenac weist es eine bessere Verträglichkeit auf. In Fällen, in denen man auf eine parenterale Medikamentengabe angewiesen ist, kann man Parecoxib bei entzündlicher Schmerzursache/-komponente

(v. a. muskuloskelettal bedingt) trotz Off-label-use auch außerhalb der Akutschmerztherapie erwägen. Alternativ kann die Verwendung eines NSAR (z. B. Diclofenac) als Suppositorium geprüft werden. Es liegt als gut lösliches Pulver in einer Durchstechflasche vor und verhält sich bei Injektion inert, d. h. Blutdruckabfälle, Venenreizungen o. Ä. sind nicht zu beobachten.

Die perioperative Anwendung ist sicher vorteilhaft bei Eingriffen, bei denen eine Nachblutung deletär werden könnte, wie z. B. in der Neurochirurgie, bei HNO Eingriffen, oder bei Schilddrüsenoperationen.

Es gibt nur begrenzte Erfahrungen für die Anwendung über die Dauer von länger als 3 Tagen. In einer Studie mit einer Gabe über bis zu 7 Tagen wurde keine erhöhte Inzidenz von unerwünschten Ereignissen gegenüber Placebo nachgewiesen.

Im Rahmen einer Studie zur Anwendung nach koronarer Bypasschirurgie fiel neben vermehrten kardialen Komplikationen ein höheres Risiko an Wundinfekten (v. a. sternal) auf.

Literatur

1. Bian YY, Wang LC, Qian WW, Lin J, Jin J, Peng HM, Weng XS (2018) Role of parecoxib sodium in the multimodal analgesia after total knee arthroplasty: a randomized double-blinded controlled trial. Orthop Surg 10(4):321–327
2. Essex MN, Cheung R, Li C, Xie L (2017) Safety of parecoxib when used for more than 3 days for the management of postoperative pain. Pain Manag 7(5):383–389
3. Ott E, Nussmeier NA, Duke PC, Feneck RO, Alston RP, Snabes MC, Hubbard RC, Hsu PH, Saidman LJ, Mangano DT (2003) Multicenter Study of Perioperative Ischemia (McSPI) Research Group; Ischemia Research and Education Foundation (IREF) Investigators. Efficacy and safety of the cyclooxygenase 2 inhibitors parecoxib and valdecoxib in patients undergoing coronary artery bypass surgery. J Thorac Cardiovasc Surg 125(6):1481–1492
4. Schug SA, Parsons B, Li C, Xia F (2017) The safety profile of parecoxib for the treatment of postoperative pain: a pooled analysis of 28 randomized, double-blind, placebo-controlled clinical trials and a review of over 10 years of postauthorization data. J Pain Res 10:2451–2459

5. Teerawattananon C, Tantayakom P, Suwanawiboon B, Katchamart W (2017) Risk of perioperative bleeding related to highly selective cyclooxygenase-2 inhibitors: A systematic review and meta-analysis. Semin Arthritis Rheum 46(4):520–528

Phenytoin

Def. Antikonvulsivum mit antineuropathischer Wirkung.

Wirkmechanismus Über eine Blockade neuronaler, spannungsabhängiger Natriumkanäle kommt es zu verminderten, spontanen Entladungen bei Konvulsionen sowie zu einer Reduktion einschießend-neuropathischer Schmerzattacken. Daneben kommt es zu einer verminderten Freisetzung des exzitatorischen Transmitters Glutamat, möglicherweise über eine NMDA-Blockade.

Indikationen
- Neuralgie wie Trigeminusneuralgie, Tic doloreux
- Sonstige zentrale und periphere neurogene Schmerzzustände
- Epileptische Anfälle (fokal u. generalisiert)
- Status epilepticus

Nebenwirkungen
- Sehstörungen
- Ataxie
- Dyskinesien
- Schwindel
- Tremor
- Kognitive Störungen
- Appetitverlust
- Emesis
- Gewichtsabnahme
- Gingivahyperplasie
- Exantheme
- Lyell-Syndrom
- Hirsutismus
- Blutbildungsstörungen bis Trizytopenie
- Leberfunktionsstörungen

- Enzephalopathie
- Irreversible Kleinhirnveränderungen
- Polyneuropathie
- Schwere Arrhythmien bei intravenöser Gabe bis zu Kammer-flimmern/Asystolie
- Paravasatnekrosen bei intravenöser Gabe (stark alkalische Lösung)

Pharmakokinetik Die Bioverfügbarkeit unterliegt starken inter- und intraindividuellen Schwankungen. Die Maximalspiegel bei oraler Einzelgabe werden nach 4–6 h erreicht. Die Plasmaproteinbindung beträgt um die 90 %. Aufgrund der hohen Lipophilie ist mit einer schnellen ZNS-Anflutung und Wirkeintritt nach etwa 30 min zu rechnen. Die Halbwertszeit beträgt zwischen 20 und 60 h. Nach umfangreicher hepatischer Glukuronidierung erfolgt renale und fäkale Elimination.

Kontraindikationen/besondere Warnhinweise
- Vorbestehende Knochenmarkschäden
- AV-Block II-III
- Z. n. Herzinfarkt in den vorangegangenen 3 Monaten
- Herzinsuffizienz
- Hypotonie unter 90 mmHg systolisch
- Bradykardie
- Vorhofflimmern

Dosierung Aufgrund der langen Halbwertszeit kann Phenytoin als Einmalgabe verabreicht werden, gelegentlich ist die Verträglichkeit bei Verteilung auf 2–3 Einzeldosen besser.

Trigeminusneuralgie: Intravenöse Aufsättigung (Phenytoin 250 mg, max. 25 mg/min i.v., ggf. Repetition nach 12 h), alternativ orale Aufsättigung (z. B. für 2 Tage 600 mg/d, weitere 2 Tage 400 mg/d), dann jeweils mit 300 mg/d oral weiter; ggf. weitere Steigerungen nur langsam in 25 mg-Schritten (Plasmaspiegelkontrollen).

Sonstige neurogene Schmerzzustände: Einschleichende Aufsättigung auf 300 mg pro Tag.

Therapeutische Plasmakonzentration im Allgemeinen: 10–20 µg/ml, toxische Spiegel beginnen oberhalb 25 µg/ml.

Handelsnamen Phenhydan®, Zentropil®, Generika.

Interaktionen Für Phenytoin sind umfangreiche Wechselwirkungen beschrieben: Induktoren insbesondere an CYP2C9 und CYP2C19 können die Plasmaspiegel von Phenytoin senken. Selbiges gilt u. a. für Dexamethason, Theophyllin und chronischen Alkoholkonsum. Die Phenytoin-Plasmaspiegel können durch eine Vielzahl an Medikamenten erhöht werden, u. a. auch durch andere Antikonvulsiva (z. B. Valproat, Topiramat, Oxcarbazepin) und NSAR.

Phenytoin ist ein Induktor an CYP3A4. Serumkonzentrationen zahlreicher Medikamente werden vermindert, u. a. orale Kontrazeptiva und Trizyklika. Phenytoin kann zudem die Toxizität von Paracetamol und Methotrexat erhöhen.

Für die Praxis Phenytoin kann bspw. vorteilhaft in der Akutphase einer Trigeminusneuralgie eingesetzt werden, um einen schnellen Therapieerfolg zu erreichen. Da Phenytoin zu Herzrhythmusstörungen führen kann, ist bei intravenöser Applikation auf eine EKG-Monitoring zu achten. Aufgrund des alkalischen pHs können paravenöse Injektionen zu Gewebsnekrosen führen. Somit sollte die Gabe idealerweise zentralvenös erfolgen, zumindest muss ein sicherer periphervenöser Zugang gewährleistet sein.

Phenytoin kann zu Fehlbildungen führen, höhere Dosen und Kombinationen mit anderen Antikonvulsiva erhöhen das Risiko zusätzlich. In diesem Zusammenhang muss beachtet werden, dass die Wirkung von Kontrazeptiva durch Phenytoin vermindert sein kann. Eine Anwendung als Analgetikum bei Frauen im gebärfähigen Alter ist nicht indiziert.

Personen mit Abstammung von Han-Chinesen und Thailändern weisen gehäuft die Genvariante HLA-B*1502 auf, bei der ein erhöhtes Risiko bzgl. des Auftretens eines Stevens-Johnson-Syndrom (SJS) besteht. Bei Kaukasiern und Personen japanischer Abstammung ist diese Genvariante extrem selten.

Spezielle Fragestellungen Topisch appliziertes Phenytoin kann Na^+-Kanäle blockieren und so analgetisch wirken. Bei Tagesdosen von bis zu 200 mg ist topisches Phenytoin nicht im Blutplasma nachweisbar, somit sind keine systemischen Nebenwirkungen bei lokaler Anwendung zu erwarten. Die Rezeptur eines sog. Nano-Emulgels mit Cocosnußöl und Sojaöl (im Verhältnis 70:30) als Trägersubstanz für Phenytoin 5–10 % verspricht optimierte Haltbarkeit, Permeabilität der Haut und Freisetzungsrate. Eine Phenytoincreme 5 % wirkt für etwa 4 h, während eine 10 %ige Zubereitung einen schnelleren Wirkeintritt (10–15 min) und eine längere Analgesiedauer für ca. 6 h aufweist. Der analgetische Effekt wurde für verschiedene Indikationen wie postherpetische Neuralgie oder Polyneuropathie beschrieben. Die Applikation erfolgt in der Regel mindestens zweimal pro Tag. Weiterhin zeigte sich eine beschleunigte Wundheilung durch die lokale Applikation von Phenytoin.

Es wurden Hinweise auf eine Autoinduktion der Metabolisierung von Phenytoin gefunden. Ggf. sollte v. a. bei abnehmender Wirkung eine Spiegelkontrolle und, wenn nötig, eine Dosisanpassung erfolgen.

Literatur

1. Aiyer R, Mehta N, Gungor S, Gulati A (2018) A Systematic review of NMDA receptor antagonists for treatment of neuropathic pain in clinical practice. Clin J Pain 34(5):450–467
2. Bhatia A, Prakash S (2004) Topical phenytoin for wound healing. Dermatol Online J 10:5
3. Chetty M, Miller R, Seymour MA (1998) Phenytoin autoinduction. Ther Drug Monit 20(1):60–62
4. Kopsky DJ, Keppel Hesselink JM (2018) Phenytoin cream for the treatment for neuropathic pain: case series. Pharmaceuticals 11(2):53
5. Kopsky DJ, Keppel Hesselink JM (2017) Topical phenytoin for the treatment of neuropathic pain. J Pain Res 10:469–473
6. Lee SY, Pung YY, Khor BK, Kong WE et al (2016) Lipid-based delivery system for topical phenytoin. J Applied Pharm Sci 6(11):14–20

7. Lewis WG, Rhodes RS (1994) Systemic absorption of topical phenytoin sodium. Ann Pharmacother 28:961

8. Yang J, Wetterstrand C, Jones RSG (2007) Felbamate but not phenytoin or gabapentin reduces glutamate release by blocking presynaptic NMDA receptors in the entorhinal cortex. Epilepsy Res 77:157–164

Pethidin

Syn Meperidin.

Def. μ-Opioid-Rezeptor-Agonist.

Wirkmechanismus Pethidin ist das erste vollsynthetische Opioid mit hauptsächlicher Wirkung am μ-Opioidrezeptor. Es finden sich nur geringe Effekte am κ- und σ-Rezeptor. Eine teilweise postulierte spasmolytische Wirkung an glatter Muskulatur und Sphinkter oddi ist klinisch nicht nachweisbar.

Wirkstärke: Pethidin ist bei intravenöser Gabe 7,5- bis 10-fach schwächer im Vergleich zu parenteralem Morphin bzw. 2,5- bis 3,5-fach schwächer als orales Morphin.

Indikationen
- Starke Schmerzen
- Postoperatives Shivering

Nebenwirkungen
- Übelkeit/Erbrechen
- Verwirrtheit
- Dysphorie
- Erregungszustände
- Wahnvorstellungen
- Halluzinationen
- Krampfanfälle
- Sedierung
- Schwindel

- Atemdepression (bei vergleichbarer Analgesie atemdepressiver als Morphin)
- Juckreiz
- Bronchospasmus
- Kontraktion der Gallenwege
- Harnretention
- Hypotonie

Pharmakokinetik Orales Pethidin wird innerhalb von 60 min resorbiert. Plasmaspitzenspiegel werden nach 1–2 h erreicht, die des aktiven Hauptmetaboliten Norpethidin zwischen 2 und 8 h nach oraler Gabe. Pethidin unterliegt einem ausgeprägten First-Pass-Effekt, so dass die orale Bioverfügbarkeit bei ca. 50 bis 60 % liegt. Die Plasmaeiweißbindung beträgt zwischen 37 und 73 %. Pethidin wird umfangreich metabolisiert, der Hauptmetabolit Norpethidin ist pharmakologisch aktiv und in relevantem Ausmaß für die Nebenwirkungen verantwortlich. Die Plasmahalbwertszeit von Pethidin beträgt 3,2–8 h, die von Norpethidin 8–12 h. Bei Neugeborenen wurde eine Plasmahalbwertszeit bis zu 39 h gemessen. Pethidin und die Metabolite werden hauptsächlich renal eliminiert.

Kontraindikationen/besondere Warnhinweise
- Gleichzeitige Behandlung mit MAO-Hemmern oder innerhalb von 14 Tagen nach deren letzten Einnahme
- Überempfindlichkeit gegen Pethidin oder einen der sonstigen Bestandteile
- Schwere respiratorische Insuffizienz
- Anwendung bei Kindern unter 1 Jahr kontraindiziert, nur unter besonderer Vorsicht bei Kindern und Jugendlichen unter 16 Jahren
- Substanzabhängigkeit aktuell oder in der Anamnese
- Intoxikationen, Kombination mit anderen sedierenden zentralwirksamen Substanzen
- Schädelhirnverletzungen oder erhöhtem Hirndruck
- Hypotension bei Hypovolämie
- Schweren Leber- oder Nierenfunktionsstörungen
- Epilepsie, anamnestisch Krampfanfälle

Dosierung
Postoperatives Shivering: (12,5-)25–50 mg i.v.
Anwendung zur Analgesie:

- Einzeldosis i.v.: 50 mg alle 3 bis 6 h (entsprechend ca. 0,7 mg/kg KG).
- Einzeldosis s.c.: 25 bis maximal 150 mg alle 3 bis 6 h (die zugelassene i.m.-Gabe ist nicht empfehlenswert)
- Oral (1 Tr. = 2,5 mg): 25–150 mg (= 10–60 Tropfen); Kinder/ Jugendliche: 0,6–1,2 mg/kg KG
- Zäpfchen: 100 mg supp.

Bei Erwachsenen gilt eine Tageshöchstdosis von 500 mg.

Bei älteren Patienten und Patienten mit eingeschränkter Leber- oder Nierenfunktion wird eine Dosisreduktion empfohlen.

Verfügbare Applikationsformen: Parenterale Injektionslösung, Tropfen und Zäpfchen (die Gabe als Tropfen oder Zäpfchen ist aus schmerzmedizinischer Sicht nicht empfehlenswert).

Handelsnamen Dolantin®, Dolcontral®, Generika.

Interaktionen Ritonavir erhöht die Plasmakonzentrationen des Metaboliten Norpethidin. Durch Phenytoin kann der hepatische Metabolismus von Pethidin verstärkt werden, was zu erhöhter Konzentration des aktiven Metaboliten Norpethidin führt. Cimetidin reduziert die Clearance und das Verteilungsvolumen von Pethidin sowie die Bildung des Metaboliten Norpethidin. Phenothiazine können das Hypotonie-Risiko erhöhen. Bei Vormedikation innerhalb der letzten 14 Tage mit MAO-Hemmern oder anderen serotonergen Substanzen wurde über die Auslösung eines Serotonin-Syndroms berichtet.

Für die Praxis Im Rahmen der ausgeprägten hepatischen Metabolisierung wird das lang wirksame Norpethidin gebildet, das bei Niereninsuffizienz akkumulieren kann. Norpethidin hat eine mit Pethidin vergleichbare analgetische Wirksamkeit, jedoch ein 2-fach höheres Risiko für die Auslösung von Krampfanfällen.

Überdosierung und wiederholte Gaben können Erregungszustände, Halluzinationen und Krämpfe provozieren. Intravenöses
Pethidin sollte aufgrund der potenziell lebensbedrohlichen Nebenwirkungen nicht mehr routinemäßig zur postoperativen Schmerztherapie eingesetzt werden. Grundsätzlich ist Pethidin (oral
und insbesondere parenteral) auch nicht zur Anwendung in der
chronischen Schmerztherapie geeignet.

Pethidin wurde zeitweise bei akuter Pankreatitis empfohlen,
da es wirksam bei Spasmen der Gallengänge oder des Sphincter
oddi sei. Entsprechende Empfehlungen zur Anwendung von
Pethidin entstammen in-vitro-Untersuchungen. Dieser Vorteil ist
klinisch nicht nachweisbar, auch eine Cochrane-Untersuchung
kommt zu dem Ergebnis, dass es diesbezüglich zwischen
Opioiden keine Unterschiede gibt. Es finden sich keine Hinweise, dass Pethidin, im Gegensatz zu anderen Opioiden,
spasmolytisch wirkt. Somit können auch andere Opioide mit
günstigerem Nebenwirkungsprofil angewendet werden.

Häufig wird Pethidin zurzeit noch zur Behandlung des postoperativen Shiverings eingesetzt und besitzt hier noch einen
relevanten Stellenwert. Allerdings konnte in einer neueren
Untersuchung bei Shivering nach Sectio in Spinalanästhesie
keine bessere Wirkung von Pethidin im Vergleich zu Fentanyl
oder Tramadol nachgewiesen werden. Letzteres wurde als
günstigste Option bei geringerer sedierender Komponente eingestuft. Auch weitere Medikamente oder Kombinationen mit
Pethidin wurden zur Behandlung von Shivering untersucht, hilfreich scheint eine Kombination mit Dexamethason zu sein.

Spezielle Fragestellungen Bei Neugeborenen besteht ein
erhebliches Risiko von exzitatorischen Nebenwirkungen mit
u. a. Agitation durch den Metaboliten Norpethidin, so dass
Pethidin in dieser Altersgruppe kontraindiziert ist. Generell
sollte aus schmerzmedizinischer Sicht keine Anwendung im
Kindes- und Jugendalter erfolgen.

Eine neuere Untersuchung fand eine Verlängerung der QT-
Zeit unter Pethidin, insbesondere bei Niereninsuffizienz.

Literatur

1. Basurto Ona X, Rigau Comas D, Urrútia G (2013) Opioids for acute pancreatitis pain. Cochrane Database Syst Rev 7:DC009179
2. Jayaraj A, Balachander H, Kuppusamy SK, Arusamy S, Rai Y, Siddiqui N (2019) Comparison of meperidine, tramadol and fentanyl for post-spinal shivering prevention during cesarean delivery: a double-blind randomized controlled trial. J Obstet Gynaecol Res 45(11):2202–2208
3. Keller GA, Villa Etchegoyen MC, Fernández N, Olivera NM, Quiroga PN, Diez RA, Di Girolamo G (2017) Meperidine-induced QTc-interval prolongation: prevalence, risk factors, and correlation to plasma drug and metabolite concentrations. Int J Clin Pharmacol Ther 55(3):275–285
4. Latta KS, Ginsberg B, Barkin RL (2002) Meperidine: a critical review. Am J Ther 9(1):53–68
5. Solhpour A, Jafari A, Hashemi M, Hosseini B, Razavi S, Mohseni G, Vosoughian M, Behnaz F, Amin Nejad R, Pourhoseingholi MA, Soltani F (2016) A comparison of prophylactic use of meperidine, meperidine plus dexamethasone, and ketamine plus midazolam for preventing of shivering during spinal anesthesia: a randomized, double-blind, placebo-controlled study. J Clin Anesth 34:128–135
6. Thompson DR (2001) Narcotic analgesic effects on the sphincter of Oddi: a review of the data and therapeutic implications in treating pancreatitis. Am J Gastroenterol 96(4):1266–1272

Piritramid

Def. Erstes 4-Aminopiperidinderivat (synthetisiert von Paul Janssen). Piritramid wird hautsächlich im deutschsprachigen Bereich Kontinentaleuropas eingesetzt; in Deutschland ist es das am häufigsten eingesetzte Opioid zur Behandlung postoperativer Schmerzen.

Wirkmechanismus μ-Opioid-Rezeptor-Agonist.

Wirkstärke: Im Vergleich zu parenteralem Morphin 0,7-fache, zu oralem Morphin ca. doppelte analgetische Wirksamkeit.

Indikationen
- Starke und stärkste Schmerzen (Einsatz von intravenösem Piritramid hauptsächlich zur perioperativen und akuten Schmerztherapie)

Nebenwirkungen
- Schwindel
- Übelkeit
- Erbrechen
- Obstipation
- Somnolenz
- Stupor
- Erhöhte Herzfrequenz
- Hypotonie
- Schwitzen
- Atemdepression
- Blässe

Pharmakokinetik Da Piritramid bereits 1961 eingeführt wurde, gibt es nur wenige pharmakokinetische Angaben. Piritramid wird fast vollständig über die Leber metabolisiert, die renale Ausscheidung ist gering. Es weist mit über 94 % eine wesentlich höhere Plasmaeiweißbindung als Morphin auf (im Wesentlichen α1-Glykoprotein und Albumin). Die mittlere effektive Plasmakonzentration liegt zwischen 3 und 30 ng/ml. Die klinische Wirkdauer beträgt 4–6 h, die terminale Halbwertszeit bis zu 10 h auf Grund seines hohen Verteilungsvolumens und der langsamen Rückverteilung aus dem dritten Raum. Die Plasmahalbwertszeit ist bei Säuglingen deutlich verlängert, während Kleinkinder im Vergleich zu Erwachsenen eine deutlich höhere Eliminationsgeschwindigkeit haben. Die Gesamt-Clearance beträgt 9,8 ml/ kg/min bei Kleinkindern zwischen 2 und 4 Monaten und 25 ml/ kg/min bei Kindern zwischen 4 Monaten und 4 Jahren (Angabe

Fachinformation). Daher müssen die Dosis und die Dosierungs-
intervalle dem Alter der Patienten und der klinischen Wirkdauer
angepasst werden.

Kontraindikationen/besondere Warnhinweise

- Überempfindlichkeit gegen den Wirkstoff oder einen der
  sonstigen Bestandteile
- MAO-Hemmer sollten 10 Tage vor Piritramidanwendung
  abgesetzt werden
- Bei gleichzeitiger Anwendung anderer zentral dämpfender
  Substanzen kann es zu gegenseitiger Wirkverstärkung kommen
- Komatöse Zustände
- Atemdepression
- Vorsicht bei akuter Alkoholintoxikation, konvulsiven
  Erkrankungen, Kopfverletzungen und Zuständen mit
  erhöhtem Hirndruck
- Vorsicht bei Gallenwegserkrankungen, obstruktiven und
  entzündlichen Darmerkrankungen, Phäochromozytom,
  Pankreatitis
- Vorsicht bei Kindern unter 1 Jahr

Schwangerschaft und Stillzeit: Zum Übertritt von Piritramid
über die Plazenta bzw. in die Muttermilch liegen keine Daten
vor. Dosisunabhängige embryotoxische Effekte bei Menschen
wurden bislang nicht beschrieben. Es sollte lt. Fachinfo während
der Schwangerschaft vermieden werden. Während der Stillzeit sollte es nicht angewendet werden, es soll eine Pause von
24 h zwischen letzter Piritramidgabe und erneutem Stillen eingehalten werden. Laut Embryotox erfordern Einzelgaben jedoch
keine Einschränkung des Stillens.

Mit niedriger Dosis beginnen bei kachektischen,
geschwächten oder älteren Patienten, bei eingeschränkter Leber-,
Nieren- oder Atemfunktion. Engmaschig überwachen!

Dosierung

- *Subkutane Anwendung:* 7,5 – max. 15 mg
- *Intravenöse Anwendung (als Kurzinfusion):* Einzeldosis mit
  0,1 mg/kg, meist 7,5 mg.

- *Intravenös zur postoperativen Schmerztherapie:* Dosistitration mit fraktionierten Boli von 3 – 5 mg Piritramid
- *Patientenkontrollierte intravenöse Analgesie:* PCIA-Bolus 2 mg (max. 3 mg), Sperrzeit 15 min; keine kontinuierliche Applikation

Handelsnamen Dipidolor®,   Piritramid-hameln   7,5 mg/ml Injektionslösung®.

Interaktionen

Die Metabolisierung erfolgt über CYP3A4, daher kann es bei gleichzeitiger Gabe von CYP3A4-Inhibtoren (bspw. Ciprofloxacin, Erythromycin, Fluoxetin, Ketoconazol, Sertralin, Grapefruitsaft) zu einer bis zu 4-fachen Steigerung des Plasmaspiegels kommen.

Durch gleichzeitige Anwendung anderer zentral dämpfender Substanzen kommt es zur Verstärkung der Nebenwirkungen. In Kombination mit MAO-Hemmern kann es zu lebensbedrohlichen Komplikationen kommen, sie müssen mindestens 14 Tage vorher abgesetzt werden.

Für die Praxis

Piritramid ist nur parenteral applizierbar (i.v., s.c.). Die intramuskuläre Gabe ist zwar zugelassen, aber nicht empfehlenswert. Piritramid hat eine erhebliche Bedeutung in der Akutschmerztherapie und in der postoperativen patientenkontrollierten intravenösen Analgesie (PCIA). Es besitzt keine aktiven Metabolite, die renal ausgeschieden werden müssen, daher besteht (im Gegensatz zu Morphin) keine Gefahr der Akkumulation bei Niereninsuffizienz. Weitere Vorteile sind seine fehlende Dysphorie und Kardiodepression. Postoperative Übelkeit und Erbrechen treten laut Literatur unter Piritramid in gleicher Häufigkeit auf wie unter Morphin, nach klinischem Eindruck scheint sie allerdings geringer zu sein.

Spezielle Fragestellungen

Aufgrund seines pH-Wertes gibt es bei der intravenösen Koadministration von Piritramid und Cephalosporinen Präzipitate. Daher sollte die Konzentration von Piritramid in der zuführenden Infusion nicht >1,875 mg/ml liegen. Idealerweise sollten Cephalosporine daher sequenziell oder über einen separaten Zugang verabreicht werden.

Literatur

1. Eckle VS, Grasshoff C (2013) Precipitation of piritramide and cefazolin. Study of the dependence on concentration and pH. Anaesthesist 62(11):898–901

2. Hinrichs M, Weyland A, Bantel C (2017) Piritramide: a critical review. Schmerz. 31(4):345–352

3. Mueller C, Kremer W, Harlfinger S et al (2005) Pharmakokinetics of piritramide in newborns, infants and young children in intensive care units. Eur J Pediatr 165:229–239

4. Muraskaite I, Koscielny S, Komann M, Weinmann C, Meißner W (2018) Oxycodone, piritramide and tramadol for the management of postoperative pain: a registry study on use and effectiveness in clinical routine. Schmerz 32(6):427–433

5. Sperschneider H (2007) Schmerztherapie bei Nieren-erkrankungen und chronischer Niereninsuffizienz. Sonder-druck. Spektrum Nephrol 5:1–12

6. Thigpen JC, Odle BL, Harirforoosh S (2019) Opioids: a review of pharmacokinetics and pharmacodynamics in neonates, infants, and children. Eur J Drug Metab Pharmacokinet 44(5):591–609

Piroxicam

Def. Nicht-steroidales Analgetikum-Antiphlogistikum (NSAR) mit langer Halbwertszeit.

Wirkmechanismus Durch nicht-selektive Hemmung der Cyclooxygenase wird die Synthese von proinflammatorischen und pronozizeptiven Prostaglandinen reduziert.

Indikationen
- Schmerzen bei aktivierter Arthrose, rheumatoider Arthritis, Morbus Bechterew (Spondylitis ankylosans)

Nebenwirkungen
- Gastrointestinale Ulcera/Blutung
- Thrombozytenaggregationshemmung
- Übelkeit, Erbrechen
- Bullöse Hautreaktionen wie Stevens-Johnson-Syndrom und toxische epidermale Nekrolyse
- Tinnitus
- Transaminasen-Anstieg
- Juckreiz
- Flüssigkeitsretention
- Kopfschmerzen
- Schwitzen
- Niereninsuffizienz
- Thrombozytopenie
- Kardiovaskuläre Komplikationen bis zum Herzinfarkt
- Zerebrovaskuläre Komplikationen bis zum Apoplex
- Allergische Reaktionen
- Hyponatriämie
- Hyperkaliämie

Pharmakokinetik Mit einem Wirkeintritt ist etwa eine Stunde nach Einnahme zu rechnen. Maximale Plasmakonzentrationen werden nach 3–5 h erreicht. Die Plasmaproteinbindung beträgt 99 %. Piroxicam wird hepatisch metabolisiert und überwiegend renal, zu einem kleinen Anteil faecal ausgeschieden. Die Halbwertszeit der Substanz beträgt ca. 40 h.

Kontraindikationen/besondere Warnhinweise
- Anamnese gastrointestinaler Ulcera/Blutungen/Perforationen
- Chronisch entzündliche Darmerkrankungen (Colitis ulcerosa, M. Crohn)
- Komedikation mit NSAR oder COX-2-Inhibitoren
- Schwangerschaft
- Kinder u. Jugendliche
- Kardiovaskuläre Vorerkrankungen
- Schwere allergische Arzneimittelreaktion in der Anamnese, insbesondere Hautreaktionen wie Stevens-Johnson-Syndrom

- Blutungsneigung, Kombination mit Antikoagulantien
- Höheres Alter

Dosierung 10–20 mg 1 × pro Tag.

Handelsnamen Felden®, Pirox®, Generika.

Interaktionen Piroxicam kann die Plasmaspiegel von Lithium, Phenytoin und Methotrexat erhöhen.
Das Blutungsrisiko steigt in Kombination mit anderen NSAR, SSRI und Vitamin-K-Antagonisten. Piroxicam wird primär über CYP2C9 verstoffwechselt. „Poor metabolizer" haben ein erhöhtes Risiko für die Entwicklung teils schwerwiegender Nebenwirkungen.

Für die Praxis Aufgrund eines höheren Risikos für gastro-intestinale Komplikationen und schwerer Hautreaktionen als bei anderen NSAR wurde im Jahre 2007 die Zulassung deutlich eingeschränkt. Piroxicam ist seitdem nur noch für die oben genannten Indikationen zugelassen. Die Anwendung bei anderen Indikationen wie postoperativen Schmerzen oder beim akuten Gichtanfall ist seitdem nicht mehr zugelassen. Generell gilt Piroxicam nur noch als NSAR der zweiten Wahl.
Die verfügbare i.m.-Präparation sollte grundsätzlich vermieden werden.

Literatur

1. Brogden RN, Heel RC, Speight TM, Avery GS (1981) Piroxicam: a review of its pharmacological properties and therapeutic efficacy. Drugs 22(3):165–187
2. Dean L. Piroxicam Therapy and CYP2C9 Genotype. 2019; In: Pratt VM, McLeod HL, Rubinstein WS, Scott SA, Dean LC, Kattman BL, Malheiro AJ, editors. Medical Genetics Summaries [Internet]. Bethesda (MD): National Center for Biotechnology Information (US); 2012
3. Dessain P, Estabrooks TF, Gordon AJ (1979) Piroxicam in the treatment of osteoarthrosis: a multicenter study in general practice involving 1218 patients. J Int Med Res 7(5):335–343

4. Pisko EJ, Rahaman MA, Turner RA et al (1980) Long term efficacy and safety of piroxicam in the treatment of rheumatoid arthritis. Curr Ther Res 27:852
5. Rote-Hand-Brief Piroxicam der Arzneimittelkommission der deutschen Ärzteschaft vom 11.10.2007 www.akdae.de/Arzneimittelsicherheit/RHB/Archiv/2007/40-20071011.pdf; Zugegriffen: 24. März 2020

Prednisolon

Syn. Deltahydrocortisol, Metacortandralon.

Def. Synthetisches Glucocortikoid.

Wirkmechanismus Prednisolon (1,2-Dehydrocortisol) ist das 1,2-dehydrierte Analogon des körpereigenen Cortisols und der aktive Metabolit des Prednisons. Ähnlich anderen Glukokortikoiden entfaltet es seine Wirkung sowohl auf zellulär-membranöser Ebene, als auch auf Zell-Transkriptionsebene. Glukokortikoide binden an spezifische Rezeptoren im Zytosol und werden mit diesen in den Zellkern transloziert. Der antiphlogistische Effekt beruht im Wesentlichen auf der Hemmung der Phospholipase A2 und der Interleukinbildung (IL-1) sowie der Alteration der Synthese von anderen Zytokinen (TNF, IL-2, …).

Indikationen
- Rheumatologische Erkrankungen
- CRPS, insbesondere in der Akutphase
- Status migraenosus
- Kurzzeitprophylaxe/Bridging bei Clusterkopfschmerz
- Behandlung des perifokalen Ödems bei Hirnmetastasen
- Allergische Reaktionen
- Anaphylaktischer Schock
- Stoßtherapie bei Multipler Sklerose
- Gichtanfall
- Status asthmaticus
- COPD

- Reizgasinhalation
- Colitis ulcerosa
- Riesenzellarteriitis
- Morbus Crohn
- Substitutionstherapie beispielsweise i. R. eines M. Addison
- Transplantationsmedizin

Nebenwirkungen
- Immunsuppression
- Gastritis, Magen-Darm-Ulcera
- Blutzuckerentgleisung
- Osteoporose (v. a. bei Langzeittherapie)
- Ödeme
- Natriumretention
- Hypokaliämie
- Hypokalzämie
- Arterielle Hypertonie
- Leukozytose
- Wundheilungsstörungen
- Schlafstörung
- Akne
- Cushing-Syndrom
- Sekundäre Nebennierenrindeninsuffizienz
- Atrophien
- Katarakt, selten auch nach Kurzzeitstoßtherapie möglich
- Glaukom
- Amenorrhö
- Myopathie
- Depression
- Reizbarkeit
- Entgleisung von Psychosen

Pharmakokinetik Nach oraler Einnahme wird Prednisolon nahezu vollständig resorbiert. Innerhalb von 1–2 h werden maximale Plasmaspiegel erreicht. Im Plasma ist das Prednisolon zu 40–60 % an Albumin und CBG (Cortisol bindendes Globulin = Transcortin) gebunden. Nach hepatischer Metabolisierung (Glukuronidierung und Sulfatierung) wird das

konjugierte Prednisolon renal ausgeschieden. Die Eliminationshalbwertszeit liegt bei 3 h. Die Wirkdauer ist deutlich länger,
und beträgt im mittleren Dosisbereich 18–36 h.

Kontraindikationen/Warnhinweise
- Unverträglichkeit gegen den Wirkstoff, sonst bei vitaler
  Indikation keine Kontraindikationen
- Magen-Darm-Ulcera
- Schwere Osteoporose
- Psychiatrische Erkrankungen
- Akute virale Infekte
- Akute oder chronische bakterielle Infekte
- Systemische Mykosen/Parasitosen
- Poliomyelitis
- Glaukom
- Schwerer Diabetes mellitus
- Schwer einstellbare arterielle Hypertonie
- Schutzimpfungen mit Lebendimpfstoffen (8 Wochen vor
  sowie 2 Wochen danach)

Dosierung abhängig von der schmerzbezogenen Indikation:
Clusterkopfschmerz: Startdosis 100 mg p.o., Reduktion um
20 mg alle 3 Tage (i. d. R. als überbrückende Therapie bis zum
verzögerten Wirkbeginn von beispielsweise Verapamil).
Akutes CRPS: Startdosis 1,5 mg/kg (meist 100 mg), alle
4 Tage Reduktion um 20 mg.
Akuter Gichtanfall: 20–40 mg, Reduktion in 10-mg-Schritten
über 3–5 Tage.
Riesenzellarteriitis: Beginn mit 40–60 mg/Tag.
Polymyalgia rheumatica: Beginn mit 15–25 mg/d, Versuch
einer stufenweisen Reduktion bis zur Erhaltungsdosis (5 mg/d).

Handelsnamen Decortin H®, Generika.

Für die Praxis Idealerweise sollte Prednisolon der zirkadianen
Rhythmik angepasst verabreicht werden, d. h. morgens eine
höhere Dosis als abends.

Insbesondere ab einer Dosis von über 7,5 mg Prednisolon/ Tag länger als 3 Monate sollte zur Osteoporoseprophylaxe eine tägliche Zufuhr von 1000 mg Kalzium mit der Nahrung und ggf. die Supplementierung von 800–1000 IE Vitamin D3 gewährleistet werden (Leitlinie des Dachverbandes Osteologie).

Bei Langzeitanwendung von Glukokortikoiden sollten alle 3 Monate Kontrollen auf Cushing- Symptome, HbA1c, Blutzucker und Blutdruck erfolgen, eine Augenkontrolle alle 3–6 Monate. Bei Langzeitanwendung sollte die Knochendichte in regelmäßigen Abständen kontrolliert werden, zudem sollte bei geplanter längerfristigen Anwendung eine Knochendichtemessung als Basisdiagnostik erwogen werden.

Äquivalenzdosierungen von Glucocorticoiden:
5 mg Prednison =
5 mg Prednisolon =
0,75 mg Dexamethason =
4 mg Triamcinolon =
4 mg Methylprednisolon =
20 mg Hydrocortison =
25 mg Cortison.

Spezielle Fragestellungen Bei einer Dauertherapie mit Glukokortikoiden kann es zu einer Suppression der Hypophysen-Hypothalamus-Nebennierenrinden-Achse kommen. Die Dauer und die Dosis bestimmen hierbei das Risiko. Bei einer Dauertherapie mit über 15 mg/d- Prednisolonäquivalent ist von einer Suppression auszugehen, bei Dosierungen zwischen 5–15 mg/d sollte dies in Betracht gezogen werden. Alle Patienten, die längere Zeit in diesem Dosisbereich Glukokortikoide einnehmen, sollten auch nach Erreichen einer Äquivalenzdosis von 5 mg Prednisolon/Tag oder nach Absetzen der Steroidtherapie wie Patienten mit ACTH-Mangel und sekundärer Nebenniereninsuffizienz behandelt werden. Dazu gehören die adäquate Substitution von Kortikoiden in Stress-Situationen und ein langsames Ausschleichen der Kortikoide.

Ausschleichen von Glukokortikoiden: Über den Modus des Ausschleichens von Glukokortikoiden gibt es keine klare Evidenz. Nach langfristiger Einnahme sollte die Reduktion über mehrere Wochen in Reduktionsschritten von ca. 2,5–5 mg pro Woche erfolgen, bis die physiologische Dosis, entsprechend 5 mg Prednisolon/Tag, erreicht ist. Anschließend sollte das weitere Ausschleichen in kleineren Dosisschritten erfolgen.

Eine Nebennierenrindeninsuffizienz ist meistens reversibel, muss jedoch erkannt werden. Die Erholung kann bis zu einem Jahr dauern.

Literatur
1. Briegel J, Möhnle P, Uhl E (2008) Glukokortikoide in der Neurointensivmedizin- welche Indikationen sind gesichert? J Neurol Neurochir Psychiatr 9(2):7–12
2. Pavlicek V (2014) Glukokortikoide richtig ausschleichen: warum, wann und wie? Schweiz Med Forum 14(20):398–401

Pregabalin

Def. Antikonvulsiv-antineuropathisch wirksames Gabapentinoid.

Wirkmechanismus Obwohl analog zu Gabapentin eine strukturelle Ähnlichkeit zur Gamma-Aminobuttersäure (GABA) besteht, kommt es zu keiner Wirkung an GABA-Rezeptoren. Wie Gabapentin bindet auch Pregabalin an der $\alpha2\delta$-Untereinheit des präsynaptischen Ca^{++}-Kanals. Dort wirkt es als Modulator, der zu einer Reduktion des Ca^{++}-Einstroms führt. Der reduzierte Influx führt zu einer verminderten Ausschüttung exzitatorischer Transmitter wie Glutamat, Noradrenalin und Substanz P aus den Vesikeln in den synaptischen Spalt und so zu einer geringeren Weiterleitung nozizeptiver Informationen.

Indikationen
- Periphere oder zentrale neuropathische Schmerzen
- Fibromyalgiesyndrom
- Schlafstörung

- Generalisierte Angststörung
- Restless-legs-Syndrom
- Epilepsie (als Zusatztherapie)

Nebenwirkungen
- Schwindel
- Müdigkeit
- Verschwommenes Sehen
- Myoklonien
- Gewichtszunahme, Appetitsteigerung
- Ödeme
- Verwirrtheit
- Reizbarkeit
- Halluzinationen
- Ataxie
- Mundtrockenheit
- Übelkeit
- Verstopfung
- Pruritus
- Libidostörung, erektile Dysfunktion
- Tremor
- Akzentuierung von suizidalen Gedanken

Pharmakokinetik Die orale Bioverfügbarkeit ist mit 90 % höher als die von Gabapentin (ca. 60 %). Im Plasma ist Pregabalin nicht an Proteine gebunden. Ähnlich wie Gabapentin wird die Substanz nicht hepatisch metabolisiert und weist keine bekannten Interaktionen auf. Die Ausscheidung erfolgt hauptsächlich renal.

Kontraindikationen/Warnhinweise
- Allergie gegen die Substanz
- Substanzabhängigkeit (aktuell oder in der Anamnese)

Dosierung Primäre Zieldosis von 150 mg/d in 2 Einzeldosen (Beginn mit 50–75 mg abends, weitere Steigerung um 50–75 mg alle 2–4 Tage; bei empfindlichen Personen Eindosierung in 25 mg-Schritten).

Weitere Steigerung je nach Wirkung/Nebenwirkung bis zu einer Tageshöchstdosis von 600 mg/Tag auf zwei Einnahmen verteilt.

Handelsnamen Lyrica®, Lyrica Lösung 20 mg/ml®, PregaTab® (teilbare Tabletten), Generika.

Für die Praxis Besondere Sorgfalt erfordert die Verschreibung bei Patienten mit Suchtanamnese (s. spezielle Fragestellungen). Pregabalin scheint eine schneller einsetzende Wirkung als Gabapentin zu haben. Zudem kann es im klinischen Alltag oftmals zügiger eindosiert werden. Es empfiehlt sich dennoch, die Eindosierung bei empfindlichen Personen eher langsam vorzunehmen, um die Compliance nicht zu gefährden. Zudem sollten die Patienten darauf hingewiesen werden, dass initial zentralnervöse Nebenwirkungen wie Schwindel auftreten können und die Wirkung erst verzögert eintritt. Die Langzeitanwendung gilt als sicher.

Das Absetzen soll nicht abrupt erfolgen, es wird eine schrittweise Reduktion empfohlen. Einzelne Patienten entwickeln beim Absetzen Symptome eines Entzugs und bedürfen eines sehr langsamen Ausschleichens.

Es ist eine Lösung mit einer Konzentration von 20 mg/ml verfügbar, die sich beispielsweise bei Schluckstörung und notwendiger Applikation über Magensonde/PEG anbietet. Zudem ist diese Zubereitung lactosefrei.

Inzwischen sind auch teilbare Tabletten aller Stärken verfügbar, was die schrittweise Ein- und Ausdosierung erleichtern kann.

Bei dialysepflichtigen Patienten beträgt die Tagesdosis zwischen 1×25 mg und 1×75 mg. Nach der Dialyse soll eine Zusatzgabe von 25–100 mg erfolgen, da Pregabalin zu etwa 50 % während einer 4-stündigen Dialyse eliminiert wird.

Wenngleich Pregabalin nur für neuropathische Schmerzen, generalisierte Angststörungen und Epilepsie zugelassen ist, hat es sich bei der Behandlung weiterer Erkrankungen bewährt. So ist auch eine Wirkung auf nozizeptive Schmerzen zu erwarten, wenn eine Hypersensitivierung vorliegt. Pregabalin kann zudem bei Fibromyalgie-Patienten effektiv sein, wobei Dosen zwischen 150 und 450 mg pro Tag empfohlen werden. Allerdings ist die Verträglichkeit in dieser Patientengruppe oftmals schlecht und limitiert so die Anwendung.

Die Anwendung von Pregabalin ist gelegentlich limitiert durch das Auftreten von Myoklonien und/oder Ödemen. Wenn eine Dosisreduktion zu keiner Verbesserung führt oder zu vermehrten Schmerzen, ist ein Wechsel zu Gabapentin zu erwägen, das ein geringeres Risiko für diese Nebenwirkungen aufweist.

Spezielle Fragestellungen Bei Pregabalin ist ein relevantes Missbrauchsrisiko beschrieben (in geringerem Maße auch bei Gabapentin), was wahrscheinlich mit der Ähnlichkeit zu Gamma-Aminobuttersäure (GABA) und den damit verbundenen GABA-ergen Eigenschaften in Verbindung steht. Das Abhängigkeits- und somit Missbrauchspotenzial der Substanz muss bei der Verordnung mitberücksichtigt werden. Die Fachinformation enthält einen entsprechenden Warnhinweis. Von einer Anwendung bei Patienten mit (anamnestischem) Alkohol- oder Opioidabusus ist daher abzuraten. Unabhängig davon ist eine Kontrolle des Einnahmeverhaltens erforderlich.

Literatur

1. Arnold LM, McCarberg BH, Clair AG, Whalen E, Thomas N, Jorga A, Pauer L, Vissing R, Park PW (2017) Dose-response of pregabalin for diabetic peripheral neuropathy, postherpetic neuralgia, and fibromyalgia. Postgrad Med 129(8):921–933
2. Belioti T, Capiris T, Wustruw D et al (2005) Structure-activtiy relationships of pregabalin an analogues that target the α2-δ protein. J Med Chem 48(7):2294–2307
3. Bonnet U, Scherbaum N (2017) How addictive are gabapentin and pregabalin? A systematic review. Eur Neuropsychopharmacol 27(12):1185–1215
4. Evoy KE, Morrison MD, Saklad SR (2017) Abuse and misuse of pregabalin and gabapentin. Drugs 77(4):403–426
5. Finnerup NB, Attal N, Haroutounian S, McNicol E, Baron R, Dworkin RH, Gilron I, Haanpää M, Hansson P, Jensen TS, Kamerman PR, Lund K, Moore A, Raja SN, Rice AS,

Rowbotham M, Sena E, Siddall P, Smith BH, Wallace M (2015) Pharmacotherapy for neuropathic pain in adults: a systematic review and meta-analysis. Lancet Neurol 14(2):162–173

6. Lesser H, Sharma U, LaMoreaux L, Poole RM (2004) Pregabalin relieves symptoms of painful diabetic neuropathy: a randomized cotrolled trial. Neurology 63:2104–2110

7. Lyseng-Williamson KA, Siddiqui MA (2008) Pregabalin: a review of its use in fibromyalgia. Drugs 68(15):2205–2223

Promethazin

Def. Antiemetikum, Antihistaminikum, Sedativum, Neuroleptikum.

Wirkmechanismus Promethazin gehört zu einer neueren Generation von Antihistaminika, welche überwiegend H_1-Rezeptoren blockieren. Der zentrale H_1-Antagonismus ist für die ausgeprägte sedierende Komponente verantwortlich. Der zentrale Antagonismus in der Medulla oblongata, dem Nucleus vestibularis und der Chemorezeptortriggerzone ist für den antiemetischen Effekt verantwortlich. Die antimuskarinerge Aktivität reduziert zudem die gastrointestinale mukosale Sekretion. Die antipsychotische Komponente ist gering ausgeprägt. Weitere Aktivitäten wurden an α1-Adreno-, 5-HT_{2A}-, 5-HT_{2C}-, D_2- und NMDA-Rezeptoren beschrieben.

Promethazin besitzt keine analgetischen Effekte.

Indikationen
- Übelkeit und Erbrechen
- Angstzustände/Erregungszustände
- Unruhe
- Schlafstörungen

Nebenwirkungen
- Mundtrockenheit
- Obstipation
- Miktionsstörung

- Akkommodationsstörungen
- Erhöhung Augeninnendruck
- Verwirrtheit
- QT-Zeit-Verlängerung
- Früh-/Spätdyskinesien
- Schwitzen
- Leukopenie
- Tinnitus
- Palpitationen
- Blutdruck-Schwankungen
- Verstopfte Nase
- Krampfanfälle
- Gewichtszunahme
- Cholestase
- Paradoxe Reaktion v. a. bei Kindern und älteren Patienten

Pharmakokinetik Bei schneller und fast vollständiger gastrointestinaler Resorption unterliegt Promethazin einem hohen First-Pass-Effekt. Die Bioverfügbarkeit ist entsprechend niedrig (ca. 25 %). Die Metabolisierung erfolgt hepatisch (CYP2D6). Die Plasmaproteinbindung beträgt bis zu 90 %. Die Ausscheidung erfolgt überwiegend renal, zu einem geringen Anteil biliär.

Kontraindikationen/besondere Warnhinweise
- Überempfindlichkeit gegenüber dem Wirkstoff
- Intoxikationen
- Blutbildungsstörungen
- Pylorusstenose
- M. Parkinson
- Epilepsie
- Prostatahyperplasie
- Long-QT-Syndrom
- Glaukom
- Alter zwischen 2 und 18 Jahren: Gabe nur bei zwingender Indikation
- Hypokaliämie
- Schwangerschaft
- Stillzeit

Dosierung 20–25 mg i.v. oder oral, ggf. nach 2 h wiederholen. Tageshöchstdosis 100 mg/d, höhere Dosen vermeiden.

Handelsnamen z. B. Atosil®, Promethazin-Neurax®, Generika.

Interaktionen In der zu vermeidenden Kombination mit trizyklischen Antidepressiva kann es zur Potenzierung der anticholinergen Nebenwirkungen kommen. Zudem erhöht Promethazin die Plasmakonzentration von Trizyklika und potenziert so die unerwünschten Effekte (inklusive einer möglichen QT-Zeit-Verlängerung).

CYP2D6-Inhibitoren (z. B. Cimetidin, Amiodaron, Duloxetin, Fluoxetin, Melperon, Metoclopramid, Paroxetin, Propranolol) können einen Anstieg der Plasmaspiegel von Promethazin verursachen.

Für die Praxis Aufgrund der geringen therapeutischen Breite ist Promethazin als Mittel der 2. Wahl bei Übelkeit/Erbrechen anzusehen, wobei die sedierende Komponente bei abendlicher Gabe als wünschenswerter Nebeneffekt anzusehen ist. Regelmäßige Kontrollen der Leberenzyme, des Blutbildes, Gewichts, EKGs und Blutdrucks sind ratsam.

Bei der Verwendung der Tropfen ist darauf zu achten, dass mit 20 mg/ml und 100 mg/ml zwei Promethacin-Konzentrationen erhältlich sind.

Literatur

1. Bak M, Weltens I, Bervoets C, De Fruyt J, Samochowiec J, Fiorillo A, Sampogna G, Bienkowski P, Preuss WU, Misiak B, Frydecka D, Samochowiec A, Bak E, Drukker M, Dom G (2019) The pharmacological management of agitated and aggressive behaviour: A systematic review and meta-analysis. Eur Psychiatry 57:78–100
2. Glare P, Miller J, Nikolova T, Tickoo R (2011) Treating nausea and vomiting in palliative care: a review. Clin Interv Aging 6:243–259
3. McParlin C, O'Donnell A, Robson SC, Beyer F, Moloney E, Bryant A, Bradley J, Muirhead CR, Nelson-Piercy C,

Newbury-Birch D, Norman J, Shaw C, Simpson E, Swallow B, Yates L, Vale L (2016) Treatments for Hyperemesis Gravidarum and Nausea and Vomiting in Pregnancy: A Systematic Review. JAMA 316(13):1392–1401

4. Treatments for Hyperemesis Gravidarum and Nausea and Vomiting in Pregnancy: A Systematic Review. JAMA. 2016; 316(13):1392–1401.

5. Southard BT, Al Khalili Y (2019) Promethazine. In: StatPearls [Internet]. Treasure Island (FL): StatPearls Publishing; 2020 Jan

R

Inhaltsverzeichnis

Rizatriptan

Def. 5-HT$_{1B/1D}$ Rezeptor-Agonist aus der Gruppe der Triptane (siehe auch Sumatriptan).

Wirkmechanismus Rizatriptan gehört als 5-HT$_{1B/1D}$ Rezeptor-Agonist zur Gruppe der Triptane. Diese reduzieren einerseits die Freisetzung von Neuropeptiden und Mediatoren wie Calcitonin Gene-Related Peptide (CGRP) als Auslöser der neurogenen Entzündung bei Migräne und bewirken so eine Hemmung der perivaskulären, aseptischen Entzündung. Andererseits bewirken Triptane eine Vasokonstriktion der beim Migräneanfall dilatierten meningealen Gefäße. Weitere Mechanismen scheinen eine Modulation der Schmerzleitung über den N. trigeminus zum Nucleus caudatus sowie antiemetische Effekte über den Nucleus tractus solitarius zu sein.

Indikationen
- Kopfschmerzphase einer akuten Migräneattacke bei Migräne mit oder ohne Aura

© Springer-Verlag GmbH Deutschland,
ein Teil von Springer Nature 2020
J. Artner et al., *Medikamente in der Schmerztherapie,*
https://doi.org/10.1007/978-3-662-61692-5_20

Nebenwirkungen

- Medikamentenübergebrauchskopfschmerz bei langfristiger Einnahme
- Thorakales Engegefühl, meist nicht kardial bedingt (Ösophagusspasmus?)
- Zerebrale Ischämie
- Blutdruckanstieg
- Tachykardie
- Flush
- Parästhesien
- Müdigkeit
- Schwindel
- Sehstörungen
- Koronare Ischämie
- Ischämische Kolitis
- Überempfindlichkeitsreaktionen
- Serotonin-Syndrom

Pharmakokinetik Nach oraler Gabe wird Rizatriptan rasch resorbiert, wobei die maximale Konzentration nach 1 bis 1,5 h (bei Verwendung der Schmelztablette ca. 30–60 min später) erreicht wird. Die Bioverfügbarkeit beträgt nach oraler Applikation ca. 40–45 %. Die Proteinbindung ist gering (14 bis 21 %). Die Eliminationshalbwertzeit beträgt etwa 2–3 h. Die Metabolite werden im Wesentlichen renal eliminiert.

Kontraindikationen/besondere Warnhinweise

- Einnahme in der Auraphase
- Koronare Herzerkrankung
- Z. n. Myokardinfarkt
- Z. n. ischämischem Insult, TIA
- Schwere arterielle Hypertonie
- pAVK
- Schwere Nieren- oder Leberinsuffizienz
- Schwangerschaft, Stillzeit (ggf. 24 h Stillpause)
- Kinder und Jugendliche (bessere Wirksamkeit i.V. zu Placebo nicht nachgewiesen)

- Migräne mit Hirnstammaura (früher Basilaris-Migräne) oder hemiplegische Migräne
- Therapie mit MAO-Hemmern (2 Wochen Abstand)
- Kombination mit Ergotaminen oder anderen Triptanen
- Patienten mit Phenylketonurie (Schmelztabletten)

Dosierung p.o. 5–10 mg, eine erneute Gabe sollte frühestens nach 2 h erfolgen.

Die Tageshöchstdosis beschränkt sich auf 2 Einnahmen in 24 h. Zudem darf es nicht an mehr als 3 Tagen in Folge eingenommen werden.

Handelsnamen Maxalt®, Maxalt lingua®, Generika.

Interaktionen Das Risiko eines Serotonin-Syndroms in Kombination mit SSRI oder SNRI scheint insgesamt gering zu sein. Bei einer antidepressiven Medikation mit SSRI oder SNRI erscheint aufgrund des unterschiedlichen Metabolismus eine Kombination mit Eletriptan, Naratriptan oder Frovatriptan günstiger.

Propranolol erhöht die Plasmakonzentration von Rizatriptan (First-Pass-Metabolismus über MAO-A). Rizatriptan ist ein Inhibitor von CYP2D6, somit muss bei Kombination mit Substraten an CYP2D6 eine möglicherweise veränderte Metabolisierung dieser Medikamente bedacht werden.

Für die Praxis Rizatriptan hat im Vergleich zu Sumatriptan ein geringeres Nebenwirkungspotential, wobei das kardiovaskuläre Risiko insgesamt bei Triptanen eher gering ist. Neben dem günstigen Nebenwirkungsprofil ist auch das Erreichen von maximalen Wirkspiegeln innerhalb von einer Stunde von Vorteil: eine Linderung der Kopfschmerzen ist oftmals ab einer halben Stunde zu erwarten. Allerdings ist die Rate an Wiederkehrkopfschmerzen höher.

Die Einnahme der Tabletten ist als günstiger zu bewerten, da die Resorption auch bei den Schmelztabletten im Dünndarm (nicht über die Mundschleimhaut) erfolgt. Somit wird der

Wirkstoff erst verzögert mit dem Speichel geschluckt und resorbiert. Dies erklärt auch den späteren maximalen Plasmaspiegel.

Nachdem Triptane eine Vasokonstriktion an zerebralen Gefäßen bewirken, ist eine Einnahme in der Auraphase, die ebenfalls durch eine Gefäßengstellung gekennzeichnet ist, nicht indiziert. Zudem scheint auch die Wirkung reduziert bis aufgehoben zu sein.

Spezielle Fragestellungen Bei Patienten mit eingeschränkter Leberfunktion ist die präsystemische Clearance nach oraler Gabe reduziert, was einen Anstieg der Plasmaspiegel bedingt.

Literatur

1. Ng-Mak DS, Hu XH, Bigal M (2009) Migraine treatment with rizatriptan and almotriptan: a crossover study. Headache 49(5):655–662
2. Orlova Y, Rizzoli P, Loder E (2018) Association of coprescription of triptan antimigraine drugs and selective serotonin reuptake inhibitor or selective norepinephrine reuptake inhibitor antidepressants with serotonin syndrome. JAMA Neurol 75(5):566–572
3. Roberto G, Raschi E, Piccinni C, Conti V, Vignatelli L, D'Alessandro R, De Ponti F, Poluzzi E (2015) Adverse cardiovascular events associated with triptans and ergotamines for treatment of migraine: systematic review of observational studies. Cephalalgia 35(2):118–131
4. Tfelt-Hansen P, Teall J, Rodriguez F, Giacovazzo M, Paz J, Malbecq W, Block GA, Reines SA, Visser WH (1998) Oral rizatriptan versus oral sumatriptan: a direct comparative study in the acute treatment of migraine. Rizatriptan 030 Study Group. Headache 38(10):748–755

S

Inhaltsverzeichnis

Sertralin

Def. Selektiver Serotonin-Wiederaufnahmehemmer (SSRI).

Wirkmechanismus Als SSRI (selective serotonin reuptake inhibitor) hemmt Sertralin effektiv die Wiederaufnahme von Serotonin aus dem synaptischen Spalt. In der Folge kommt es aufgrund der Erhöhung der Serotoninkonzentration zu einer vermehrten serotonergen Neurotransmission. Die Dopamin- oder Noradrenalin-Wiederaufnahme wird nur in sehr geringen Ausmaß gehemmt. Weitere Effekte wie ein Antagonismus am σ1-Rezeptor- und α1-Adrenozeptor haben keine klinische Relevanz.

Indikationen
- Major Depression bzw. Rezidivprophylaxe
- Panikstörung

© Springer-Verlag GmbH Deutschland,
ein Teil von Springer Nature 2020
J. Artner et al., *Medikamente in der Schmerztherapie*,
https://doi.org/10.1007/978-3-662-61692-5_21

- Zwangsstörung
- Posttraumatische Belastungsstörung
- Soziale Phobie
- Generalisierte Angststörung

Nebenwirkungen

- Schlafstörungen
- Diarrhoe
- Agitiertheit
- Suizidales Verhalten/Suizidgedanken/Suizid
- Sexuelle Dysfunktion
- Schwitzen
- Hyponatriämie
- Schwindel
- Kopfschmerzen
- Hypotonie
- Zerebraler Krampfanfall
- Leberschäden
- Mundtrockenheit
- Hautreaktionen, teils schwerwiegend
- Erhöhte Blutungsneigung
- Übelkeit
- Mundtrockenheit

Pharmakokinetik Die Resorption wird durch Nahrungsaufnahme nicht beeinflusst. Im Steady-State werden maximale Plasmaspiegel nach 4,5–8,4 h erreicht. Sertralin unterliegt einem hohen First-Pass-Metabolismus, die Plasmaeiweißbindung beträgt 98 %. Die Plasmahalbwertszeit beträgt 22–36 h, die des Metaboliten Desmethylsertralin 62–104 h. Die Metaboliten von Sertralin werden etwa zu gleichen Teilen über Faeces und Urin ausgeschieden.

Kontraindikationen/besondere Warnhinweise

- Schwangerschaft
- Hepatische Insuffizienz
- Einnahme von MAO-Hemmern

- Linezolid-Einnahme (reversible nicht-selektive MAO-Hemmung)
- Einnahme von Pimozid
- Komedikation mit anderen serotonergen Substanzen

Dosierung 50–200 mg/Tag, einmal tägliche Gabe morgens.

Handelsnamen Zoloft®, Generika.

Interaktionen Sertralin ist ein leichter bis mäßiger Inhibitor von CYP2D6 (erhöhte Spiegel von Propafenon und Flecainid, trizyklischen Antidepressiva und typischen Psychopharmaka).

CYP3A-Inhibitoren (z. B. Proteaseinhibitoren, Ketoconazol, Itraconazol, Posaconazol, Voriconazol, Clarithromycin, Telithromycin und Nefazodon) können die Plasmaspiegel von Sertralin stark erhöhen, eine Kombination mit diesen Substanzen sollte vermieden werden.

CYP3A4, CYP2C9, CYP2C19 und CYP1A2 werden durch Sertralin nicht klinisch signifikant gehemmt. Eine Kombination mit MAO-Hemmern ist kontraindiziert, da es zum Serotonin-Syndrom kommen kann.

Sertralin kann Medikamente, welche an Albumine gebunden sind (Warfarin) aus dieser Bindung verdrängen. Es besteht zudem das Risiko einer erhöhten Blutungsneigung unter Komedikation mit NSAR oder Antikoagulantien. Die Einnahme von Cimetidin kann zu erhöhten Plasmaspiegeln von Sertralin führen.

Für die Praxis Aufgrund des fehlenden anticholinergen Effekts ist Sertralin bei kardialen Risikopatienten eine gute Alternative zu anderen Antidepressiva. Insbesondere sind keine QT-Zeit-verlängernden Effekte beschrieben. Bei Z. n. Myokardinfarkt gilt Sertralin als risikoarm. Sertralin kann auch bei Nieren-insuffizienz verabreicht werden. Im Gegensatz zu vielen anderen Antidepressiva wird in der Regel weder eine relevante Gewichts-zunahme, noch ein sedierender Effekt beobachtet. Aufgrund der antriebssteigernden Wirkung sollte die Einnahme morgens erfolgen. Eine analgetische Komponente besitzt Sertralin als SSRI jedoch nicht.

Spezielle Fragestellungen Obwohl Sertralin häufig bereits nach der ersten Einnahme antriebssteigernd wirkt, baut sich der stimmungsaufhellende Effekt erst in 7–21 Tagen auf. Im Rahmen einer Depressionsbehandlung kann es bei Sertralin nach initial gutem Response zu einer Wirkungsabschwächung kommen. Hier ist entweder eine Dosiserhöhung oder ein Präparatewechsel angezeigt.

Literatur

1. Cipriani A, La Ferla T, Furukawa TA, Signoretti A, Nakagawa A, Churchill R, McGuire H, Barbui C (2010) Sertraline versus other antidepressive agents for depression. Cochrane Database Syst Rev 4:DC006117
2. DeVane CB, Liston HL, Markowitz JS (2002) Clinical pharmacokinetics of sertraline. Clin Pharmakokinet 41:1247–1266
3. Lepine JP, Goger J, Blashko C, Probst C et al (2000) A double- blind study efficacy and safety of sertraline and clopramine in outpatients with severe major depression. Intern Clin Psychopharmacol 15(5):263–271
4. McRae A, Brady KT (2001) Review of sertraline and its clinical applications in psychiatric disorders. Expert Opin Pharmacother 2:883–892

Simeticon

Def. Carminativum.

Wirkmechanismus Simeticon ist eine inerte Substanz, welche die Oberflächenspannung von Gasblasen im Verdauungstrakt herabsetzt. Der schnelle Wirkeintritt wird durch die festen Siliciumdioxidpartikel erklärt, welche die Schaumlamellen perforieren und die Durchmischung des Simeticons mit den Gasblasen fördern. Das Gas kann dann durch die Darmwand schneller resorbiert oder über die Darmperistaltik ausgeschieden werden.

Indikationen
- Übermäßige Gasbildung im Magen-Darm-Trakt
- Säuglingskolik
- Meteorismus
- Funktionelle Dyspepsie
- Nach laparoskopischen Eingriffen
- Detoxifikation bei Ingestion von Spül- und Waschmitteln

Kontraindikationen/besondere Warnhinweise
- Ileus
- Überempfindlichkeit gegenüber der Substanz

Pharmakokinetik Nach oraler Einnahme findet intestinal keine Resorption der Substanz statt. Simeticon wird unverändert mit den Faeces ausgeschieden.

Dosierung 1–2 Kautabletten bzw. 30–40 Tropfen (42–84 mg) 3–4-mal/Tag.

Handelsnamen z. B. Lefax®, Sab simplex®, Generika.

Interaktionen Da es sich um eine inerte Substanz handelt, werden kaum Wechselwirkungen angegeben. Es existieren Einzelfallberichte über erhöhte Carbamazepinspiegel bei Komedikation mit Simeticon.

Für die Praxis Simeticon kann zu oder nach den Mahlzeiten eingenommen werden. Falls die Tropfenform präferiert wird (Erwachsene 30–40 gtt), sollten diese vor der Anwendung geschüttelt werden.

Spezielle Fragestellungen In-vitro-Untersuchungen zeigten bei einer Konzentration von 0,1 mg/ml eine Auflösung von Schäumen innerhalb weniger Sekunden und weitere Schaumbildung wurde verhindert. Der Effekt hält für ca. 24 h an.

Literatur

1. Dittrich M, Miederer SE, Havertz B, Krastev R (2010) Schaumzerstörung und Schaumverhinderung: Der Wirkmechanismus von Simeticon in vitro. J Gastroenterol Hepatol Erkr 8(3):19–25
2. Guneysel SO, Onur O, Denizbasi A, Saritemur M (2008) Carbamazepine overdose after exposure to simeticon: a case report. J Med Case Rep 2:242

Sufentanil

Def. Hochpotenter μ-Opioid-Agonist der WHO-Stufe III.

Wirkmechanismus Sufentanil ist ein synthetisches, hochlipophiles Opioid, welches als Agonist vorwiegend an μ-Opioidrezeptoren und nur in geringem Ausmaß an κ-Opioidrezeptoren bindet. Opioidrezeptoren finden sich an allen synaptischen Schaltstellen der Nozizeption: im Rückenmark (Umschaltung vom 1. auf das 2. Neuron), in der Formatio reticularis, im periaquäduktalen Grau (PAG), im Thalamus sowie in peripheren Geweben (Expression an Nervenfasern bei Entzündungen).

Wirkstärke Sufentanil ist 7–10-fach stärker als Fentanyl bzw. 500–1000-fach stärker als Morphin.

Indikationen
- Postoperative Schmerztherapie
- Epiduralanalgesie (meist in Kombination mit einem Lokalanästhetikum)
- Intrathekale Schmerztherapie
- Analgosedierung in der Intensivmedizin
- Analgetikum in der Anästhesie

Nebenwirkungen
- Somnolenz/Sedierung
- Übelkeit/Erbrechen

- Obstipation
- Pruritus
- Miosis
- Atemdepression
- Muskelrigidität
- Myoklonien
- Bradykardie
- Hypotonie
- Kopfschmerzen
- Tremor
- Exanthem
- Bronchospasmus
- Harnverhalt
- Schwitzen
- Abhängigkeitssyndrom/Sucht

Pharmakokinetik Nach intravenöser Gabe beträgt die Wirkdauer ca. 30 min. Für den Abfall der Plasmakonzentration ist im Wesentlichen die Verteilungsphase verantwortlich und nicht die terminale Halbwertszeit. Aufgrund der hohen Lipophilie tritt die Wirkung auch nach epiduraler Gabe zügig innerhalb weniger Minuten ein.

Die Bioverfügbarkeit nach einmaliger sublingualer Gabe im Vergleich zu einer intravenösen Applikation beträgt 59 %, nach oraler Einnahme aber nur ca. 9 %. Die maximalen Wirkspiegel werden bei einmaliger Gabe nach 50 min erreicht, nach wiederholter Gabe nach ca. 20 min.

Die Plasmaeiweißbindung liegt bei über 90 %.

Die Biotransformation erfolgt vorrangig in Leber und Dünndarm über CYP3A4 zu inaktiven Metaboliten, nur 2 % werden unverändert ausgeschieden.

Kontraindikationen/besondere Warnhinweise
- Schwangerschaft
- Stillzeit
- Schwere Atemdepression
- OSAS
- Substanzabusus
- Kombination mit MAO-Hemmern

Dosierung
Postoperative Schmerztherapie: Sublingual 15 µg.

Postoperative epidurale Analgesie: In Kombination mit einem langwirksamen Lokalanästhestikum (bspw. Ropivacain 0,2 % + Sufentanil 0,5–2 µg/ml).

Intrathekale Gabe: 10–150 µg pro Tag kontinuierlich über Pumpe.

Handelsnamen Sufenta®, Zalviso®, Generika.

Interaktionen Generell muss bei einer Kombination mit allen zentral dämpfenden Substanzen eine mögliche Verstärkung der sedierenden Wirkung und der Atemdepression beachtet werden.

Sufentanil wird im Wesentlichen über CYP3A4 metabolisiert, so dass potente Inhibitoren dieses Cytochroms (z. B. Ketoconazol, Itraconazol, Ritonavir) möglicherweise die Wirkspiegel von Sufentanil ansteigen lassen können. In der Folge sind vermehrte Nebenwirkungen inklusive einer möglichen Atemdepression denkbar.

Für die Praxis Seit Anfang 2016 ist mit Zalviso® ein patienten-kontrolliertes Analgesiesystem auf dem Markt, das die sublinguale und somit nicht-invasive Gabe von Sufentanil erlaubt. Hierbei wird eine Patrone mit 40 Sublingualtabletten Sufentanil à 15 µg in ein fest vorprogrammiertes Applikationsgerät eingelegt. Dieses wird mittels auf dem Finger aufgeklebten Chip für den entsprechenden Patienten kodiert, um Missbrauch durch andere zu vermeiden. Der Patient kann sich selbständig im Sinne einer patientenkontrollierten Analgesie Sufentanil sublingual zuführen. Die Sperrzeit beträgt 20 min, das System kann maximal 72 h verwendet werden. Wie immer bei patienten-kontrollierter Opioidgabe muss auf ein ausreichendes Verständnis des Patienten geachtet werden, um Überdosierungen zu vermeiden (z. B. bei Opioidanforderung ohne bestehende Schmerzen). Auch muss darauf hingewiesen werden, dass die Tablette nicht geschluckt werden darf. Eine Anwendung auf peripherer Station bei vorbestehendem OSAS muss, zumindest bei fehlender CPAP-Maske sehr kritisch betrachtet werden. Generell bedürfen Patienten, die ein derartiges System erhalten, einer besonderen Aufmerksamkeit, da sie sich das Opioid selbständig zuführen können.

Die epidurale Gabe (meist in Kombination mit einem Lokalanästhetikum im Rahmen der postoperativen Schmerztherapie) wird gelegentlich limitiert durch einen persistierenden Juckreiz trotz antihistaminerger Medikation.

Spezielle Fragestellungen Die Gabe von Sufentanil als intrathekales Opioid ist Off-Label. In der Einstellung auf ein intrathekales Schmerzregime ist Sufentanil zudem nicht als Option der 1. Wahl zu betrachten.

Literatur

1. Frampton JE (2016) Sublingual Sufentanil: A Review in Acute Postoperative Pain. Drugs 76(6):719–729
2. Pogatzki-Zahn E, Kranke P, Winner J, Weyland W, Reich A, Vigelius-Rauch U, Paland M, Löhr T, Eberhart L (2020) Real-world use of the sufentanil sublingual tablet system for patient-controlled management of acute postoperative pain: a prospective noninterventional study. Curr Med Res Opin 36(2):277–284
3. Waara-Wolleat KL, Hildebrand KR, Stewart GR (2006) A review of intrathecal fentanyl and sufentanil for the treatment of chronic pain. Pain Med 7(3):251–259

Sumatriptan

Def. $5\text{-HT}_{1B/1D}$ Rezeptor-Agonist aus der Gruppe der Triptane.

Wirkmechanismus Sumatriptan ist ein selektiver Agonist an den Serotonin-Rezeptorsubtypen 1B und 1D. Die Wirkung beim akuten Migräneanfall entfaltet sich auf mehreren Ebenen: einerseits bewirkt die reduzierte Freisetzung von Neuropeptiden und Mediatoren wie Calcitonin Gene-Related Peptide (CGRP) der

neurogenen Entzündung entgegen. Weiterhin erfolgt eine Vasokonstriktion der im Migräneanfall dilatierten meningealen
Gefäße. Eine Reduzierung der Schmerzleitung über den N. trigeminus sowie eine Hemmung der Aktivität im Trigeminuskern
scheinen weitere Wirkansätze zu sein. Mögliche antiemetische
Effekte scheinen über den Nucleus tractus solitarius vermittelt zu
werden.

Indikationen
- Kopfschmerzphase einer akuten Migräneattacke bei Migräne
  mit oder ohne Aura
- Clusterkopfschmerzen (subkutan/nasal)

Nebenwirkungen
- Hitzewallung, Flushsymptomatik
- Blutdruckanstieg
- Medikamentenübergebrauchskopfschmerz bei langfristiger,
  häufiger Anwendung
- Thorakales Engegefühl, vermutlich über einen Ösophagus-
  spasmus verursacht
- Schwindel, Schläfrigkeit
- Myalgie

Pharmakokinetik Nach oraler Gabe wird Sumatriptan rasch
resorbiert. Die absolute orale Bioverfügbarkeit liegt bei ca. 14 %
aufgrund präsystemischer Metabolisierung und unzureichender
Resorption. Bereits bei leichterer Leberfunktionsstörung kann
der systemische Plasmaspiegel deutlich erhöht sein. Nach subkutaner Applikation werden maximale Plasmaspiegel nach
ca. 25 min erreicht. Die Plasmaeiweißbindung ist gering
(ca. 20 %). Sumatriptan wird zum großen Teil metabolisiert. Die
Eliminationshalbwertszeit liegt bei ca. 2 h.

Kontraindikationen/besondere Warnhinweise
- Migräne mit Hirnstammaura (früher Basilarismigräne),
  (familiäre) hemiplegische Migräne
- Einnahme in der Auraphase
- Kardiovaskuläre und zerebrovaskuläre Vorerkrankungen

- Unverträglichkeit
- Schwere Leberfunktionsstörung
- Schwerer Bluthochdruck
- Kombination mit SSRI, Ergotaminen, MAO-Hemmern

Dosierung
- *Oral:* 50–100 mg
- *Subkutan:* 6 mg
- *Nasal:* 10–20 mg
- *Suppositorium:* 25 mg

Handelsnamen Imigran®, Generika.

Interaktionen Additive Effekte in Kombination mit Ergotaminen sind v. a. hinsichtlich der Vasokonstriktion mit dem Risiko ischämischer Ereignisse zu befürchten. Die gleichzeitige Gabe von SSRI birgt das vermutlich sehr geringe Risiko eines serotonergen Syndroms, in einer neueren Studie fand sich kein erhöhtes Risiko. Sollten aufgrund serotonerger Komedikation Sorgen bestehen, wären aufgrund des Metabolismus Sumatriptan und Rizatriptan eher ungünstig zu bewerten, am günstigsten wären Eletriptan, Naratriptan und Frovatriptan.

Für die Praxis Initial empfiehlt sich die Anwendung von Sumatriptan-Tabletten 50 mg. Erst bei unzureichender Wirkung sollte die höhere Dosis von 100 mg angewandt werden. Bei Migräne ist die Dosis auf die zweimalige Einnahme pro Tag begrenzt.

Triptane wirken selbst wohl auch antiemetisch, so dass oftmals eine entsprechende Medikation nicht nötig ist. Allerdings kann bei bestehender Übelkeit oder auch nur Gastroparese die Resorption der Triptane beeinträchtigt sein und so auch zu Therapieversagern führen. In solchen Fällen bietet sich eine vorherige Einnahme von Metoclopramid 10 mg oder Domperidon 10 mg mit propulsiver Wirkung im Magen an.

Bei sogenannten Wiederkehrkopfschmerzen nach dem Abklingen der Sumatriptan-Wirkung kann eine gleichzeitige Einnahme eines langwirksamen NSAR wie Naproxen hilfreich sein. In den USA ist eine fixe Kombination aus Sumatriptan und Naproxen auf dem Markt erhältlich.

Wenngleich die Fachinformation keine Warnung hinsichtlich der Einnahme von Sumatriptan in der Auraphase (gekennzeichnet durch eine Vasokonstriktion der zerebralen Gefäße) angibt, muss aufgrund der möglichen additiven, gefäßverengenden Wirkungen mit dem Risiko ischämischer Ereignisse davon abgeraten werden. Vielmehr sollten alle Triptane erst nach Abklingen der Aura-symptomatik und nach Beginn der Kopfschmerzen eingenommen werden. Zudem scheint die Wirksamkeit bei Einnahme in der Auraphase vermindert.

Sumatriptan 6 mg s.c. gilt neben Zolmitriptan nasal und Sauerstoff als Medikament der 1. Wahl bei Clusterkopfschmerz-attacken. Es ist die effektivste und zuverlässigste Substanz überhaupt zur Attackenkupierung. Als zweite Wahl können Sumatriptan 20 mg nasal oder auch ein Lidocain Spray ins ipsilaterale Nasenloch verwendet werden. In Untersuchungen zur Therapie von Clusterattacken haben Patienten die maximal zweimal täglich zugelassene Einnahme von Triptanen teils erheblich überschritten, ohne dass eine relevante Erhöhung von Nebenwirkungen registriert wurde. Im Allgemeinen wird somit eine generelle Begrenzung auf zwei Triptan-Dosen pro Tag bei Clusterkopfschmerzen (bis zu 8 Attacken pro Tag sind nicht unüblich) nicht empfohlen.

Spezielle Fragestellungen Sumatriptan wurde als erstes Triptan 1991 zugelassen. Dementsprechend existiert viel Erfahrung mit der Substanz. Es existieren auch viele Anwendungsberichte von Sumatriptan in der frühesten Schwangerschaft vor deren Kennt-nis. Eine erhöhte Fehlbildungsrate oder sonstige Komplikationen wurden nicht festgestellt. Bei über 4500 dokumentierten Fällen der Anwendung in der Frühschwangerschaft konnte bei Sumatriptan keine erhöhte Teratogenität oder sonstige Schädigung festgestellt werden.

Im Rahmen der Festpreisregelung wurde der erstattungs-fähige Betrag für alle oralen Triptane (Tabletten und Schmelz-tabletten) dem Niveau von generischem Sumatriptan angepasst. Dies führte im Verlauf zu einer deutlichen Preissenkung der meisten Triptane. Diese Festpreisregelung gilt nicht für nasale und subkutane Applikationsformen.

Bei Migräne mit Aura scheint Sumatriptan weniger effektiv zu wirken als bei Migräne ohne Aura (im Gegensatz zum Einsatz von Dihydroergotamin). Inwieweit dies auf andere Triptane übertragbar ist, ist derzeit unklar.

Literatur

1. Embryotox (Pharmakovigilanz- und Beratungszentrum für Embryonaltoxikologie Charité, Berlin) zu Sumatriptan. www. embryotox.de/arzneimittel/details/sumatriptan/. Zugegriffen: 27. Jan. 2020
2. Ephross SA, Sinclair SM (2014) Final results from the 16-year sumatriptan, naratriptan, and treximet pregnancy registry. Headache 54(7):1158–1172
3. Göbel H, Lindner V, Pfaffenrath V, Ribbat M, Heinze A, Stolze H (1998) Akuttherapie des episodischen und chronischen Clusterkopfschmerzes mit Sumatriptan s.c. Ergebnisse einer einjährigen Langzeitstudie. Nervenarzt 69(4):320–329
4. Hansen JM, Goadsby PJ, Charles A (2015) Reduced efficacy of sumatriptan in migraine with aura vs without aura. Neurology 84(18):1880–1885
5. Orlova Y, Rizzoli P, Loder E (2018) Association of Coprescription of Triptan Antimigraine Drugs and Selective Serotonin Reuptake Inhibitor or Selective Norepinephrine Reuptake Inhibitor Antidepressants with Serotonin Syndrome. JAMA Neurol 75(5):566–572

T

Inhaltsverzeichnis

Tapentadol

Def. Dualer Wirkmechanismus mit µ-opioidagonistischer Komponente und gleichzeitiger Noradrenalin-Wiederaufnahmehemmung.

Wirkmechanismus Tapentadol ist eine Substanz mit dualem Wirkmechanismus. Einerseits weist es einen µ-agonistischen Effekt am Opioidrezeptor auf, andererseits wirkt es als Noradrenalin-Wiederaufnahmehemmer, was den analgetischen Effekt verstärkt.

Wirkstärke: Trotz der relativ niedrigen Opioidrezeptoraffinität (etwa 18fach niedriger als bei Morphin) ist die analgetische Potenz von Tapentadol lediglich ca. 2,5-fach niedriger als diejenige von

© Springer-Verlag GmbH Deutschland, 387
ein Teil von Springer Nature 2020
J. Artner et al., *Medikamente in der Schmerztherapie,*
https://doi.org/10.1007/978-3-662-61692-5_22

Morphin. Teile der Wirksamkeit werden dabei durch die Noradrenalin-Wiederaufnahmehemmung verursacht.

Indikationen
- Starke bis sehr starke akute und chronische Schmerzen unterschiedlicher Genese

Nebenwirkungen
- Übelkeit
- Erbrechen
- Verstopfung
- Mundtrockenheit
- Schwindel
- Kopfschmerzen
- Konzentrationsstörungen
- Atemdepression
- Abhängigkeitssyndrom
- Pruritus
- Hautausschlag
- Schlafstörung
- Depression
- Myoklonien
- Entzugssyndrom

Pharmakokinetik Tapentadol hat aufgrund eines hohen First-Pass-Metabolismus eine absolute Bioverfügbarkeit von ca. 32 %. Es weist eine rasche orale Absorption und eine niedrige Plasmaproteinbildung von ca. 20 % auf. Maximale Plasmaspiegel werden nach ca. 1,25 h in unretardierter Form und nach 3 bis 6 h in retardierter Form erreicht. Nach im Wesentlichen hepatischer, Cytochrom-unabhängiger Konjugation (Glukuronidierung) erfolgt die Elimination hauptsächlich renal.

Kontraindikationen/besondere Warnhinweise
- Paralytischer Ileus
- Hyperkapnie, Atemdepression
- Akute Intoxikation mit Sedativa, Alkohol, etc.
- Schwere Leberinsuffizienz

- Einnahme von MAO-Hemmern
- Kinder und Jugendliche (Retardtabletten)
- Schwangerschaft
- Stillzeit

Dosierung Bei opioidnaiven Patienten Beginn mit 2×50 mg retardiert.
Tageshöchstdosis: retardiert 500 mg, unretardiert 600 mg.

Handelsnamen Palexia® retard Retardtabletten, Palexia® Filmtabletten, Yantil® retard, Palexia® Lösung 20 mg/ml, Palexia® Lösung 4 mg/ml, Generika.

Interaktionen In zeitlichem Zusammenhang bei Einnahme von Tapentadol mit selektiven Serotonin-Wiederaufnahmehemmern (SSRIs), Serotonin-Noradrenalin-Wiederaufnahmehemmern (SNRIs) und trizyklischen Antidepressiva wurde über die Auslösung eines Serotonin-Syndroms berichtet.

In Kombination mit anderen zentralwirksamen Substanzen können Nebenwirkungen wie Schwindel, Sedierung, etc. verstärkt werden.

Für die Praxis Tapentadol weist in den Vergleichsstudien zu Oxycodon relativ niedrige Raten an gastrointestinalen Nebenwirkungen wie Übelkeit, Emesis, Obstipation sowie zentralnervösen Nebenwirkungen wie Schwindel oder Müdigkeit auf. Oftmals kann auf die Anwendung eines Laxans verzichtet werden. Die bessere Verträglichkeit ist vermutlich auf die geringere opioiderge Potenz zurückzuführen ist, die durch die Noradrenalin-Wiederaufnahmehemmung ausgeglichen wird. Somit stellt das Präparat eine möglichen Alternative für empfindliche Patienten dar. Andererseits tritt Mundtrockenheit häufiger auf. Insgesamt ist das Verträglichkeitsprofil aber als günstig anzusehen, was es zu einer guten Alternative bei empfindlichen Patienten macht. Zusätzlich scheint es bei der Abdosierung weniger Entzugssymptome als andere Opioide hervorzurufen.

Wie bei analgetisch wirksamen Antidepressiva auch entwickelt sich der schmerzlindernde Effekt über die Noradrenalin-

Wiederaufnahmehemmung erst mit zeitlicher Verzögerung von einigen Wochen, so dass die endgültige Wirksamkeit erst danach beurteilt werden kann.

Die Wirksamkeit ist sowohl bei nozizeptiven als auch neuropathischen Schmerzen sowie bei „Mixed-Pain Zuständen" nachgewiesen.

Für postoperative oder akute Schmerzen steht neben den unretardierten Filmtabletten à 50 mg und einer Lösung mit 20 mg/ml inzwischen eine Lösung mit 4 mg/ml zur Verfügung. Insbesondere letztere ist für die Anwendung bei Kindern und Jugendlichen gedacht, die Zulassung besteht ab 2 Jahren und einem Köpergewicht über 16 kg (1,25 mg/kg bis zu alle 4 h). Die Sicherheit wurde in einer randomisierten, placebo-kontrollierten Doppelblind-Studie geprüft.

Da das Präparat großteils unabhängig von hepatischen Cytochrom-Systemen metabolisiert wird und eine geringe Plasmaeiweißbindung vorliegt, stellen Interaktionen ein geringeres Problem dar. Die Ausscheidung ist auch bei eingeschränkter renaler Funktion nicht beeinträchtigt.

Aufgrund der gleichen Wirkstärke und des sehr ähnlichen Namens von Palexia® 50 mg Filmtabletten und Palexia® 50 mg retard Retardtabletten muss auf eine genaue Verordnung geachtet werden, um Verwechslungen zu vermeiden.

Spezielle Fragestellungen Da Antidepressiva eine Exazerbation eines Restless-Legs-Syndroms auslösen können, ist eine entsprechende Nebenwirkung auch durch die Noradrenalin-Wiederaufnahmehemmung von Tapentadol denkbar.

Literatur

1. Beuter C, Volkers G, Radic T, Goldberg J, van den Anker J (2019) Efficacy and safety of multiple doses of tapentadol oral solution in the treatment of moderate to severe acute pain in children aged 2 to <18 years – a randomized, double-blind, placebo-controlled trial. J Pain Res 12:3099–3112
2. Channell JS, Schug S (2018) Toxicity of tapentadol: a systematic review. Pain Manag 8(5):327–339

3. Daniels SE, Upmalis D, Okamoto A, Lange C, Häeussler J (2009) A randomized, double-blind, phase III study comparing multiple doses of tapentadol IR, oxycodone IR, and placebo for postoperative (bunionectomy) pain. Curr Med Res Opin 25(3):765–776

4. Deeks ED (2018) Tapentadol prolonged release: a review in pain management. Drugs 78(17):1805–1816

5. Merker M, Dinges G, Koch T, Kranke P, Morin AM (2012) Unerwünschte Nebenwirkungen von Tapentadol im Vergleich zu Oxycodon. Der Schmerz. 26:16–26

6. Wiffen PJ, Wee B, Derry S, Bell RF, Moore RA (2017) Opioids for cancer pain – an overview of Cochrane reviews. Cochrane Database Syst Rev 7(7):CD012592

Tianeptin

Def. Strukturell zu den trizyklischen Antidepressiva gehörende Substanz, welche jedoch einen glutamatergen Wirkmechanismus und agonistische Effekte am μ-Opioidrezeptor aufweist sowie als Serotonin-Wiederaufnahmeverstärker wirkt.

Wirkmechanismus Obwohl Tianeptin strukturell den trizyklischen Antidepressiva ähnelt, wirkt es über mehrere, von dieser Gruppe abweichende Mechanismen, wobei die genaueren Mechanismen nicht geklärt sind:

Es finden sich eine modulierende Wirkung an AMPA- und NMDA-Rezeptoren am Hippocampus und präfrontalen Cortex und eine Erhöhung der Dopamin-Konzentration im Nucleus accumbens. Zudem wurden eine Verstärkung der Wiederaufnahme von Serotonin aus dem synaptischen Spalt (SSRE – selective serotonine reuptake enhancer) und ein μ-Opioid-Agonismus mit atypischer Wirkung nachgewiesen.

Die relevanten Effekte würden durch eine Wiederherstellung der Neuroplastizität in Hippocampus und Amygdala sowie durch eine Hemmung der hyperaktivierten Hypothalamus-Hypophysen-Nebennierenrinden (HPA)-Achse erreicht.

Indikationen
- Major Depression
- Reizdarmsyndrom

Nebenwirkungen
- Anorexie
- Albträume
- Kopfschmerzen
- Hitzewallungen
- Mundtrockenheit
- Darmprobleme
- Muskelschmerzen
- Hyponatriämie
- Tachykardie
- Asthenie
- Myalgie
- Missbrauchspotenzial, v. a. bei aktuellem oder früherem Alkohol-/Drogenmissbrauch
- Suizid/Suizidgedanken

Pharmakokinetik Die orale Bioverfügbarkeit beträgt nahezu 99 %. Der maximale Wirkspiegel wird nach etwa einer Stunde erreicht, mit einer Plasmahalbwertszeit von etwa 3 h. Die Plasmaeiweißbindung ist mit ca. 95 % hoch. Die Metabolisierung erfolgt über β- Oxidation, nicht über das Cytochrom P450-System.

Kontraindikationen/besondere Warnhinweise
- Aktueller oder anamnestischer Substanzmissbrauch
- Kombination mit irreversiblen MAO-Hemmern
- Kinder/Jugendliche unter 15 Jahren
- Suizidalität
- Überempfindlichkeit gegen den Wirkstoff

Dosierung oral 12,5 mg 3 × tgl.

Handelsnamen Tianeurax®, Stablon®.

Interaktionen Kombinationen mit irreversiblen MAO-Hemmern müssen vermieden werden. Da es unabhängig vom Cytochrom CYP450-Systems verstoffwechselt wird, sind diesbezüglich keine Interaktionen zu erwarten.

Für die Praxis Besondere Sorgfalt erfordert die Verschreibung bei Patienten mit Suchtanamnese. Zwischen 1989 und 2004 wurden vor allem in Frankreich sowie in osteuropäischen Ländern zahlreiche Berichte über Fälle von Abhängigkeit und Missbrauch publiziert (selbständige Steigerungen und Einnahme eines Vielfachen der zugelassenen Dosis). Als besondere Risikogruppe wurden Frauen unter dem 50. Lebensjahr mit Suchtanamnese identifiziert. In Frankreich unterliegt Tianeptin deswegen einer besonderen Verschreibungsverordnung. Das Risiko wird auf 1:1000 geschätzt. Bei den Patienten sollten daher besondere Vorsichtsmaßnahmen ergriffen werden, um Dosissteigerungen zu vermeiden. Die Dosis von $3 \times 12,5$ mg pro Tag sollte nicht überschritten werden.

Beim Absetzen kann es zu Entzugssymptomen kommen, so dass Tianeptin schrittweise über 1–2 Wochen ausgeschlichen werden sollte.

Manche der vielfältigen Wirkmechanismen lassen analgetische Effekte erwarten. Humanstudien, die eine analgetische Komponente von Tianeptin, bspw. über den μ-Opioid-Agonismus, nachweisen würden, existieren jedoch nicht. Lediglich beim Reizdarmsyndrom konnte bislang ein ähnlicher Effekt wie bei Amitriptylin nachgewiesen werden. In Tierversuchen konnte eine Wirksamkeit u. a. bei viszeralen und neuropathischen Schmerzen aber auch hinsichtlich Aufhebung einer Morphintoleranz gezeigt werden.

Spezielle Fragestellungen Im Gegensatz zu anderen Antidepressiva scheint die Substanz keinen prokonvulsiven Effekt zu haben. Verglichen mit anderen TCA kommt es seltener zu vegetativen Nebenwirkungen, sexuellen Funktionsstörungen oder Gewichtszunahme. Auch bei kardiovaskulären Risikopatienten scheint Tianeptin eine Alternative zu sein.

Literatur

1. Bilge SS, Bozkurt A, Ilkaya F, Ciftcioglu E, Kesim Y, Uzbay TI (2012) The antinociceptive effect of intravenous tianeptine in colorectal distension-induced visceral pain in rats: the role of 5-HT3 receptors. Eur J Pharmacol 681(1–3):44–49

2. Chu CC, Shieh JP, Shui HA, Chen JY, Hsing CH, Tzeng JI, Wang JJ, Ho ST (2010) Tianeptine reduces morphine antinociceptive tolerance and physical dependence. Behav Pharmacol 21(5–6):523–529

3. Gassaway MM, Rives ML, Kruegel AC, Javitch JA, Sames D (2014) The atypical antidepressant and neurorestorative agent tianeptine is a μ-opioid receptor agonist. Transl Psychiatry 4:e411

4. Heo BH, Shin JY, Park KS, Lee HG, Choi JI, Yoon MH, Kim WM (2016) Effects of tianeptine on the development and maintenance of mechanical allodynia in a rat model of neuropathic pain. Neurosci Lett 633:82–86

5. Moon J, Jung KH, Shin JW, Lim JA, Byun JI, Lee ST, Chu K, Lee SK (2014) Safety of tianeptine use in patients with epilepsy. Epilepsy Behav 34:116–119

6. Sohn W, Lee OY, Kwon JG, Park KS, Lim YJ, Kim TH, Jung SW, Kim JI (2012) Tianeptine vs amitriptyline for the treatment of irritable bowel syndrome with diarrhea: a multicenter, open-label, non-inferiority, randomized controlled study. Neurogastroenterol Motil 24(9):860–e398

Tilidin/Naloxon

Siehe auch: Naloxon.

Def. Fixe Kombination bestehend aus dem niedrig-potenten μ-Agonisten Tilidin (WHO-Stufe II) und dem μ-Opioidrezeptor-Antagonisten Naloxon.

Wirkmechanismus Nortilidin, der aktive Metabolit von Tilidin, entfaltet seine Wirkung als Agonist an μ-Opioidrezeptoren. Die Kombination mit Naloxon soll i.v.-Missbrauch verhindern und der Obstipation vorbeugen. Allerdings kann es bei sehr hohen oralen Dosen oder unzureichender First-Pass-Metabolisierung von Naloxon zu einer systemisch-antagonistischen Wirkung mit dem Risiko eines Entzugssyndroms kommen.

Wirkstärke: Die relative Potenz von Tilidin beträgt etwa 1/10 derjenigen von oralem Morphin.

Indikationen

- Starke bis sehr starke Schmerzen

Nebenwirkungen

- Übelkeit
- Erbrechen
- Verstopfung
- Müdigkeit
- Kopfschmerz
- Tremor
- Euphorie, insbesondere in Tropfenform
- Entzugssyndrom bei sehr hoher Dosierung oder Leberinsuffizienz
- Schwitzen
- Kloni
- Hyperreflexie
- Atemdepression

Pharmakokinetik Tilidin wird oral als Prodrug aufgenommen und weist in unretardierter Form eine besonders schnelle Anflutung auf. Durch die hepatische Demethylierung (CYP3A4, CYP2C19) wird der aktive Metabolit Nortilidin gebildet, welches für den analgetischen Effekt verantwortlich ist. Nortilidin weist eine niedrige Plasmaproteinbindung auf, die Plasmahalbwertszeit beträgt etwa 3–5 h. Es wird in metabolisierter Form renal ausgeschieden.

Der Opioidantagonist Naloxon wird im First-Pass-Metabolismus so umfänglich metabolisiert, dass keine systemische antagonistische Wirkung auftritt. Voraussetzungen sind eine ausreichende Leberfunktion und die Einhaltung der Maximaldosis (siehe auch Kapitel „Naloxon").

Kontraindikationen/besondere Warnhinweise
- Leberinsuffizienz
- Opioidabhängigkeit
- Porphyrie
- Überempfindlichkeit gegenüber dem Wirkstoff

Dosierung Startdosis bei opioidnaiven Patienten: 2 × 50/4 mg. (Anmerkung: die erste Zahl bezieht sich auf Tilidin, die zweite auf Naloxon, d. h. eine Tablette à 50/4 mg enthält 50 mg Tilidin und 4 mg Naloxon). Die maximale Tagesdosis an Tilidin beträgt 600 mg/d.

Verfügbare Applikationsformen:

- Retardierte Tabletten 50/4 mg, 100/8 mg, 150/12 mg, 200/16 mg (Wirkdauer ca. 12 h),
- Unretardierte Tropfen (2,5 mg Tilidin und 0,2 mg Naloxon pro Tropfen, d. h. 20 Tropfen entsprechen 50/4 mg) (Wirkdauer 4–6 h).

Handelsnamen Valoron N®, Generika.

Interaktionen Prinzipiell führt die Kombination von zentral wirksamen Substanzen (z. B. Medikamente, Alkohol, etc.) zu einer Wirkungsverstärkung zentralnervöser Nebenwirkungen wie Sedierung oder auch Atemdepression.

Für die Praxis Generell sollten in der Schmerztherapie (außer in der Akutschmerztherapie) Opioide in retardierter Form bevorzugt werden. Dies gilt insbesondere bei der Verordnung von Tilidin/Naloxon. Aufgrund des erheblichen Abhängigkeitspotentials von Tilidin/Naloxon-Tropfen fallen diese seit Januar 2013 unter das BtMG (siehe auch bei: Spezielle Fragestellungen).

Tilidin hat gegenüber Tramadol den Vorteil, dass es bei Niereninsuffizienz nicht kumuliert. Selbst bei schwerer Niereninsuffizienz scheint die Pharmakokinetik von Tilidin nicht beeinträchtigt zu sein. Tilidin und Nortilidin werden durch Dialyse nicht eliminiert.

Bei Leberinsuffizienz, beispielsweise bei Leberzirrhose, wird aufgrund der verminderten Umwandlung von Tilidin zu Nortilidin eine um etwa 44 % niedrigere Plasmahöchstkonzentration von Nortilidin gemessen, was die analgetische Wirkung signifikant beeinträchtigen kann. Zudem besteht das Risiko einer opioidantagonistischen Wirkung von Naloxon, da es aufgrund des unzureichenden First-Pass-Metabolismus zu systemischen Wirkspiegeln kommen kann. In solchen Fällen besteht bei vorbestehender Opioidtherapie und insbesondere bei missbräuchlicher Anwendung durch Opiatabhängige das Risiko eines Entzugssyndroms.

Spezielle Fragestellungen Da die unretardierten Tilidintropfen eine sehr rasche Anflutung im ZNS aufweisen, besteht besonders bei dieser Galenik ein hohes Suchtpotenzial, so dass es in Deutschland nur noch auf einem Betäubungsmittelrezept verordnet werden darf. Zudem wurde somit der Zugang zu der unretardierten Substanz mit dem Risiko der missbräuchlichen Verwendung deutlich erschwert. Retardierte Tilidin-Zubereitungen mit festem Naloxonzusatz sind davon ausgenommen und können weiter auf „normalem Rezept" verordnet werden. Das Fehlgebrauchsrisiko von Tilidin/Naloxon in Retardform und Tramadol wurde dagegen als geringer ausgeprägt eingestuft.

Tilidin ist als Substanz in den USA für den medizinischen Gebrauch nicht anerkannt.

Literatur

1. Brennscheidt U, Brunnmüller U, Proppe D, Thomann P, Seiler KU (2007) Pharmacokinetics of tilidine and naloxone in patients with severe hepatic impairment. Arzneimittelforschung 57(2):106–111
2. Flöter T, Brunnmüller U (2002) Tilidine/naloxon retard in long-term administration in chronic pain and multimorbidity. Multicenter study of long-term tolerance and effectiveness in 2 years observation. Fortschr Med Orig 120(1):29–35
3. Radbruch L, Glaeske G, Grond S, Münchberg F, Scherbaum N, Storz E, Tholen K, Zagermann-Muncke P, Zieglgänsberger

W, Hoffmann-Menzel H, Greve H, Cremer-Schaeffer P (2013) Topical review on the abuse and misuse potential of tramadol and tilidine in Germany. Subst Abus 34(3):313–320

4. Seiler KU, Jähnchen E, Trenk D, Brennscheidt U, Heintz B (2001) Pharmacokinetics of tilidine in terminal renal failure. J Clin Pharmacol 41(1):79–84

Tizanidin

Def. Zentral wirksames Muskelrelaxans.

Wirkmechanismus Tizanidin wirkt zentral als $\alpha2$-Agonist. Es reduziert die Aktivität von Motoneuronen durch Erhöhung der präsynaptischen Inhibition, zudem wirkt es antisympathikoton.

Indikationen
- Spastik unterschiedlicher Genese wie bei Multipler Sklerose, Querschnittsläsion, etc.
- Myofasziale Schmerzen

Nebenwirkungen
- Müdigkeit
- QT-Zeit-Verlängerung
- Halluzinationen
- Erhöhung von Transaminasen
- Schwindel
- Hypotonie
- Rebound-Hypertonie
- Mundtrockenheit
- Verschwommenes Sehen
- Obstipation
- Übelkeit

Pharmakokinetik Tizanidin wird enteral sehr schnell resorbiert und erreicht innerhalb von 45–120 min die Plasmahöchstkonzentration. Durch einen umfangreichen hepatischen First-Pass-Effekt beträgt die Bioverfügbarkeit lediglich 21–40 %.

Im Plasma ist Tizanidin zu 30 % an Proteine gebunden. Die Metabolisierung erfolgt überwiegend über das CYP1A2-Isoenzym (durch Oxidation des Imidazolringes). Hierbei entstehen mehrere inaktive Metaboliten, welche größtenteils (66 %) über den Urin ausgeschieden werden, der Rest über die Faeces. Die Eliminationshalbwertszeit beträgt 2–4 h.

Kontraindikationen/besondere Warnhinweise

- Unverträglichkeit der Substanz
- Komedikation mit Ciprofloxacin oder Fluvoxamin (starke CYP1A2-Hemmstoffe)
- Hepatische/renale Insuffizienz
- Kinder und Jugendliche

Dosierung

Typische Tagesdosis: 12–24 mg/d in 3–4 Einzeldosen.
Beginn mit 2 mg pro Tag, Steigerung alle 3–4 Tage um 2 mg.
Maximale Einzeldosis: 12 mg.
Tageshöchstdosis: 36 mg/d.

Handelsnamen Sirdalud®, Generika.

Interaktionen Jegliche Beeinflussung des CYP1A2-Isoenzyms kann zu Schwankungen des Wirkspiegels von Tizanidin führen. Potente Inhibitoren von CYP1A2 wie Ciprofloxacin oder Fluvoxamin können zu einem 7–10-fachen Anstieg der Plasmakonzentration und bis zu einem 3-fachen Anstieg der Plasmahalbwertszeit von Tizanidin führen. Andere CYP1A2-Inhibitoren sind Amiodaron, Mexiletin, Propafenon, Cimetidin, Enoxacin, Norfloxacin, orale Kontrazeptiva, Ticlopidin.

Die Halbwertszeit von Tizanidin wird bei Rauchern (Induktion von CYP1A2) um etwa 10 % reduziert, die AUC um etwa 33 %. Orale Kontrazeptiva vermindern die Clearance von Tizanidin, was zu 3–4-fach höheren Plasmaspiegeln führen kann. Die Kombination von Tizanidin mit ACE-Hemmern oder anderen Antihypertensiva kann schwere Hypotonien verursachen. Alkohol verstärkt den sedierenden Effekt von Tizanidin und vermindert dessen Abbau.

Für die Praxis Die Studienlage zur Wirkung von Tizanidin bei myofaszialen Schmerzen ist, im Gegensatz zur Spastik bspw. im Rahmen einer multiplen Sklerose, schlecht. Dennoch kann bei einzelnen Patienten ein Therapieversuch sinnvoll sein. Die Dosis sollte langsam gesteigert werden, v. a. auch wegen dem Risiko einer relevanten Hypotonie. Neben Kreislaufproblemen kann zudem die sedierende Komponente gelegentlich den Einsatz limitieren.

Tizanidin sollte schrittweise ausgeschlichen werden, da es sonst zu einem Rebound mit Hypertonie und/oder Tachykardie kommen kann, insbesondere bei zuvor hohen Dosen und/oder antihypertensiver Therapie.

Außerhalb Deutschlands (bspw. in der Schweiz und Österreich) sind retardierte Tizanidin-Kapseln verfügbar. Einige Studien weisen auf eine galenik-abhängige Bioverfügbarkeit von Tizanidin hin, wenn gleichzeitig Nahrung aufgenommen wird. Generell hat die Tablettenform, wenn sie zusammen mit Nahrung eingenommen wird, eine signifikant höhere Bioverfügbarkeit als die Kapselform. Die Größenordnung schwankt zwischen 22–40 %. Dies sollte bei einem Präparatewechsel berücksichtigt werden.

Spezielle Fragestellungen Tizanidin scheint im Gegensatz zu Baclofen mehr die polysynaptischen Exzitationen zu dämpfen als die monosynaptischen.

Literatur

1. Henney HR, Runyan DJ (2008) A clinically relevant review of Tizanidine hydrochloride dose realtionships to pharmacokinetics, drug safety and dose effectiveness in healthy subjects and patients. Int J Clin Pract 62(2):314–324
2. Kamen L, Henney HR, Runyan JD (2008) A practical overview of tizanidine use for spasticity secondary to multiple sclerosis, stroke, and spinal cord injury. Curr Med Res Opin 24(2):425–439
3. Wagstaff AJ, Bryson HM (1997) Tizanidine: a review of its pharmacology, clinical efficacy and tolerability in the management of spasticity associated with cerebral and spinal disorders. Drugs 53(3):435–452

Tolperison

Def. Zentrales Muskelrelaxans.

Wirkmechanismus Als zentrales Muskelrelaxans entfaltet Tolperison eine dosisabhängig blockierende Wirkung auf aktive Natriumkanäle („lidocain like activity") und reduziert so über verminderten Na^+-Einstrom die Aktivität der nozizeptiven Afferenzen, der spinalen Reflexantwort (mono- und polysynaptische Reflexe) sowie die Impulsrate der Formatio reticularis. Eine zusätzliche Inhibition spannungsabhängiger Ca^{++}-Kanäle mit Reduktion der Freisetzung von Neurotransmittern wird diskutiert.

Indikationen
- Symptomatische Behandlung der Spastik nach Apoplex beim Erwachsenen

Nebenwirkungen
- Allergische Reaktionen
- Schwere Hautreaktionen
- Magen-Darm-Beschwerden
- Diarrhoe
- Erbrechen
- Schwindel
- Gleichgewichtsstörungen
- Mundtrockenheit
- Schwitzen
- Konzentrationsstörung
- Schlafstörung

Pharmakokinetik Tolperison hat eine strukturelle Ähnlichkeit mit Lidocain und liegt als Racemat vor. Es wird nach oraler Einnahme fast vollständig resorbiert und erreicht nach 1,5 h den maximalen Plasmaspiegel. Es unterliegt einem ausgeprägten First-Pass-Effekt, sodass die orale Bioverfügbarkeit bei nur 20 % liegt. Fettreiche Mahlzeiten steigern die Plasmaspitzenspiegel um ca. 45 %. Die Plasmaeiweißbindung ist mit 95 % hoch.

Tolperison wird überwiegend durch CYP2D6 metabolisiert, wobei mindestens 11 pharmakologisch nicht aktive Metaboliten entstehen. Es hat eine Eliminationshalbwertszeit von 2–4 h mit erheblichen interindividuellen Schwankungen. Die Elimination der Metaboliten erfolgt renal.

Kontraindikationen/besondere Warnhinweise
- Überempfindlichkeit
- Myasthenia gravis
- Stillzeit
- Starke Einschränkungen der Leber- oder Nierenfunktion
- Laktoseintoleranz

Dosierung 50 mg p.o. 3 × tgl. bis zu 150 mg 3 × tgl., maximale Tagesdosis 450 mg.

Handelsnamen Mydocalm®, Viveo®, Generika.

Interaktionen Tolperison kann die Blutspiegel von Medikamenten, die über CYP2D6 metabolisiert werden (z. B. Venlafaxin, Desipramin, Nebivolol, Metoprolol), erhöhen.

Basierend auf klinischen Studien gibt es Hinweise, dass Tolperison die Wirkung von NSAR verstärkt.

Für die Praxis 2013 schränkte die EMA und das BfArM den Anwendungsbereich für Tolperison-haltigen Arzneimitteln auf die symptomatische Behandlung der Spastizität nach einem Schlaganfall ein. Hintergrund der Zulassungsbeschränkung sind schwere Hautreaktionen.

Aufgrund stark individueller Plasmakonzentrationen, muss die Dosis individuell titriert werden. Die Einnahme direkt nach einer Mahlzeit wird empfohlen, da sonst die Resorption vermindert sein kann.

Tolperison-haltige Arzneimittel enthalten Laktose.

Spezielle Fragestellungen Nach den Angaben der Hersteller sind zwar keine Einschränkungen der Verkehrstüchtigkeit oder das Bedienen von Maschinen zu erwarten, dennoch kann dies bei einzelnen Patienten auftreten. Somit sollte der Patient über die potenzielle Gefahr aufgeklärt werden.

Literatur

1. Kocsis P et al (2005) Tolperisone-type drugs inhibit spinal reflexes via blockade of voltage-gated sodium and calcium channels. J Pharmacol Exp Ther 315(3):1237–1246
2. Quasthoff S, Möckel C, Zieglgänsberger W, Schreibmayer W (2008) Tolperisone: a typical representative of a class of centrally acting muscle relaxants with less sedative side effects. CNS Neurosci Ther 14(2):107–119
3. Rote-Hand-Brief zu Tolperison-haltigen Arzneimitteln der Arzneimittelkommission der deutschen Ärzteschaft vom www.akdae.de/Arzneimittelsicherheit/RHB/Archiv/2013/20130221.pdf. Zugegriffen: 10. März 2020

Topiramat

Def. Antikonvulsivum.

Wirkmechanismus Der Wirkmechanismus von Topiramat ist nicht vollständig geklärt. Topiramat hat einerseits inhibitorische Effekte auf spannungsabhängige Na^+-Kanäle sowie glutamataktivierte Ionenkanäle. Andererseits wirkt es indirekt als GABA-Agonist (eine Antagonisierung mit dem GABA-Antagonisten Flumazenil ist nicht möglich).

An spannungsabhängigen Na^+-Kanälen werden schnelle Aktionspotenziale zustandsabhängig gehemmt, wobei der Effekt wohl geringer als bei anderen Antikonvulsiva ist. Topiramat bewirkt zudem, dass γ-Aminobutyrat $GABA_A$-Rezeptoren vermehrt aktiviert und den Einstrom von Chloridionen in die Neuronen induziert. Weiterhin sind für Topiramat inhibitorische Wirkungen auf den AMPA-Rezeptor nachgewiesen, jedoch keine direkte Wirkung auf den NMDA-Rezeptor. Weitere Mechanismen sind beschrieben, u. a. eine geringe Hemmung der Isoenzyme II und IV der Carboanhydrase.

Indikationen
- Migräneprophylaxe
- Clusterkopfschmerzprophylaxe (2. Wahl)
- Prophylaxe chronischer Kopfschmerz vom Spannungstyp (2. Wahl)
- Epilepsie
- Lennox-Gastaut-Syndrom (schwer behandelbare Form von Epilepsie im Kindesalter)
- Essenzieller Tremor (2. Wahl)
- Binge Eating Disorder

Nebenwirkungen
- Depression
- Suizidalität
- Somnolenz
- Gedächtnisstörung
- Konzentrationsstörung
- Gewichtsabnahme
- Appetitminderung
- Appetitsteigerung
- Übelkeit
- Diarrhoe
- Dyspnoe
- Tinnitus
- Sehstörung, verschwommenes Sehen
- Kribbelparästhesien
- Ataxie
- Geschmacksverlust
- Libidoverlust, sexuelle Dysfunktion
- Anämie
- Arthralgie
- Aggression
- Metabolische Azidose
- Fieber

Pharmakokinetik Nach oraler Einnahme wird Topiramat schnell und zu mehr als 80 % resorbiert. Die Plasmaproteinbindung beträgt im Durchschnitt 15 %. Nur ein geringer Anteil (ca. 20 %)

wird verstoffwechselt ohne Bildung von relevanten, aktiven Metaboliten. Die Halbwertszeit von Topiramat beträgt zwischen 20 und 30 h, dementsprechend kann es 4–8 Tage dauern, bis ein Steady-State erreicht ist. Topiramat wird überwiegend renal eliminiert.

Kontraindikationen/besondere Warnhinweise
- Überempfindlichkeit gegen den Wirkstoff
- Schwangerschaft
- Leberinsuffizienz (vorsichtige Dosierung)
- Niereninsuffizienz (vorsichtige Dosierung)
- Lactoseintoleranz

Interaktionen Topiramat hemmt in höheren Konzentrationen CYP2C19. Die Wirkspiegel u. a. von Phenytoin, Diazepam, Imipramin, Moclobemid und Omeprazol können beeinflusst sein. Die Wirksamkeit oraler Kontrazeptiva kann unter Topiramat herabgesetzt sein. Topiramat ist kein potenter Induktor. Erniedrigt werden die Spiegel von Lithium (um 18–26 % der AUC), Digoxin (um 12 % der AUC) und Risperidon (um 16–33 % der AUC). Der Stoffwechsel diverser Antidiabetika (Metformin, Pioglitazon und Glibenclamid) kann beeinflusst sein, so dass trotz unklarer klinischer Relevanz die Therapie entsprechend überwacht werden muss.

Phenytoin und Carbamazepin können den Topiramatspiegel erniedrigen, Hydrochlorothiazid kann diese erhöhen.

Dosierung
Migräneprophylaxe: 25–100 mg/Tag.
Clusterkopfschmerzprophylaxe: 100–200 mg/Tag.
Prophylaxe chronischer Kopfschmerz vom Spannungstyp: 75–200 mg/Tag.
Die primäre Gabe sollte abends bzw. vor dem Schlafengehen erfolgen. Steigerungen sollten im 1–2 wöchentlichen Intervall erfolgen. Die Einnahme sollte auf 2–3 Tagesdosen aufgeteilt werden. Dosis und Titrationsgeschwindigkeit sollten sich an der Klinik orientieren.
Die Einnahme kann unabhängig von den Mahlzeiten erfolgen.

Handelsnamen Topamax®, Generika.

Für die Praxis Topiramat ist zur Migräneprophylaxe zugelassen. Daneben ist eine prophylaktische Wirksamkeit auch bei chronischen Spannungskopfschmerzen und Cluster-kopfschmerzen nachgewiesen, gelten für diese Indikation aber als 2. Wahl und sind zudem Off-label. In einer offenen Studie wurde ein positiver Effekt von Topiramat zur Prophylaxe des chronischen Kopfschmerzes vom Spannungstyp gefunden (Dosis 25–100 mg/Tag), jedoch erst nach dreimonatiger Anwendung.

Oftmals wird bei der Anwendung von Topiramat von einer Gewichtsabnahme berichtet, wohingegen die anderen systemisch verabreichten Migräne-Prophylaktika der ersten Wahl eher zu Gewichtszunahme führen.

Bei erhöhtem Fehlbildungsrisiko für den Foetus ist auf eine ausreichende Kontrazeption zu achten. Ggf. sollten im Rahmen der Epilepsiebehandlung und bestehendem Kinderwunsch alternative, besser verträgliche Mittel, insbesondere Lamotrigin oder Levetiracetam, erwogen werden. Eine Anwendung zur Migräneprophylaxe ist im gebärfähigem Alter ohne wirksame Empfängnisverhütung bzw. bei geplanter oder eingetretener Schwangerschaft nicht indiziert. In diesem Zusammenhang gilt es zu beachten, dass Topiramat möglicherweise die Wirksamkeit von oralen Kontrazeptiva herabsetzen kann.

Spezielle Fragestellungen Ein Cochrane-Review von 2013 kommt zu dem Schluss, dass Topiramat bei diabetischer Polyneuropathie keinen Effekt zeigt und andere Indikationen mit neuropathischem Schmerz unzureichend untersucht sind.

Durch die Hemmung der Carboanhydrase sollte auf die etwaige Entwicklung einer metabolischen Azidose bei Patienten geachtet werden. Dies gilt insbesondere bei ketogener Diät oder einer Komedikation mit Carboanhydrasehemmer.

Literatur

1. Brandt RB, Doesborg PGG, Haan J, Ferrari MD, Fronczek R (2020) Pharmacotherapy for cluster headache. CNS Drugs 34(2):171–184
2. Lampl C, Marecek S, May A, Bendtsen L (2006) A prospective, open-label, long-term study of the efficacy

and tolerability of topiramate in the prophylaxis of chronic tension-type headache. Cephalalgia 26(10):1203–1208

3. Shank RP, Maryanoff BE (2008) Molecular pharmacodynamics, clinical therapeutics, and pharmacokinetics of topiramate. CNS Neurosci Ther 14(2):120–142

4. Silberstein SD (2017) Topiramate in Migraine Prevention: A 2016 Perspective. Headache 57(1):165–178

5. Taylor FR (2008) Weight change associated with the use of migraine-preventive medications. Clin Ther 30(6):1069–1080

6. Wiffen PJ, Derry S, Lunn MP, Moore RA (2013) Topiramate for neuropathic pain and fibromyalgia in adults. Cochrane Database Syst Rev 30:8

Tramadol

Def. Niederpotentes Opioid (WHO-Stufe 2) mit verstärkter Serotonin-Freisetzung und Wiederaufnahme-Hemmung von Noradrenalin.

Wirkmechanismus Tramadol ist ein schwacher reiner Agonist vorrangig an μ-Opioidrezeptoren, geringer an δ- und κ- Opioidrezeptoren, wobei seine analgetische Wirksamkeit nicht alleine durch diesen Mechanismus erklärbar ist. Eine Noradrenalin-Wiederaufnahme-Hemmung sowie eine vermehrte Serotonin-Freisetzung verstärken die Wirksamkeit der Substanz. Die Ursache für diesen dualen Wirkmechanismus liegt im Vorhandensein von zwei Enantiomeren des Tramadols. Während das (+)-Enantiomer als Opioidagonist fungiert und die serotonergen Effekte vermittelt, ist das (-)-Enantiomer für die Noradrenalin-Wiederaufnahme-Hemmung verantwortlich.

Wirkstärke: Die Wirkstärke von Tramadol beträgt ca. (1/6 bis) 1/10 derjenigen von Morphin.

Indikationen
- Mittelstarke bis starke Schmerzen nozizeptiver und neuropathischer Ursache (akut und chronisch)
- Restless-Legs-Syndrom (off-label)

Nebenwirkungen
- Übelkeit
- Erbrechen
- Obstipation
- Schwindel, Benommenheit
- Halluzinationen
- Verwirrtheit
- Schlafstörungen
- Albträume
- Mundtrockenheit
- Schwitzen
- Hypertonie
- Erniedrigung der Krampfschwelle
- Serotonerges Syndrom

Pharmakokinetik Oral appliziertes Tramadol hat eine Bioverfügbarkeit von 60–75 % (unabhängig von der Nahrungsaufnahme, First-Pass-Metabolisierung ca. 30 %) und eine niedrige Plasmaproteinbildung von 10–20 %. Nach oraler Einnahme wird in etwa 90 min die Plasmahöchstkonzentration erreicht. Tramadol wird durch hepatische Metabolisierung über CYP2D6 verstoffwechselt. Der so entstandene aktive Metabolit O-Desmethyl-Tramadol hat eine deutlich höhere Affinität zum μ-Rezeptor und eine etwa 2–4-mal höhere Potenz und Halbwertszeit. Andere Metabolite sind nicht pharmakologisch aktiv. Die Plasmahalbwertszeit beträgt ca. 6 h. Minimale Mengen von Tramadol und des O-Demethyl-Metaboliten sind in der Muttermilch nachweisbar (0,1 % bzw. 0,02 % der applizierten Dosis).

In unretardierter Form beträgt die Wirkdauer ca. 6 (4–8) Stunden, so dass 3–4 Einnahmen pro Tag notwendig sind. Die Wirkdauer der Retardtabletten liegt üblicherweise bei 12 h, wobei auch Präparate mit 24h-Galenik verfügbar sind.

Kontraindikationen/besondere Warnhinweise
- Akute Vergiftung mit Alkohol, Opioiden, Sedativa, etc.
- Erhöhter intrakranieller Druck
- Epilepsie

- Einnahme von MAO-Hemmern
- Leberinsuffizienz
- Niereninsuffizienz
- Störungen des Atemzentrums
- Opioidabhängigkeit

Dosierung Startdosis bei opioidnaiven Patienten: 50 mg 2 × tgl. in retardierter Form.

Die Verordnung von Tropfen oder unretardierten Tabletten sollte die Ausnahme bleiben. Die Tageshöchstdosis von 400 mg sollte nicht überschritten werden.

Dosierung bei Kindern (Zulassung ab dem 1. Lebensjahr): Einzeldosis 1 mg/kg bis maximal 50 mg.

Verfügbare Applikationsformen:

- Retardtabletten/-kapseln mit 12h-Galenik: 50 mg, 100 mg, 150 mg und 200 mg
- Retardtabletten mit 24h-Galenik: 100 mg, 150 mg, 200 mg, 300 mg und 400 mg
- Tropfen 100 mg/ml: 2,5 mg pro Tropfen, d. h. 20 Tropfen (= 0,5 ml) entsprechen 50 mg. Bei den verfügbaren Flaschen mit Dosierpumpe entspricht ein Hub in der Regel 5 Tropfen.
- Unretardierte Tabletten/Kapseln: 50 mg
- Brausetabletten: 100 mg
- Ampullen: 50 mg/1 ml, 100 mg/2 ml
- Zäpfchen: 100 mg

Handelsnamen z. B. Tramal®, Tramadolor®, Tramundin®, Tramagit®, Generika.

Interaktionen Komedikation mit Digoxin und Warfarin kann zu toxischen Spiegel dieser Substanzen führen. Komedikation mit Substanzen, welche den Serotoninspiegel erhöhen (z. B. SSRI, SNRI) kann zur Entwicklung eines Serotonin-Syndroms führen. Carbamazepin als Enzyminduktor kann die analgetische Wirkung und die Wirkdauer reduzieren. Inwieweit CYP3A4-Hemmstoffe (z. B. Erythromycin, Ketoconazol) die Wirkung negativ beeinflussen können, wurde nicht untersucht, eine Wirkverstärkung ist denkbar.

Für die Praxis Vor allem die Tropfeneinnahme und die intravenöse Applikation haben bei Tramadol ein deutlich erhöhtes Potential für Übelkeit und Erbrechen. Eine Kombination mit einem Antiemetikum ist oftmals notwendig.

Das Risiko der Auslösung eines Serotonin-Syndroms lässt die Anwendung von Tramadol insbesondere bei antidepressiver Komedikation ungeeignet erscheinen. Zudem kann Tramadol, ebenso wie viele Antidepressiva, die Krampfschwelle senken.

Tramadol wird auch als fixe Kombination mit Paracetamol angeboten (z. B. Tramadol 37,5 mg/Paracetamol 325 mg). Die Kombination ist wenig empfehlenswert, insbesondere aufgrund der geringen analgetischen Potenz von Paracetamol bei gleichzeitig hepatotoxischem Potential v. a. bei wiederholter Einnahme. Zudem besteht die Gefahr der Paracetamolüberdosierung, wenn die Patienten zusätzlich frei verkäufliches Paracetamol einnehmen.

Spezielle Fragestellungen Etwa 20 % der Bevölkerung weisen einen genetischen Polymorphismus des Isoenzyms CYP2D6 auf. Aufgrund des genetischen Polymorphismus ist ein unterschiedliches analgetisches Ansprechen (poor versus extensive versus ultra-rapid Metabolisierer) denkbar. Insbesondere bei ultraschnellen Metabolisierern mit vermehrter Bildung von O-Desmethyl-Tramadol besteht das Risiko einer Überdosierung. Während die Prävalenz bei ca. 4–6 % der kaukasischen Bevölkerung liegt, ist dieser Polymorphismus bei afrikanischen Populationen bei bis zu 30 % zu finden. Auf der anderen Seite kann bei „poor Metabolisierern" (bei bis zu 7 % der kaukasischen Bevölkerung) eine unzureichende Analgesie auftreten.

Wenngleich nur sehr geringe Mengen in die Muttermilch übergehen, sollte die Anwendung in der Stillzeit vermieden werden. Eine einmalige Einnahme erfordert jedoch in der Regel keine Unterbrechung des Stillens.

Literatur

1. Beakley BD, Kaye AM, Kaye AD (2015) Tramadol, pharmacology, side effects, and serotonin syndrome: a review. Pain Physician 18(4):395–400
2. Faria J, Barbosa J, Moreira R, Queirós O, Carvalho F, Dinis-Oliveira RJ (2018) Comparative pharmacology and toxicology of tramadol and tapentadol. Eur J Pain 22(5): 827–844
3. Harati Y, Gooch D, Swenson M (1998) Double blind randomized trial of tramadol for the treatment of diabetic neuropathy. Neurology 50(6):1842–1846

Trimipramin

Def. Trizyklisches Antidepressivum mit sedierenden, anxiolytischen, antihistaminergen und gering ausgeprägten, anticholinergen Eigenschaften.

Wirkmechanismus Trimipramin gilt als atypisches Trizyklikum, das nicht über eine Serotonin- oder Noradrenalin-Wiederaufnahmehemmung wirkt. Effekte auf HT_1, HT_2, D_1, D_2 sowie α_1 und α_2-Rezeptoren sind nachgewiesen. Daneben findet sich eine stark sedierende Komponente über die Blockade von Histaminrezeptoren und eine Hemmung der sauren Sphingomyelinase (FIASMA). In älteren Publikationen wird von einer geringen Hemmung der basalen Pentagastrin-stimulierten Magensäuresekretion berichtet.

Indikationen
- Chronische Schmerzen
- Depressive Erkrankungen
- Panikstörung (Alternative zu SSRI)
- Schlafstörung
- Reizdarmsyndrom
- Pruritus

Nebenwirkungen

- Mundtrockenheit
- Obstipation
- Durstgefühl
- Gewichtszunahme
- Schwindel
- Kopfschmerzen
- Müdigkeit
- Ataxie
- Paradoxe Unruhe/Schlafstörung
- Schwitzen
- Tinnitus
- Tremor
- Sehstörungen/Akkomodationsstörungen
- Harnverhalt
- Anstieg der Leberwerte
- Leukopenie bis zur Agranulozytose
- Thrombopenie
- Galaktorrhoe
- Haarausfall
- Hypoglykämie
- Potenzstörungen
- Anstieg der Herzfrequenz

Pharmakokinetik Nach oraler Aufnahme wird der maximale Plasmaspiegel nach etwa 3 h erreicht. Die orale Bioverfügbarkeit beträgt 41,4 %, die Plasmaeiweißbindung 94,9 %. Die Halbwertszeit beträgt zwischen 23 und 24 h. Die umfangreiche Metabolisierung erfolgt zu relevanten Anteilen durch CYP2D6 unter anderem zu Monodemethyltrimipramin, das vermutlich wesentlich zur Wirkung beiträgt. Die Metaboliten werden überwiegend renal eliminiert.

Kontraindikationen/besondere Warnhinweise

- Engwinkelglaukom
- Überempfindlichkeit gegen den Wirkstoff
- Einnahme mit MAO-Hemmern
- Prostatahypertrophie mit Harnretention
- Schwangerschaft

- Stillzeit
- Jugendliche unter dem 18. Lebensjahr
- Akute Intoxikationen mit Alkohol, Benzodiazepinen, etc.
- AV-Block, Long-QT-Syndrom
- Z.n. kürzlich abgelaufenem Myokardinfakt
- Epilepsie
- Delir
- Paralytischer Ileus
- Pylorusstenose
- Bradykardie
- Hypokaliämie

Dosierung
Generell: Einschleichende Dosierung mit 25–50 mg-Schritten, bevorzugt abendliche Gabe.
Chronische Schmerzen: 50–100 mg abends.
Depressive Störung: 100–150 mg, Höchstdosis: 400 mg/Tag.
Therapeutischer Plasmaspiegel: 150–300 ng/ml.
Schlafstörung: 25–50 mg abends.

Verfügbare Applikationsformen:
Tablette, Dragee und orale Lösung.

Handelsnamen Stangyl®, Trimidura®, Trimineurin®, Generika.

Interaktionen Für Trimipramin sind zahlreiche Interaktionen bekannt. Der Plasmaspiegel von Trimipramin wird durch die gleichzeitige Einnahme von Carbamazepin gesenkt und u. a. durch Fluoxetin, Citalopram, Sertralin, Neuroleptika, Disulfiram oder Cimetidin erhöht. Bei Einnahme mit schwarzem Tee kann es durch Komplexbildungen zu einem (bis zu 45 %igem) Wirkstoffverlust kommen, ein ähnlicher Effekt mit Kaffee oder Fruchtsäften kann nicht ausgeschlossen werden. Trimipramin kann die Plasmakonzentration von Venlafaxin reduzieren.

Kombinationen mit anderen zentral wirksamen Substanzen können die dämpfende Wirkung von Trimipramin erhöhen.

Komedikationen mit QT-Zeit-verlängernden Substanzen können zu Herzrhythmusstörungen führen.

Für die Praxis Das proarrhythmogene Potenzial (v. a. auch über die QT-Zeit-Verlängerung) scheint bei Trimipramin im Gegensatz zu den meisten Antidepressiva (insbesondere bei Tri- oder Tetrazyklika) sehr niedrig zu sein und lediglich bei Intoxikationen in suizidaler Intention vorzukommen. In Kombination mit QT-Zeit-verlängernden Substanzen oder Hypokaliämie ist dennoch Vorsicht geboten.

Die Studienlage hinsichtlich analgetischer Effekte von Trimipramin ist schlecht, klassische Trizyklika wie Amitriptylin sind deutlich besser evaluiert. Bei rheumatoider Arthritis und Reizdarmsyndrom konnte eine Wirkung gefunden werden.

Bei vorbestehender QT-Verlängerung und gewünschter sedierender Komponente ist ein Therapieversuch zu erwägen, insbesondere da Trimipramin im Gegensatz zu den meisten Trizyklika keine REM-Tiefschlaf-Suppression verursacht.

Bei Depression kann die Einnahme auch auf 2–3 Einnahmen verteilt erfolgen, abends/zum Schlafengehen sollte aber die höchste Dosis gegeben werden.

Spezielle Fragestellungen Trimipramin kann mit oder nach den Mahlzeiten eingenommen werden. Die Tropfenform sollte bei Raumtemperatur im Dunkeln aufbewahrt werden.

Einige galenische Zubereitungen enthalten Zucker (Saccharose) oder Alkohol (Vorsicht bei Patienten mit Alkohol-krankheitsanamnese).

Literatur

1. Bohman T, Schrumpf E, Myren J, Foss OP (1978) The effect of trimipramine (Surmontil) on the stimulated gastric secretion and serum gastrin concentration in healthy students. Scand J Gastroenerol. 13(Suppl 48):7–49
2. Kowalewski C, Haen E, Hiemke C, Ridders F, Endres K, Gründer G, Paulzen M, Schoretsanitis G (2019) Cytochrome P450-mediated inhibition of venlafaxine metabolism by trimipramine. Int Clin Psychopharmacol 34(5):241–246
3. Lapierre YD (1989) A review of trimipramine. 30 years of clinical use. Drugs 38(Suppl 1):17–24

4. Macfarlane JG, Jalali S, Grace EM (1986) Trimipramine in rheumatoid arthritis: a randomized double-blind trial in relieving pain and joint tenderness. Curr Med Res Opin 10(2):89–93
5. Myren J, Groth H, Larssen SE, Larsen S, The Multicentre Study Group (1982) The effect of trimipramine in patients with the irritable bowel syndrome. Scand J Gastroenterol 17:871–875
6. Riemann D, Voderholzer U, Cohrs S, Rodenbeck A, Hajak G, Rüther E, Wiegand MH, Laakmann G, Baghai T, Fischer W, Hoffmann M, Hohagen F, Mayer G, Berger M (2002) Trimipramine in primary insomnia: results of a polysomnographic double-blind controlled study. Pharmacopsychiatry 35:165–174
7. Wenzel-Seifert K, Wittmann M, Haen E (2011) QTc prolongation by psychotropic drugs and the risk of torsade de pointes. Dtsch Arztebl Int 108(41):687–693

V

Inhaltsverzeichnis

Valproinsäure

Def. Antiepileptikum.

Wirkmechanismus Valproinsäure ist ein Antikonvulsivum, dessen genauer Wirkmechanismus bislang unklar ist. Angenommen wird einerseits eine gesteigerte GABA-vermittelte Hemmung und/oder eine direkte Wirkung auf postsynaptische spannungsabhängige Na^+- und Ca^{++}-Kanäle.

Indikationen
- Migräneprophylaxe
- Prophylaxe chronischer Kopfschmerz vom Spannungstyp
- Clusterkopfschmerzprophylaxe
- Generalisierte Anfälle
- Fokale Anfälle
- Bipolare Störungen

© Springer-Verlag GmbH Deutschland,
ein Teil von Springer Nature 2020
J. Artner et al., *Medikamente in der Schmerztherapie*,
https://doi.org/10.1007/978-3-662-61692-5_23

Nebenwirkungen

- Reizbarkeit
- Hyperaktivität
- Knochenmarksdepression (Agranulozytose, Anämie, Thrombozytopenie, Panzytopenie)
- Amenorrhoe
- Hyperammonämie
- Hyponatriämie
- Porphyrie
- SIADH
- Tremor
- Parästhesien
- Kopfschmerzen
- Benommenheit, Schwindel
- Lethargie
- Hörverlust
- Übelkeit, Erbrechen
- Hypersalivation
- Pankreatitis
- Leberfunktionsstörungen bis Leberausfall
- Haarausfall
- Ödeme
- Gewichtszunahme
- Appetitsteigerung
- Angeborene Enwicklungsstörungen (30–40 %) und Missbildungen (ca. 10 %) bei Anwendung in der Schwangerschaft

Pharmakokinetik Nach oraler Gabe wird Valproinsäure (Valproinsäure ist im Gegensatz zu seinem Salz Valproat nur sehr schwer in Wasser löslich) und sein Salz rasch und weitgehend vollständig resorbiert. Die Plasmaproteinbindung liegt bei über 90 %. Die Plasmahalbwertszeit beträgt 12–16 h, kann jedoch bei Kombination mit anderen Substanzen (z. B. Phenytoin, Carbamazepin) aufgrund einer Enzyminduktion auf 4–9 h verkürzt werden. Valproinsäure wird über Glukuronidierung sowie Oxidation zu mehr als 20 Metaboliten verstoffwechselt, wobei Metabolite der Omega-Oxidation als hepatotoxisch gelten. Die Elimination erfolgt weitgehend renal.

Kontraindikationen/besondere Warnhinweise

- Lebererkrankungen
- Porphyrie
- Blutgerinnungsstörungen
- Schwangerschaft/Schwangerschaftswunsch
- Stillzeit
- Mutation am mitochondrialen Polymerase-Gamma (POLG)-Enzym-Gen
- Vorbestehende Knochenmarksschädigung
- Suizidrisiko

Dosierung

- *Migräneprophylaxe:* 500–1000 mg/d
- *Prophylaxe chronischer Kopfschmerz vom Spannungstyp:* 500–1500 mg/d
- *Clusterkopfschmerzprophylaxe:* 500–2000 mg/d
- *Epilepsie:* 1200–2100 mg/d

Verfügbare Applikationsformen (Retard-)Tabletten, orale Lösung, i. v.-Lösung.

Handelsnamen z. B. Ergenyl®, Orfiril®, Generika.

Interaktionen Manche enzyminduzierende Antikonvulsiva wie Carbamazepin und Phenytoin können die Metabolisierung beschleunigen und so die Wirkung reduzieren. Ebenso senkt eine Kombination mit Rifampicin die Plasmakonzentration. Cimetidin, Erythromycin und Fluoxetin können die Wirkspiegel erhöhen. Kombinationen mit Antikoagulantien können zu einer erhöhten Blutungsneigung führen.

Valproinsäure kann die freien Plasmaspiegel von diversen Medikamenten erhöhen (z. B. Phenytoin, Phenobarbital, Carbamazepin, Lamotrigin).

Für die Praxis Valproinsäure reduziert effektiv die Migränefrequenz, wobei jedoch oftmals die Intensität der Attacken nicht gebessert wird. Bei Kindern und Jugendlichen hat sich

Valproinsäure zur Migräneprophylaxe als nicht wirksam erwiesen.

Im Jahre 2010 hat der Gemeinsame Bundesausschuss die Verordnungsfähigkeit von Valproinsäure zur Migräneprophylaxe beschlossen. Jedoch bleibt es weiterhin Off-Label und darf nur verordnet werden, wenn andere Migräneprophylaktika nicht erfolgreich waren oder kontraindiziert sind. Zudem haben nur einzelne Arzneimittelhersteller dieser Nutzung außerhalb der Zulassung zugestimmt. Um u. a. haftungsrechtlichen Problemen aus dem Weg zu gehen, sollte ein Präparat dieser Hersteller (siehe G-BA-Beschluss in den Literaturhinweisen) zusammen mit dem „Aut-idem"-Kreuz versehen verordnet werden. Die Rezeptierung ist jedoch nur durch Fachärzte für Nervenheilkunde, für Neurologie und/oder Psychiatrie oder für Psychiatrie und Psychotherapie möglich.

Bezüglich der Verordnung von Valproinsäure bei Mädchen und Frauen im gebärfähigem Alter wurden mehrfach in Rote-Hand-Briefen auf das hohe Risiko von Entwicklungsstörungen und Fehlbildungen hingewiesen und die Anwendung eingeschränkt, zuletzt 2018. In diesem wurde zudem von der Arzneimittelkommission die Einführung eines Schwangerschaftsverhütungsprogramms bei Anwendung von Valproinsäure vorgestellt. Weiterhin sind unterstützende Unterlagen wie ein Formular zur Risikoaufklärung und eine „Patienten-Erinnerungs-Karte" verfügbar. Generell sollte Valproinsäure aufgrund der potentiellen Nebenwirkungen und Teratogenität nicht primär eingesetzt werden. Angesichts der geltenden Einschränkungen bzgl. der Verordnung ist eine Anwendung zur Kopfschmerzprophylaxe bei Frauen im gebärfähigen Alter schwer indizierbar.

Valproinsäure ist in der Prophylaxe des chronischen Kopfschmerzes vom Spannungstyp nur als 2. Wahl anzusehen, in der Prophylaxe des chronischen Clusterkopfschmerzes sogar nur als weitere Option, wenn die Substanzen der 1. und 2. Wahl (Verapamil, Lithium, Topiramat) nicht wirken/indiziert sind.

Spezielle Fragestellungen Valproinsäure wird in der Psychiatrie auch als „Mood Stabilizer" eingesetzt. Dies kann in Einzelfällen auch im Rahmen der Kopfschmerzprophylaxe hilfreich sein. Bei begleitender Depression sollte jedoch in aller Regel bei Migräne bzw. Spannungskopfschmerz auf Antidepressiva zurückgegriffen werden.

Literatur

1. Amann B, Grunze H, Vieta E, Trimble M (2007) Antiepileptic drugs and mood stability. Clin EEG Neurosci 38(2):116–123
2. Apostol G, Pakalnis A, Laforet GA, Robieson WZ, Olson E, Abi-Saab WM, Saltarelli M (2009) Safety and tolerability of divalproex sodium extended-release in the prophylaxis of migraine headaches: results of an open-label extension trial in adolescents. Headache 49(1):36–44
3. Ashkenazi A, Schwedt T (2011) Cluster headache-acute and prophylactic therapy. Headache 51(2):272–286
4. Gemeinsamer Bundesausschuss zu Valproinsäure. www.g-ba.de/downloads/39-261-1195/2010-09-16_AM-RL-VI_Valproinsaeure_Banz.pdf. Zugegriffen: 9. Febr. 2020
5. Ghadiri-Sani M, Silver N (2016) Headache (chronic tension-type). BMJ Clin Evid
6. Lenaerts M, Bastings E, Sianard J, Schoenen J (1996) Sodium valproate in severe migraine and tension-type headache: an open study of long-term efficacy and correlation with blood levels. Acta Neurol Belg 96(2):126–129
7. Linde M, Mulleners WM, Chronicle EP, McCrory DC (2013) Valproate (valproic acid or sodium valproate or a combination of the two) for the prophylaxis of episodic migraine in adults. Cochrane Database Syst Rev 6:DC010611
8. Rote-Hand-Brief Valproinsäure der Arzneimittelkommission der deutschen Ärzteschaft vom 21.12.2017. www.akdae.de/Arzneimittelsicherheit/RHB/Archiv/2018/20181109.pdf. Zugegriffen: 30. März 2020

Venlafaxin

Def. Antidepressiv, anxiolytisch und analgetisch wirksamer Serotonin-Noradrenalin- Wiederaufnahmehemmer (SNRI).

Wirkmechanismus Durch eine Hemmung der Wiederaufnahme in die präsynaptische Membran kommt es zu einer Konzentrationserhöhung der Neurotransmitter Serotonin und Noradrenalin im synaptischen Spalt im ZNS. Weiterhin erfolgt eine sehr geringe Wiederaufnahmehemmung von Dopamin. Der Serotonin-Transporter wird etwa 30-mal stärker gehemmt als der von Noradrenalin, womit Venlafaxin, v. a. in niedrigeren Dosierungen, eher einem SSRI gleicht. Durch die duale Wiederaufnahmehemmung in höheren Dosierungen wird Venlafaxin zur Gruppe der SNRI zugerechnet.

Indikationen
- Chronische Schmerzen, v. a. neuropathischer Ursache
- Prophylaxe chronischer Kopfschmerz vom Spannungstyp
- Migräneprophylaxe (2. Wahl)
- Fibromyalgiesyndrom
- Depression, inkl. Rezidivprophylaxe
- Generalisierte Angststörung
- Soziale Phobie
- Panikstörung
- ADHS
- Stress-Harninkontinenz

Nebenwirkungen
- Schwindel
- Verwirrtheit
- Unruhe
- Mundtrockenheit
- Magen-Darm-Beschwerden
- Blutdruckerhöhung
- Übelkeit
- Müdigkeit
- Libidoverlust, Sexualstörungen
- Suizidalität
- Hyponatriämie
- Krampfanfälle
- Schlaflosigkeit

- Schwitzen
- Gewichtszunahme
- (SSRI-)Absetzsyndrom

Pharmakokinetik Trotz hoher enteraler Resorption über 90 % liegt die absolute Bioverfügbarkeit aufgrund eines hohen First-Pass-Mechanismus nur bei etwa 40 %. Venlafaxin wird über CYP2D6 und CYP3A4 hepatisch metabolisiert und renal ausgeschieden. Durch CYP2D6 entsteht dabei der aktive Metabolit N-Desmethylvenlafaxin, welcher eine ca. 11-stündige Halbwertszeit hat, während diejenige der Muttersubstanz Venlafaxin bei 5 h liegt. Hinsichtlich Rezeptorbindung und Wiederaufnahmehemmung unterscheiden sich Venlafaxin und N-Desmethylvenlafaxin kaum.

Kontraindikationen/besondere Warnhinweise
- Kombination mit MAO-Hemmern
- Kinder und Jugendliche

Dosierung Startdosis: 37,5 bis 75 mg pro Tag (in retardierter Form 1 × tgl.)
Niedrigste wirksame Dosis 75 mg, zur Analgesie eher 150 mg. ggf. schrittweise Steigerung bis 225 mg pro Tag.

Verfügbare Tabletten-/Kapselstärken (teilweise teilbar) 37,5 mg, 75 mg, 150 mg, 225 mg.

Handelsnamen Trevilor®, Generika.

Interaktionen In Kombination mit Substanzen, die ebenfalls den Serotoninspiegel erhöhen, kann es zum Serotonin-Syndrom kommen. Komedikation mit CYP3A4-Inhibitoren (Ketoconazol, Clarithromycin, etc.) kann die Plasmaspiegel von Venlafaxin erhöhen. Venlafaxin kann die Plasmaspiegel von Metoprolol um 30–40 % erhöhen. Die klinische Relevanz ist unklar, jedoch ist insbesondere bei Kombination beider Medikamente in der Migräneprophylaxe Vorsicht geboten, da die Patienten oftmals keine begleitende arterielle Hypertonie haben. Bei Kombination mit anderen Substanzen, die die QT-Zeit verlängern können, sollten entsprechende EKG-Kontrollen erfolgen und ggf. auf andere Substanzen ausgewichen werden.

Für die Praxis Ähnlich gut verträglich wie Venlafaxin ist Duloxetin, das ebenfalls ein eher aktivierendes Antidepressivum ist. Im Allgemeinen ist die analgetische Komponente von Duloxetin als höher einzustufen, während die antidepressive Komponente von Venlafaxin überwiegt. Allerdings ist auch bei primär analgetischer Indikation bei stärkeren Rauchern aufgrund der Interaktion mit dem Duloxetin-Stoffwechsel gelegentlich eine Anwendung von Venlafaxin als günstiger zu bewerten. Für eine hinreichende analgetische Wirkung sind oftmals Dosierungen von 150 mg/Tag oder höher notwendig.

In den Leitlinien der Deutschen Gesellschaft für Neurologie wird Venlafaxin als Prophylaktikum der 2. Wahl sowohl bei Migräne als auch bei Kopfschmerz vom Spannungstyp empfohlen. Neuere Cochrane-Reviews stellen allerdings die Wirksamkeit in Frage.

Venlafaxin scheint zudem positive Effekte beim Fibromyalgiesyndrom aufzuweisen, in der aktuellen Leitlinie wird Venlafaxin jedoch nicht erwähnt.

Wegen des Risikos eines Absetzsyndroms wie bei SSRIs sollte Venlafaxin schrittweise ausgeschlichen werden.

Spezielle Fragestellungen Venlafaxin besitzt neben der antidepressiven Wirkung eine koanalgetische Komponente. Es hat weniger sedierende Nebenwirkungen als die konventionellen trizyklischen Antidepressiva (TCA). EKG- und Laborkontrollen sollten regelmäßig erfolgen.

Insbesondere bei der Anwendung bei Kindern und Jugendlichen fand sich eine relevante Zunahme der Suizidalität/Suizide und vermehrt aggressives Verhalten. Venlafaxin wird für Kinder und Jugendliche nicht empfohlen. Vor allem zu Beginn der Therapie sollte jedoch auch bei Erwachsenen das entsprechende Risiko überwacht werden.

Eine Exposition im ersten Schwangerschaftstrimester führte nicht zu einer erhöhten kongenitalen Fehlbildungsrate bei Venlafaxin und Duloxetin.

Literatur

1. Aiyer R, Barkin RL, Bhatia A (2017) Treatment of neuropathic pain with venlafaxine: a systematic review. Pain Med 18(10):1999–2012
2. Banzi R, Cusi C, Randazzo C, Sterzi R, Tedesco D, Moja L (2015a) Selective serotonin reuptake inhibitors (SSRIs) and serotonin-norepinephrine reuptake inhibitors (SNRIs) for the prevention of migraine in adults. Cochrane Database Syst Rev 4
3. Banzi R, Cusi C, Randazzo C, Sterzi R, Tedesco D, Moja L (2015b) Selective serotonin reuptake inhibitors (SSRIs) and serotonin-norepinephrine reuptake inhibitors (SNRIs) for the prevention of tension-type headache in adults. Cochrane Database Syst Rev 5
4. Fava GA, Benasi G, Lucente M, Offidani E, Cosci F, Guidi J (2018) Withdrawal symptoms after serotonin-noradrenaline reuptake inhibitor discontinuation: systematic review. Psychother Psychosom 87(4):195–203
5. Lassen D, Ennis ZN, Damkier P (2016) First-trimester pregnancy exposure to venlafaxine or duloxetine and risk of major congenital malformations: a systematic review. Basic Clin Pharmacol Toxicol 118(1):32–36
6. VanderWeide LA, Smith SM, Trinkley KE (2015) A systematic review of the efficacy of venlafaxine for the treatment of fibromyalgia. J Clin Pharm Ther 40(1):1–6

Verapamil

Def. Calciumantagonist.

Wirkmechanismus Calciumantagonisten blockieren spannungsabhängige Calcium-Kanäle vom L-Typ an kardialen und vaskulären glatten Muskelzellen. Dies führt zum verminderten Ca^{++}-Einstrom in die Zellen und konsekutiv zur Hemmung der

Kontraktilität. An den epikardialen Koronararterien sowie an der Gefäßmuskulatur der arteriellen Widerstandsgefäße bewirken sie so eine geringe Dilatation. Der Wirkungsschwerpunkt liegt am Myokard, Sinus und v. a. am AV-Knoten. Verapamil wirkt hauptsächlich negativ dromotrop und zusätzlich negativ chrono- und inotrop. Weiterhin wirkt es auch an den Muskelzellen des Darmtrakts. Spannungsabhängige Ca^{++}-Kanäle vermitteln darüber hinaus den Influx von Ca^{++} in Nervenzellen und sind somit an der Regulierung der neuronalen Transmission beteiligt. An der Wirkung beim Clusterkopfschmerz scheinen auch Calcium-Kanäle beteiligt zu sein, wobei Einflüsse auf den zirkadianen Rhythmus vermutlich eine Rolle spielen.

Indikationen
- Prophylaxe von Clusterkopfschmerzen (Mittel der 1. Wahl)
- Symptomatische KHK
- Angina pectoris
- Paroxysmale supraventrikuläre Tachykardie
- Vorhofflimmern/Vorhofflattern mit schneller AV-Überleitung (außer WPW-Syndrom)
- Arterielle Hypertonie

Nebenwirkungen
- Bronchospasmus
- Müdigkeit
- Kopfschmerzen
- Orthostase
- Kribbelparästhesien
- Flush
- Erythem/Exanthem
- Pruritus
- Urtikaria
- Photodermatitis
- Haarausfall
- Tinnitus
- Herzinsuffizienz
- Bradykardie
- Palpitationen

- AV-Block, Überleitungsstörungen
- Obstipation
- Übelkeit
- Myalgie
- Gingivahyperplasie
- Ödeme
- Erhöhung der Prolaktinspiegel (Galaktorrhö, Gynäkomastie)

Pharmakokinetik Bei oraler Gabe von nicht retardiertem Verapamilhydrochlorid werden nach 1–2 h maximale Plasmaspiegel erreicht. Verapamil wird zu 90 % resorbiert und besitzt bei ausgeprägtem First-Pass-Effekt eine Bioverfügbarkeit von ca. 22 % bei unretardierter Substanz und ca. 32 % bei retardierter Galenik. Bei Dauergabe liegt diese um etwa das Doppelte höher. Im Plasma ist Verapamil zu 90 % an Proteine gebunden. Die extensive Metabolisierung erfolgt über die Isoenzyme CYP3A4, CYP1A2, CYP2C8, CYP2C9 und CYP2C1, lediglich Norverapamil weist mit ca. 1/5 der Wirkung der Muttersubstanz eine relevante Aktivität auf. Die Plasmahalbwertszeit beträgt 3–7 h. Die Elimination der Metabolite erfolgt renal und biliär.

Kontraindikationen/besondere Warnhinweise

- Manifeste Herzinsuffizienz
- Herzschrittmacher (Erhöhung der Pacing- und Sensingschwelle möglich)
- AV-Block II. oder III. Grades
- Sick-Sinus-Syndrom
- Hypotonie
- Leberinsuffizienz
- Schwangerschaft (v. a. 1. und 2. Trimenon) und Stillzeit
- WPW-Syndrom

Dosierung
Clusterkopfschmerz: Startdosis: 3 × 80 mg (tägliche Steigerung um 80 mg); weitere Steigerungen alle 5–7 Tage um 80 mg pro Tag;
Die retardierte Galenik sollte bevorzugt angewendet werden.

Handelsnamen z. B. Isoptin®, Generika.

Interaktionen Verapamil kann die neurotoxischen Nebenwirkungen von Lithium erhöhen, teils kam es dabei zu einem
Anstieg der Plasmaspiegel, teils blieben sie aber auch konstant.
Da Lithium bei Clusterkopfschmerzen als Prophylaktikum der
2. Wahl eingesetzt wird und gelegentlich eine Kombination mit
Verapamil notwendig ist, sollte dies entsprechend berücksichtigt
werden.

Verapamil bewirkt eine Inhibition des CYP3A4. Gleichzeitig
verabreichte Medikamente, die über CYP3A4 metabolisiert
werden (z. B. Theophyllin, Glibenclamid, Propranolol,
Carbamazepin) können kumulieren. Komedikation mit
Digoxin und Digitoxin kann zu erhöhten Plasmaspiegeln dieser
Substanzen führen.

Umgekehrt können CYP3A4-Inhibitoren (z. B. Erythromycin, Clarithromycin, Cimetidin, Clotrimazol, Ketoconazol,
Ritonavir, Glibenclamid, Imipramin, Almotriptan) den Abbau
von Verapamil hemmen und so dessen blutdrucksenkende
Wirkung verstärken. Da Grapefruitsaft den First-Pass-Effekt
von Verapamil erniedrigt, können erhöhte Verapamilspiegel
resultieren.

Induktoren des Cytochrom-P450-Isoenzyms CYP3A4 (z. B.
Phenytoin, Rifampicin, Phenobarbital, Carbamazepin, Johannis-
krautextrakt) können zu einer Senkung des Plasmaspiegels und
somit Reduktion der Wirkung führen.

Bei gleichzeitiger Verabreichung kann es zu einer Wirkungsverstärkung von Muskelrelaxantien kommen.

Für die Praxis Aufgrund der guten Verträglichkeit und problem-
losen Kombinierbarkeit mit der Akuttherapie gilt Verapamil
als Substanz der 1. Wahl zur Prophylaxe beim episodischen
und chronischen Clusterkopfschmerz, obwohl diese Indikation
offiziell ein Off-Label-Use ist. Insbesondere beim episodischen
Clusterkopfschmerz führt Verapamil meist zum Sistieren der
Attacken. Die initiale Dosis liegt bei dreimal 80 mg pro Tag. Die
Dosis kann nach der anfänglichen Aufdosierung auf 240 mg/
Tag alle 5–7 Tage um 80 mg pro Tag gesteigert werden (ggf.

auch zügiger), bis die Wirkung eintritt und idealerweise die Attacken sistieren. Notwendige Dosierungen von 480 mg pro Tag sind nicht unüblich. Im Einzelfall können von erfahrenen Spezialisten auch höhere Dosierungen angewendet werden, wobei gelegentlich in hohen Dosierungen zentralnervöse Nebenwirkungen limitierend sein können. Regelmäßige Blutdruck-, Herzfrequenz- und EKG-Kontrollen vor Therapiebeginn sowie im Verlauf sind obligat. Weiterhin sollte bei hohen Dosierungen eine kardiologische Kontrolle inkl. Echokardiographie erwogen werden. Der Wirkeintritt der Prophylaxe ist erst nach ca. 2 Wochen zu erwarten, weshalb überbrückend meistens eine Kortisonstoßtherapie mit Prednisolon (Bridging) oder eine Kurzzeitprophylaxe mit den langwirksamen Triptanen Naratripan oder Frovatriptan sinnvoll ist.

Generell wird die Verwendung der retardierten Form empfohlen, da gleichmäßige Wirkspiegel über den Tag erreicht werden und es oftmals besser verträglich ist. Gelegentlich berichten Patienten allerdings von einer besseren Wirksamkeit der unretardierten Galenik.

Oftmals wird ein komplettes Sistieren der Attacken erreicht. Nach ca. 3–4 Wochen Attackenfreiheit kann die schrittweise Abdosierung von Verapamil angestrebt werden mit einer wöchentlichen Reduktion der Tagesdosis um 80–120 mg. Bei erneutem Auftreten von Attacken empfiehlt sich eine erneute Steigerung und einem erneuten Reduktionsversuch im Verlauf.

Spezielle Fragestellungen Obwohl die Tageshöchstdosis im Allgemeinen mit 480 mg/Tag angegeben wird, sind in der Literatur unter EKG-Kontrollen temporäre Dosierungen bis zu 960 mg/Tag beschrieben.

Zwar hat der Gemeinsame Bundesausschuss G-BA seit 2012 der Off-Label-Verordnung von Verapamil bei Clusterkopfschmerz bis zu einer Dosis auf 480 mg/Tag zugestimmt (als Ziel wird eine mindestens 50 %ige Attackenreduktion genannt), höhere Dosierungen sind aber nicht abgedeckt. Zu beachten ist, dass nur manche pharmazeutischen Unternehmen dieser Off-Label-Verwendung zugestimmt haben, so dass nur diese zur Clusterkopfschmerzprophylaxe verordnungsfähig sind. Somit sollte ein Präparat dieser Firmen verordnet werden und mit dem „Aut-idem"-Kreuz versehen werden (siehe G-BA-Beschluss in den Literaturhinweisen).

Während bei höheren Dosierungen auch über 360 mg meist keine signifikanten blutdrucksenkenden Effekte unter Verapamil beobachtet werden, fielen bei hohen Dosierungen (>720 mg/Tag) bei 14 % der Patienten AV-Blockierungen auf, zudem konnten Bradykardien beobachtet werden. Teilweise traten diese EKG-Veränderungen erst nach vielen Monaten der Anwendung auf. Dies unterstreicht die Notwendigkeit regelmäßiger EKG-Kontrollen auch im Verlauf.

Literatur

1. Gemeinsamer Bundesausschuss zu Verapamil. www.g-ba. de/downloads/39-261-1551/2012-08-16_AM-RL-VI_ Verapamil_BAnz.pdf. Zugegriffen: 9. Febr. 2020
2. Lanteri-Minet M, Silhol F, Piano V, Donnet A (2011) Cardiac safety in cluster headache patients using the very high dose of verapamil ($\geq$720 mg/day). J Headache Pain 12(2):173–176
3. Petersen AS, Barloese MCJ, Snoer A, Soerensen AMS, Jensen RH (2019) Verapamil and cluster headache: still a mystery a narrative review of efficacy. mechanisms and perspectives. Headache 59(8):1198–1121
4. Tfelt-Hansen P, Tfelt-Hansen J (2009) Verapamil for cluster headache. Clinical pharmacology and possible mode of action. Headache 49(1):117–125

Z

Inhaltsverzeichnis

Ziconotid

Def. N-Typ-Calciumantagonist.

Wirkmechanismus Ziconotid ist ein synthetisches ώ-Conopeptid-Anologon. Bei Conotoxinen handelt sich um das Gift der marinen Kugelschnecke Conus magnus. Die Wirkung entfaltet sich nach intrathekaler Applikation über einen Antagonismus an N-Typ-Calciumkanälen an oberflächlichen nozizeptiv-afferenten Fasern im Bereich des Hinterhorns im Rückenmark. Über den verminderten Ca^{++}-Einstrom kommt es zur reduzierten Freisetzung exzitatorischer Neurotransmitter des nozizeptiven Systems. Auf diese Weise wird die Schmerzweiterleitung gehemmt.

Indikation
- Chronische, therapierefraktäre starke Schmerzen

© Springer-Verlag GmbH Deutschland,
ein Teil von Springer Nature 2020
J. Artner et al., *Medikamente in der Schmerztherapie*,
https://doi.org/10.1007/978-3-662-61692-5_24

Nebenwirkungen
- Verwirrung
- Ängstlichkeit, Angstzustände
- Albträume
- Halluzinationen
- Sprachstörung bis Aphasie
- Depression
- Delirium
- Suizidgedanken
- Psychotische Symptome
- Schwindel
- Nystagmus
- Kopfschmerzen
- Schwindel
- Ataxie
- Verschwommensehen
- Bewusstlosigkeit
- Gangabnormalitäten, Ataxie
- Harnstau
- Kreatininkinase-Erhöhung
- Übelkeit/Erbrechen
- Abdominelle Schmerzen
- Diarrhoe
- Myositis, Rhabdomyolyse

Pharmakokinetik Die Applikation von Ziconotid erfolgt kontinuierlich in den Spinalraum. Systemisch sind in ca. 80 % der Patienten keine messbaren Plasmaspiegel nachweisbar. Die Plasmaeiweißbindung liegt bei etwas über 50 %. Nach systemischer Resorption wird Ziconotid durch unspezifische, ubiquitäre Peptidasen und Proteasen abgebaut.

Kontraindikationen/besondere Warnhinweise
- Überempfindlichkeit
- Kombination mit intrathekaler Chemotherapie
- Psychiatrische Vorerkrankungen, Suizidalität

Dosierung Die Dosierung muss individuell nach (Neben-) Wirkung titriert werden. Als Startdosis wird in der Fachinformation 2,4 µg/Tag angegeben, was bei vielen Patienten bereits zu Nebenwirkungen führen kann. Eine langsame, schrittweise Steigerung um jeweils maximal 2,4 µg/Tag sollte im Abstand von mindestens 48 h bis maximal 21,6 µg/Tag erfolgen, wobei auch hier kleinere Steigerungsschritte empfehlenswert sind. Ca. 75 % der Patienten benötigen für eine zufriedenstellende Analgesie Dosen unter 9,6 µg/Tag.

Handelsnamen Prialt®.

Interaktionen Kombinationen mit anderen zentralwirksamen Medikamenten kann zu vermehrter Somnolenz u. Ä. führen.

Interaktionen mit einer intrathekalen Chemotherapie sind theoretisch denkbar. Eine gemeinsame Gabe sollte unterbleiben. Bzgl. gleichzeitiger Gabe von systemischen Chemotherapien existieren keine hinreichenden Fallzahlen, eine Kombination sollte vermieden werden.

Für die Praxis Die Applikation muss kontinuierlich über einen intrathekalen Katheter mittels einer implantierten Pumpe erfolgen. Die Zufuhr über eine externe Pumpe sollte v. a. auch wegen dem Infektionsrisiko unterbleiben und ggf. nur zur Dosisfindung erfolgen. Gasdruckpumpen scheinen günstiger als elektronisch gesteuerte mit minimal pulsatiler Förderung.

Eine Monotherapie ist oftmals unzureichend, so dass systemisch und/oder intrathekal weitere Substanzen zum Einsatz kommen müssen. Aufgrund des Nebenwirkungsprofils und der Invasivität (Notwendigkeit der Implantation eines intrathekalen Pumpensystems) ist die Indikation sehr zurückhaltend zu stellen, insbesondere da die Wirksamkeit oftmals überschätzt wird.

Etwa 1/3 der behandelten Patienten berichten über psychomotorische Nebenwirkungen, was die Anwendung bzw. das Erreichen notwendiger Dosierungen limitieren kann. Eine langsame Eindosierung in kleinen Schritten scheint die Problematik zu vermindern. Es ist empfehlenswert die Einstiegsdosis, sowie auch die Dosis der Steigerungsschritte deutlich unter der Empfehlung des Herstellers zu wählen.

Eine Toleranzentwicklung wurde nicht beobachtet, wobei in einer Open-Label-Beobachtung nur etwa 20 % der Patienten länger als 12 Monate an der Studie teilnahmen. Über 95 % der Patienten hatten Nebenwirkungen, weshalb 39 % die Anwendung von Ziconotid beendeten.

Sollte es zu relevanten Nebenwirkungen kommen, sollte und kann die Substanz ohne Entzugsprobleme abgesetzt werden.

Spezielle Fragestellungen In einer Publikation wurde der Verdacht auf ein erhöhtes Suizidrisiko aufgrund der Fälle zweier Patienten geäußert. Akute psychiatrische Auffälligkeiten bis zu paranoiden Reaktionen oder Delirium wurden berichtet. Wenn diese neuropsychiatrischen Auffälligkeiten auf Ziconotid zurückzuführen sind, so sind diese meist nach Dosisreduktion/Absetzen innerhalb von 1–4 Wochen reversibel. Eine Anwendung bei psychiatrischer Vorerkrankung ist als kritisch zu betrachten, eine neuropsychiatrische Abklärung vor Therapiebeginn wird empfohlen.

Hinsichtlich der Langzeitanwendung bzgl. etwaiger lokaler neurotoxischer Nebenwirkungen liegen keine Daten vor, eine entsprechende Überwachung sollte erfolgen.

Literatur
1. Bäckryd E (2018) Do the potential benefits outweigh the risks? An update on the use of ziconotide in clinical practice. Eur J Pain 22(7):1193–1202
2. Ellis DJ, Dissanayake S, McGuire D, Charapata SG, Staats PS, Wallace MS, Grove GW, Vercruysse P (2008) Elan Study 95-002 Group. Continuous intrathecal infusion of ziconotide for treatment of chronic malignant and nonmalignant pain over 12 months: a prospective, open-label study. Neuromodulation 11(1):40–49
3. Maier C, Gockel HH, Gruhn K, Krumova EK, Edel MA (2011) Increased risk of suicide under intrathecal ziconotide treatment? – a warning. Pain 152(1):235–237

4. Pope JE, Deer TR (2013) Ziconotide: a clinical update and pharmacologic review. Expert Opin Pharmacother 14(7):957–966
5. Strigenz T (2014) Ziconotide. J Pain Palliat Care Pharmacother 28(1):73–74

Zolmitriptan

Def. Selektiver $5\text{-HT}_{1B/1D}$-Agonist aus der Gruppe der Triptane (siehe auch Sumatriptan).

Wirkmechanismus Zolmitriptan wirkt vorrangig über 5-HT_{1B}- und 5-HT_{1D}-Rezeptoren, geringer über 5-HT_{1A}-Rezeptoren. Dadurch kommt es einerseits zur verminderten Freisetzung von Entzündungsmediatoren und Neuropeptiden wie Calcitonin-Gene-Related-Peptide (CGRP), die bei der Entstehung der Migräne, aber auch beim Clusterkopfschmerz eine Rolle spielen. Andererseits bewirkt es eine Vasokonstriktion der bei Migräne erweiterten Gefäße sowie eine Reduzierung der Sensibilisierung. Sonstige 5-HT-Rezeptor-Subtypen oder adrenerge, dopaminerge, histaminerge oder muscarinerge Rezeptoren werden nicht beeinflusst.

Indikation
- Kopfschmerzphase einer akuten Migräneattacke bei Migräne mit oder ohne Aura
- Clusterkopfschmerzattacke (nasale Applikationsform)

Nebenwirkungen
- Medikamenteninduzierter Kopfschmerz bei langfristiger Einnahme
- Thorakales Engegefühl, meist nicht kardial bedingt (Ösophagusspasmus?)
- Schwindel, Benommenheit
- Asthenie, Schweregefühl
- Kopfschmerz
- Ischämie, Infarkt

- Schwächegefühl
- Myalgie
- Palpitationen
- Dysphagie
- Übelkeit/Erbrechen
- Störung des Geschmacksempfindens
- Polyurie

Pharmakokinetik Oral wird Zolmitriptan rasch resorbiert, die mittlere absolute Bioverfügbarkeit beträgt ca. 40 %. Nahrungsaufnahme beeinflusst die Resorption nicht. Bei nasaler Applikation scheint ein Teil im Nasen-Rachen-Raum resorbiert zu werden (ca. 30 % werden angenommen), was in einem zweigipfligen Plasmaspitzenspiegel resultiert. Die nasale Anwendung führt zu einem zügigeren Wirkbeginn, nach ca. 15 min werden durchschnittlich 40 % der maximalen Plasmakonzentration erreicht. Die Anwendung der Schmelztabletten resultiert in einem späteren Erreichen der Spitzenspiegel als bei den Tabletten. Zolmitriptan wird über CYP1A2 metabolisiert, der aktive Metabolit N-Demethylzolmitriptan (im Tiermodell 2–6-mal stärker als Zolmitriptan) wird über MAO-A weiter verstoffwechselt. Etwa 70 % der Dosis werden als Indolessigsäure-Metabolit renal ausgeschieden, ca. 30 % unverändert über die Faeces.

Kontraindikationen/besondere Warnhinweise
- Mittelschwere bzw. schwere arterielle Hypertonie
- Kardiovaskuläre oder zerebrovaskuläre Vorerkrankungen (KHK, Z. n. Apoplex, etc.)
- Kombination mit Ergotaminen
- Hemiplegische Migräne, Migräne mit Hirnstammaura (früher Basilarismigräne), ophthalmoplegische Migräne
- Anwendung während der Auraphase

Dosierung
Tabletten bzw. Schmelztabletten: 2,5 mg, falls unzureichend wirksam: 5 mg;

Nasal: 5 mg.

Limitierung auf max. 2 Anwendungen pro Tag bzw. 10 mg Tageshöchstdosis bei Migräne, bei Clusterkopfschmerz mit häufigeren Attacken auch häufiger möglich (siehe auch Sumatriptan).

Handelsnamen Ascotop®, Generika.

Interaktionen Bei Kombinationen mit Ergotaminen besteht ein erhöhtes Risiko für kardio- und zerebrovaskuläre Komplikationen. Bei gleichzeitiger Einnahme von CYP1A2-Inhibitoren (z. B. Fluvoxamin, Ciprofloxacin) oder dem unspezifischen Cytochrom-P450-Inhibitor Cimetidin wird eine Dosisreduktion von Zolmitriptan empfohlen (Tageshöchstdosis 5 mg).

Für die Praxis Zu generellen Tipps und Empfehlungen zu Triptanen siehe insbesondere auch Sumatriptan.

Da auch die Schmelztabletten erst im Dünndarm resorbiert werden und oftmals keine Flüssigkeit nachgetrunken wird (Wirkstoff muss somit mit dem Speichel in den Magen transportiert werden), kommt es zu einer verzögerten Resorption im Vergleich zu den herkömmlichen Tabletten. So werden im Median die Spitzenspiegel bei den Schmelztabletten nach 3 h erreicht, bei den herkömmlichen Tabletten bereits nach 1,5 h. Somit ist die Anwendung der Tabletten als günstiger zu bewerten, insbesondere wenn kein Erbrechen im Rahmen der Migräne vorhanden ist. In Fällen von stärkerem Erbrechen ist ggf. die Verwendung von nasalem Zolmitriptan zu erwägen, da Teile des Wirkstoffs im Nasen-Rachen-Raum resorbiert werden.

Die nasale Resorption bewirkt auch einen schnellen Wirkbeginn, so dass nasales Zolmitriptan bei Clusterkopfschmerz-Attacken angewendet werden kann. Zwar wirkt es nicht so zuverlässig wie Sumatriptan 6 mg s.c., sollte aber bei geringerer Invasivität als primärer Therapieversuch erwogen werden. Aufgrund des langsameren Wirkbeginns von Zolmitriptan als (Schmelz-)Tabletten sind diese zur Therapie von Clusterkopfschmerz-Attacken ungeeignet.

Spezielle Fragestellungen Zolmitriptan weist ein insgesamt ausgewogenes Profil hinsichtlich Wirkung, Wirkdauer und Nebenwirkungen auf, ähnlich wie bspw. orales Sumatriptan oder Rizatriptan. Bei unzureichender Wirkung eines Triptans ist ein Wechsel zu einem anderen sinnvoll, wobei keine generelle Empfehlung hinsichtlich einer einzelnen Substanz gegeben werden kann.

Bei Adoleszenten konnte mit Zolmitriptan nasal eine effektive Verbesserung bei Migräneattacken erzielt werden.

Literatur
1. Bird S, Derry S, Moore RA (2014) Zolmitriptan for acute migraine attacks in adults. Cochrane Database Syst Rev 5:DC008616
2. Hedlund C, Rapoport AM, Dodick DW, Goadsby PJ (2009) Zolmitriptan nasal spray in the acute treatment of cluster headache: a meta-analysis of two studies. Headache 49(9):1315–1323
3. Law S, Derry S, Moore RA (2013) Triptans for acute cluster headache. Cochrane Database Syst Rev 7:DC008042
4. Lewis DW, Winner P, Hershey AD, Wasiewski WW (2007) (Adolescent migraine steering committee). Efficacy of zolmitriptan nasal spray in adolescent migraine. Pediatrics 120(2):390–396

Zopiclon

Def. GABA-Agonist mit sedierender Wirkung, Vertreter der sog. Z-Drugs.

Wirkmechanismus Vom Wirkprofil her ist Zopiclon ein GABA-Agonist. GABAerge Transmission bewirkt vorwiegend hemmende Eigenschaften auf kortikaler und cerebellärer Ebene, wodurch es zur Sedierung, aber auch Anxiolyse und Muskelrelaxation kommt. Zopiclon ist chemisch betrachtet ein Hypnotikum aus der Gruppe der Cyclopyrrolone. Zopiclon bindet an einer anderen Stelle als Benzodiazepine am GABA-Rezeptor-Komplex. Im Vergleich zu diesen soll Zopiclon die Schlafarchitektur und insbesondere die REM-Phasen weniger negativ beeinflussen.

Indikationen
- Kurzzeitbehandlung einer klinisch schweren Schlafstörung

Nebenwirkungen
- Geschmacksirritation (bitter, metallisch)
- Konzentrationsschwäche (Fahrtauglichkeit!)
- Abhängigkeitsentwicklung
- Somnolenz
- Schwindel
- Kopfschmerzen
- Schwächegefühl
- Gangunsicherheit
- Sturzneigung, v. a. ältere Patienten
- Amnesie (anterograd)
- Agitiertheit
- Alpträume
- Muskelschwäche
- Störungen der Libido
- Exanthem
- Rebound-Phänomene
- Allergische Reaktion
- Anaphylaxie

Pharmakokinetik Zopiclon besteht aus zwei Enantiomeren, von denen nur das (S)-Zopiclon pharmakologisch aktiv ist. Nach oraler Aufnahme erfolgt eine schnelle Resorption, so dass innerhalb von 1,5–2 h maximale Plasmakonzentrationen erreicht werden. Zopiclon weist eine ca. 80 %ige orale Bioverfügbarkeit auf. Zopiclon ist im Plasma zu 45 % an Proteine gebunden. Die Plasmahalbwertszeit beträgt 5 h. Die Metabolisierung erfolgt überwiegend hepatisch im Wesentlichen über Cytochrom CYP3A4. Bei der Metabolisierung entstehen

2 Metabolite, wovon Zopiclon-N-oxid pharmakologisch aktiv ist. Auch bei wiederholter Gabe kommt es zu keiner Kumulation der Metabolite. Ca. 80 % von Zopiclon wird, vor allem in Form seiner Metaboliten, renal eliminiert.

Kontraindikationen/besondere Warnhinweise
- Schwere Leberinsuffizienz
- Suchtanamnese
- Schlafapnoe-Syndrom
- Ateminsuffizienz
- Myasthenia gravis
- Alkoholkonsum/-abhängigkeit
- Kinder und Jugendliche
- Stillzeit

Dosierung 3,75–7,5 mg ca. 1 h vor dem Schlafen gehen.

Handelsnamen z. B. Ximovan, Generika.

Interaktionen Unter Gabe von CYP3A4-Inhibitoren (z. B. Erythromycin, Cimetidin, Clarithromycin, Ketoconazol, Itraconazol, Ritonavir) kann es zu einem Anstieg des Plasmaspiegels von Zopiclon kommen. Komedikation mit CYP3A4-Induktoren (z. B. Johanniskraut, Phenytoin, Rifampicin, Carbamazepin) kann dagegen zu herabgesetzten Plasmaspiegeln von Zopiclon führen.

Kombinationen mit anderen sedierenden bzw. zentralwirksamen Substanzen können zur Verstärkung zentralnervöser Effekte/Nebenwirkungen führen. Insbesondere die Kombination mit Opioiden erhöht das Risiko für Atemdepressionen.

Für die Praxis Aufgrund der relativ kurzen Wirkdauer/ Halbwertszeit ist Zopiclon besonders bei Einschlafstörungen geeignet, reduziert jedoch auch Durchschlafstörungen und frühmorgendliches Erwachen.

Bei älteren Patienten kann die muskelkraftreduzierende Wirkung von Zopiclon v. a. nächtliche Stürze begünstigen.

CAVE: Zoplicon sollte nur kurzzeitig (wenige Tage −2 Wochen) eingenommen werden. Die maximale Behandlungsdauer sollte inclusive der Phase des Absetzens 4 Wochen nicht überschreiten. Ein plötzliches Absetzen kann zu einem Entzugssyndrom bis hin zu Halluzinationen und epileptischen Anfällen führen. Auch bei Zopiclon kann bei langfristiger Anwendung eine psychische und körperliche Abhängigkeit auftreten, wenngleich das Risiko geringer ausgeprägt ist als bei den klassischen Benzodiazepinen.

Literatur

1. Goa KL, Heel RC (1986) Zopiclone. A review of its pharmacodynamic and pharmacokinetic properties and therapeutic efficacy as an hypnotic. Drugs 32(1):48–65
2. Schifano F, Chiappini S, Corkery JM, Guirguis A (2019) An insight into z-drug abuse and dependence: an examination of reports to the european medicines agency database of suspected adverse drug reactions. Int J Neuropsychopharmacol 22(4):270–277
3. Schroeck JL, Ford J, Conway EL, Kurtzhalts KE, Gee ME, Vollmer KA, Mergenhagen KA (2016) Review of safety and efficacy of sleep medicines in older adults. Clin Ther 38(11):2340–2372
4. Stranks EK, Crowe SF (2014) The acute cognitive effects of zopiclone, zolpidem, zaleplon, and eszopiclone: a systematic review and meta-analysis. J Clin Exp Neuropsychol 36(7):691–700

Cytochrom P450-Interaktionen

Einführung Inhibitoren am Cytochrom P450-System können bei gleichzeitiger Einnahme mit aktiven Substraten am selben Enzymsystem die Nebenwirkungen bzw. Toxizität der Substanzen potenzieren. Handelt es sich um Prodrugs, können Inhibitoren dagegen ggf. damit die Wirkung vermindern. Umgekehrt können Induktoren die therapeutische Wirkung von Substraten an diesem Enzymsystem reduzieren oder im Falle von Prodrugs die Nebenwirkungen bzw. Toxizität erhöhen.

© Springer-Verlag GmbH Deutschland,
ein Teil von Springer Nature 2020
J. Artner et al., *Medikamente in der Schmerztherapie,*
https://doi.org/10.1007/978-3-662-61692-5_25

Cytochrom P450 Substrate, Inhibitoren und Induktoren

SUBSTRATE	INHIBITOREN	INDUKTOREN
CYP1A2		
Amitriptylin	Amiodaron	Brokkoli
Clomipramin	Cimetidin	Carbamazepin
Clopidogrel	Ciprofloxacin	Grillfleisch
Clozapin	Citalopram	Insulin
Coffein	Clarithromycin	Johanniskraut
Cyclobenzaprin	Diltiazem	Modafinil
Desipramin	Enoxacin	Omeprazol
Diazepam	Erythromycin	Phenytoin
Duloxetin	Estradiol	Rifampicin
Estradiol	Fluorochinolone	Ritonavir
Flutamid	Fluvoxamin	Tabakrauch
Fluvoxamin	Interferon	
Frovatriptan	Isoniazid	
Haloperidol	Ketoconazol	
Imipramin	Methoxsalen	
Koffein	Norfloxacin	
Levobupivacain	Omeprazol	
Mexiletin	Orale Kontrazeptiva	
Mirtazapin	Paroxetin	
Naproxen	Ticlopidin	
Nortriptylin		
Olanzapin		
Ondansetron		
Paracetamol		
Propafenon		
Propanolol		
Riluzol		
Ropivacain		
Tacrin		
Theophyllin		
Tizanidin		
Verapamil		
Warfarin		
Zolmitriptan		

SUBSTRAT	INHIBITOR	INDUKTOR
CYP2B6		
Cyclophosphamid Efavirenz Methadon	Ticlopidin	Phenobarbital Rifampicin

SUBSTRAT	INHIBITOR	INDUKTOR
CYP2C8		
Amiodaron Cerivastatin Docetaxel Fluvastatin Isotretinoin Paclitaxel Phenytoin Pioglitazon Repaglinid Retinolsäure Rosiglitazon Tolbutamid Torasemid Verapamil Warfarin Zopiclon	Gemfibrozil Glitazone Montelukast Nicardipin Sulfaphenazol Trimethoprim	Carbamazepin Phenobarbital Rifampicin

SUBSTRAT	INHIBITOR	INDUKTOR
CYP2C9		
Amitriptylin	Amiodaron	Carbamazepin
Carvedilol	Chloramphenicol	Lovastatin
Celecoxib	Cimetidin	Phenobarbital
Clomipramin	Clopidogrel	Phenylbutazon
Diazepam	Cotrimoxazol	Phenytoin
Diclofenac	Disulfiram	Primidon
Dronabinol	Efavirenz	Rifampicin
Fluoxetin	Fenofibrat	Secobarbital
Flurbiprofen	Fluconazol	Sertralin
Fluvastatin	Fluorouracil	Sulfamethoxazol
Formoterol	Fluoxetin	Sulfaphenazol
Glibenclamid	Fluvastatin	Voriconazol
Glimepirid	Fluvoxamin	
Ibuprofen	Gemfibrozil	
Imipramin	Isoniazid	
Indometacin	Itraconazol	
Irbesartan	Ketokonazol	
Lornoxicam	Leflunomid	
Losartan	Lovastatin	
Meloxicam	Metronidazol	
Montelukast	Modafinil	
Naproxen	Omeprazol	
Omeprazol	Paroxetin	
Phenytoin	Sertralin	
Piroxicam	Sulfonamide	
Rosiglitazon	Ticlopidin	
Sildenafil	Zafirlukast	
Tolbutamid		
Torasemid		
Valdecoxib		
Valsartan		
Warfarin		
Zafirlukast		

SUBSTRAT	INHIBITOR	INDUKTOR
CYP2C19		
Amitriptylin	Chloramphenicol	Carbamazepin
Chloramphenicol	Citalopram	Gingko biloba
Cilostazol	Cimetidin	Norethisteron
Citalopram	Delavirdin	Phenobarbital
Clomipramin	Efavirenz	Phenytoin
Cyclophosphamid	Felbamat	Prednison
Desipramin	Fluconazol	Rifampicin
Diazepam	Fluoxetin	
Doxepin	Fluvastatin	
Esomeprazol	Fluvoxamin	
Formoterol	Indometacin	
Hexobarbital	Isoniazid	
Imipramin	Ketokonazol	
Indometazin	Lansoprazol	
Lansoprazol	Letrozol	
Methobarbital	Modafinil	
Moclobemid	Omeprazol	
Nelfinavir	Oxcarbazepin	
Nilutamid	Pantoprazol	
Omeprazol	Paroxetin	
Pantoprazol	Probenicid	
Pentamidin	Rabeprazol	
Phenobarbital	Sertralin	
Phenytoin	Telmisartan	
Primidon	Ticlopidin	
Progesteron	Topiramat	
Propanolol	Voriconazol	
Rabeprazol		
Thioridazin		
Tolbutamid		
Voriconazol		
Warfarin		

SUBSTRAT	INHIBITOR	INDUKTOR
CYP2D6		
Amitriptylin	Amiodaron	Carbamazepin
Amphetamine	Bupropion	Dexamethason
Bisoprolol	Celecoxib	Ethanol
Carvedilol	Chinidin	Johanniskraut
Chlorpromazin	Chloroquin	Phenobarbital
Clomipramin	Chlorpromazin	Phenytoin
Clozapin	Cimetidin	Primidon
Codein	Citalopram	Rifampicin
Cyclobenzaprin	Clemastin	Ritonavir
Desipramin	Clomipramin	
Dextromethorphan	Desipramin	
Dolasetron	Diphenhydramin	
Doxepin	Doxepin	
Duloxetin	Doxorubicin	
Encainid	Duloxetin	
Fentanyl	Escitalopram	
Flecainid	Fluoxetin	
Fluoxetin	Fluphenazin	
Fluphenazin	Haloperidol	
Fluvoxamin	Hydroxychloroquin	
Formoterol	Histamin	
Galantamin	H1-Antagonisten	
Haloperidol	Imatinib	
Hydrocodon	Kokain	
Imipramin	Levomepromazin	
Lidocain	Mepacrin	
Maprotilin	Methadon	
Meperidin	Metoclopramid	
Methadon	Moclobemid	
Methoxyamphetamin	Norfluoxetin	
Metoclopramid	Paroxetin	
Metoprolol	Perphenazin	
Mexiletin	Propafenon	
Minaprin	Ranitidin	
Mirtazapin	Ritonavir	
Morphin	Sertralin	
Nebivolol	Terbinafin	
Nortriptylin	Thioridazin	

SUBSTRAT	INHIBITOR	INDUKTOR
Olanzapin		
Ondansetron		
Oxycodon		
Paroxetin		
Perphenacin		
Phenacetin		
Pindolol		
Promethazin		
Propafenon		
Propranolol		
Quetiapin		
Risperidon		
Tamoxifen		
Timolol		
Tramadol		
Trazodon		
Venlafaxin		

SUBSTRAT	INHIBITOR	INDUKTOR
CYP2E1		
Acetaminophen	Disulfiram	Ethanol
Anilin		Isoniazid
Enfluran		
Ethanol		
Halothan		
Isofluran		
Methoxyfluran		
Sevofluran		
Theophyllin		

SUBSTRAT	INHIBITOR	INDUKTOR
CYP3A4		
Alfentanyl	Acitretin	Aprepitant
Almotriptan	Amiodaron	Carbamazepin
Alprazolam	Amprenavir	Dexamethason
Amitriptylin	Aprepitant	Efavirenz
Amiodaron	Chinine	Ethosuximid
Amlodipin	Cimetidin	Glucocortikoide
Atorvastatin	Ciprofloxacin	Griseofulvin
Bromocriptin	Clarithromycin	Johanniskraut
Budesonid	Cyclosporin	Modafinil
Buprenorphin	Delavirdin	Nevirapin
Buspiron	Diltiazem	Oxcarbazepin
Busulfan	Efavirenz	Phenobarbital
Cannabinoide	Erythromycin	Phenytoin
Coffein	Estradiol	Primidon
Carbamazepin	Fluconazol	Rifabutin
Chlorpheniramin	Fluoxetin	Rifampicin
Cilostazol	Fluvoxamin	Rifapentin
Cisaprid	Grapefruit(-saft)	
Citalopram	Indinavir	
Clarithromycin	Imatinib	
Clindamycin	Isoniazid	
Clomipramin	Itraconazol	
Clonazepam	Ketoconazol	
Clopidogrel	Metronidazol	
Cocain	Methylprednisolon	
Cyclobenzaprin	Miconazol	
Cyclophosphamid	Mifepriston	
Cyclosporin	Nelfinavir	
Dapson	Norethidron	
Desogestrel	Norfloxacin	
Dexamethason	Norfluoxetin	
Dextromethorphan	Oxiconazol	
Diazepam	Prednison	
Dihydroergotamin	Ritonavir	
Diltiazem	Roxithromycin	
Disopyramid	Saquinavir	
Docetaxel	Sertralin	
Dolasetron	Synercid	
Donepezil	Verapamil	
Doxorubicin	Voriconazol	
Dronabinol	Zafirlukast	
Dutasterid	Zileuton	

SUBSTRAT	INHIBITOR	INDUKTOR
Efavirenz		
Ergotamine		
Eythromycin		
Esomeprazol		
Estradiol		
Ethosuximid		
Etonogestrel		
Etoposid		
Felodipin		
Fentanyl		
Finasterid		
Flutamid		
Galantamin		
Haloperidol		
Hydrocodon		
Hydrocortison		
Ifosfamid		
Imatinib		
Imipramin		
Indinavir		
Itraconazol		
Ketoconazol		
Lansoprazol		
Letrozol		
Levobupivacain		
Lidocain		
Lopinavir		
Loratadin		
Losartan		
Lovastatin		
Methadon		
Methylprednisolon		
Miconazol		
Midazolam		
Mifepriston		
Mirtazapin		
Modafinil		
Mometason		
Montelukast		
Nateglinid		
Nefazodon		
Nelfinavir		
Nevirapin		

SUBSTRAT	INHIBITOR	INDUKTOR
Nicardipin		
Nifedipin		
Nimodipin		
Nisoldipin		
Nitrendipin		
Omeprazol		
Ondasetron		
Orale Kontrazeptiva		
Oxybutynin		
Östrogene		
Paclitaxel		
Pantoprazol		
Pioglitazon		
Piritramid		
Prednisolon		
Prednison		
Progesteron		
Quetiapin		
Rabeprazol		
Repaglinid		
Rifabutin		
Rifampicin		
Ritonavir		
Salmeterol		
Saquinavir		
Sertralin		
Sildenafil		
Simvastatin		
Sirolimus		
Tacrolimus		
Tamoxifen		
Testosteron		
Tiagabin		
Tramadol		
Trazodon		
Triazolam		
Valdecoxib		
Verapamil		
Vinblastin		
Vincristin		
Warfarin		
Zolpidem		

Weiterführende Literatur/Webseiten

Literatur

Baron R, Koppert W, Strumpf M, Willweber-Strumpf A (Hrsg) (2019) Praktische Schmerztherapie, 4. Aufl. Springer Medizin, Heidelberg

Breivik H, Collett B, Ventafridda V, Cohen R, Gallacher D (2006) Survey of chronic pain in Europe: prevalence, impact on daily life, and treatment. Eur J Pain 10:287–333

Dietl M, Korczak D (2011) Versorgungssituation in der Schmerztherapie in Deutschland im internationalen Vergleich hinsichtlich Über-, Unter- oder Fehlversorgung: HTA-Bericht. Deutsches Institut für medizinische Dokumentation und Information (DIMDI) (Hrsg), Schriftenreihe Health Technology Assessment (HTA). Band: 111

Freye E (2016) Opioide in der Medizin, 9. Aufl. Pabst Science Publishers, Lengerich

Göbel H (2001) Epidemiologie und Kosten chronischer Schmerzen. Schmerz 15:92–98

Göbel H (2012) Die Kopfschmerzen, 3. Aufl. Springer Medizin, Heidelberg

Häuser W, Schmutzer G, Hinz A, Hilbert A, Brähler E (2013) Prävalenz chronischer Schmerzen in Deutschland. Schmerz. 27:46–55

Häuser W, Schmutzer G, Henningsen P, Brähler E (2014) Chronische Schmerzen, Schmerzkrankheit und Zufriedenheit der Betroffenen mit der Schmerzbehandlung in Deutschland. Schmerz 28:483–492

Kohlmann T (2003) Muskuloskelettale Schmerzen in der Bevölkerung. Schmerz 17:405–411

McMahon S, Koltzenburg M, Tracey I, Turk D (2015) Wall & Melzack's textbook of pain, 6. Aufl. Elsevier, London

Mutschler E (Hrsg) (2019) Mutschler Arzneimittelwirkungen: Lehrbuch der Pharmakologie und Toxikologie, 11. Aufl. WVG, Stuttgart

© Springer-Verlag GmbH Deutschland, ein Teil von Springer Nature 2020
J. Artner et al., *Medikamente in der Schmerztherapie*,
https://doi.org/10.1007/978-3-662-61692-5

Rémi C, Bausewein C, Twycross R, Wilcock A, Howard P (Hrsg) (2018) Arzneimitteltherapie in der Palliativmedizin, 3. Aufl. Urban & Fischer/ Elsevier GmbH, München

Schuler M (Hrsg) (2016) Schmerztherapie beim älteren Patienten, 1. Aufl. De Gruyter, Berlin

Sinatra RS, Jahr JS, Watkins-Pitchford M (Hrsg) (2011) The essence of analgesia and analgesics. Cambridge University Press, New York

Smith HS, Pappagaallo M (2012) Essential pain pharmacology. The prescriber`s guide. Cambridge University Press, New York

Standl T, Schulte am Esch J, Treede RD, Schäfer M, Bardenheuer HJ (Hrsg) (2010) Schmerztherapie. Akutschmerz – Chronischer Schmerz – Palliativmedizin, 2. Aufl. Georg Thieme, Stuttgart

Wehling M, Burkhardt H (Hrsg) (2019) Arzneitherapie für Ältere, 5. Aufl. Springer Medizin, Heidelberg

Wolff R, Clar C, Lerch C, Kleijnen J (2011) Epidemiologie von nicht tumorbedingten chronischen Schmerzen in Deutschland. Schmerz 25:26–44

Zernikow B (Hrsg) (2015) Schmerztherapie bei Kindern, Jugendlichen und jungen Erwachsenen, 5. Aufl. Springer Medizin, Heidelberg

Zimmermann M (2004) Der chronische Schmerz. Epidemiologie und Versorgung in Deutschland. Orthopäde 33:508–514

Hilfreiche Webseiten

Arzneimittelkommission der deutschen Ärzteschaft: Arzneimitteltherapie und -sicherheit (www.akdae.de)

Arbeitsgemeinschaft der Wissenschaftlichen Medizinischen Fachgesellschaften e. V. (AWMF): schmerzbezogene Leitlinien, insbesondere der Deutschen Schmerzgesellschaft (www.awmf.org)

Dosing: Arzneimittel-Anwendung und –Sicherheit bei Niereninsuffizienz (www.dosing.de)

Drugs.com: Prüfung von Medikamenteninteraktion (www.drugs.com/drug_interactions.html)

Embryotox: Informationen zu Arzneimitteln in Schwangerschaft und Stillzeit (www.embryotox.de)

FORTA-Liste: Medikamentenklassifizierungssystem zur Anwendung und Sicherheit bei älteren Patienten (www.umm.uni-heidelberg.de/klinische-pharmakologie/forschung/forta-projekt-deutsch)

Kompetenzzentrum Palliativpharmazie: Hilfe per Mail/Telefon zu Off-Label-Use und Arzneimittelinformationen in der Palliativmedizin (https://www.klinikum.uni-muenchen.de/Klinik-und-Poliklinik-fuer-Palliativmedizin/de/arzneimittelinfo/index.html)

Orphanet: Portal für seltene Krankheiten und Orphan Drugs (www.orpha.net/consor/cgi-bin/index.php)

PRISCUS-Liste: Liste für potenziell inadäquate Medikation für ältere Menschen (www.priscus.net)

PSIAC: Kostenpflichtige Datenbank zu Medikamenteninteraktionen (www.psiac.de)

SwissPedDose: Dosierung von Arzneimitteln bei Kindern (https://db.swisspeddose.ch/de)

Stichwortverzeichnis

© Springer-Verlag GmbH Deutschland,
ein Teil von Springer Nature 2020
J. Artner et al., *Medikamente in der Schmerztherapie*,
https://doi.org/10.1007/978-3-662-61692-5